AF533849

Gwen Adshead
und Eileen Horne

WARUM MENSCHEN BÖSES TUN

Gwen Adshead
und Eileen Horne

WARUM MENSCHEN BÖSES TUN

Eine forensische Psychiaterin
erzählt von ihren Fällen

Aus dem Englischen
von Roberto de Hollanda

DUMONT

Für Laura,
deren Seele uns zusammenbrachte

INHALT

EINLEITUNG

In jenen fernen Zeiten, als Menschen sich im Flugzeug noch miteinander unterhielten, wurde ich manchmal gefragt, was ich beruflich mache. »Ich bin Psychiaterin und Psychotherapeutin und arbeite mit Gewalttätern und -täterinnen«, antwortete ich dann. Die leichte Neugier wich Verwunderung. »Soll das heißen, dass Sie solche Menschen tatsächlich behandeln?« Das führte zuweilen zu einem spontanen Vortrag darüber, »was für ein sinnloser Aufwand« es sei, sich mit »derartigen Ungeheuern« zu beschäftigen. Manchmal bekam ich auch ein eher verwirrtes: »Denen ist doch nicht zu helfen, sind die nicht von Natur aus so?« Gelegentlich mischte sich ein britischer Mitreisender ein und sagte in gedämpftem Ton: »Ehrlich gesagt bin ich der Meinung, dass das Parlament die Todesstrafe wieder einführen sollte.« Heutzutage behaupte ich bei den seltenen Gelegenheiten, dass jemand während des Anschnallens eine Unterhaltung beginnt, ich sei Floristin. Allerdings hat jede:r, der oder die sich von menschlicher Grausamkeit sowohl fasziniert wie auch abgestoßen fühlt, zum Umgang mit Gewalt und denjenigen, die sie ausüben, eine bessere und ehrlichere Antwort verdient, und darum habe ich dieses Buch geschrieben.

Ein lateinisches Sprichwort besagt, dass die Dämonen, die wir kennen, nicht so gefährlich sind wie jene, die wir nicht kennen. Wären meine Mitreisenden Mitglieder einer Therapiegruppe, könnte ich sie bitten, über diesen Satz nachzudenken. Von einer solchen hypothetischen Therapiegruppe aus »Flugzeugsitznachbarn« würde ich mir viel versprechen – bestimmt wäre es eine freundliche, gesprächige Runde. Wir könnten mit den aus der Religion oder der eigenen Fantasie bekannten Dämonen beginnen. »Was ist mit dem Dämon, den wir nicht kennen?«, würde ich dann fragen. »Was wäre er für Sie?« »Offenkundig etwas Fremdes«, würde jemand antworten. »Wie eins dieser Monster, mit denen Sie arbeiten.« Nach und nach würde die Gruppe – so hoffe ich – herausfinden, dass dieser Dämon auch für ein grausames und herabsetzendes Ich stehen könnte, das in uns allen lebt. Das zu akzeptieren, wird einigen nicht leichtfallen, denken wir nur an die schönen Worte von Lears Tochter: »Doch hat er sich von jeher nur obenhin gekannt.«

In den folgenden Geschichten werde ich zeigen, was meine Kolleg:innen und ich mit »diesen Monstern« tun, und wie und warum Zuhören und Mitfühlen einen Unterschied machen können. Ich urteile nicht über diejenigen, die womöglich anderer Ansicht sind, so wie ich auch über meine Patienten und Patientinnen kein Urteil fälle. Jede:r ist fasziniert von dem, was wir »das Böse« nennen, dieser menschlichen Fähigkeit zur Gewalt und Grausamkeit – mehr als genug Beweise lassen sich in unseren Nachrichten- und Unterhaltungsmedien dafür finden.[1] Zwar nimmt in den letzten Jahrzehnten den Statistiken zufolge Gewalt, egal in welcher Form, stetig ab, dafür aber wächst unser Verlangen, mehr über sie zu erfahren. Ich schließe mich selbst ausdrücklich ein, immerhin habe ich mir diesen Beruf ausgesucht.

Als ich in den 1980er-Jahren Medizin studierte, war die Psychiatrie noch ein Fachgebiet, das oft übergangen oder missachtet wurde, obwohl seit der Antike Konsens darüber herrscht, dass ein gesunder Geist Voraussetzung für einen gesunden Körper ist. (Und wie es einer meiner Kollegen gern ausdrückt: »Psychiater sind Ärzte, die sich um den einzigen Teil des Körpers kümmern, der zählt.«) Anfangs liebäugelte ich damit, mich in orthopädischer Chirurgie zu spezialisieren, wahrscheinlich, weil ich Dinge reparieren wollte und mich die pragmatische Ausrichtung dieses Fachs reizte. Aber ich fühlte mich auch zur Psychiatrie hingezogen und mich faszinierte, wie sie mit der menschlichen Identität und Kommunikationsfähigkeit zusammenhängt. Ich fand, dass dieser Bereich sowohl intellektuell wie auch emotional überaus stimulierend sein könnte. Ich erkannte, dass Komplexität und Leistungsfähigkeit des menschlichen Geistes gewaltig sind und diese Erkenntnis nicht nur persönlich, sondern auch politisch bedeutsam ist.

Im Laufe der Jahrhunderte fanden Menschen immer wieder andere Bilder für diesen Geist und griffen dabei oft auf die jeweils aktuellen Technologien zurück – heutzutage ist dies meistens der Computer: eine Maschine mit »vorprogrammierter« Identität. Gedanken oder Emotionen werden wie Daten »verarbeitet« und »gespeichert« und wir »wechseln den Modus«, wenn wir verschiedene Funktionen ausführen. Eine derartige Betrachtungsweise eignet sich für bestimmte Forschungsgebiete, sagt aber wenig über die Komplexität der menschlichen Erfahrung aus, insbesondere in dem relationalen Raum, in dem wir alle unser Leben leben. Physiker wie Carlo Rovelli behaupten, das Universum sei relational, daher müsse der Geist ebenfalls relational sein. Wenn das stimmt, dann brauchen wir zutreffendere Bilder, die die organische, sich ständig weiterentwickelnde Natur der psychologischen Erfahrung widerspiegeln.

Ich stelle mir die Psyche lieber als Korallenriff vor: uralt, vielschichtig und geheimnisvoll, nicht ohne Schatten und Gefahren, aber mit einer gesunden Vielfalt. Auf den ersten Blick mag es chaotisch erscheinen, tatsächlich aber ist es ein komplexes, unendlich faszinierendes und strukturiertes Ökosystem. Gerät ein Riff unter ökologischen Stress, bleicht es aus und verkümmert, doch die Wissenschaft hat auch gezeigt, dass es auf Eingriffe reagiert und widerstandsfähiger gemacht werden kann. Als Studentin lernte ich bald, dass das Studium der Psychiatrie einen »Sprung in die Tiefe«, einen »Tauchgang unter die Oberfläche« erfordert, in eine Dunkelheit, in der Dinge von großer Schönheit warten, aber auch Gefahren lauern. Es dauerte eine Weile, bis ich mich akklimatisiert und gelernt hatte, durchzuatmen.

Seitdem durfte ich während meiner langen beruflichen Laufbahn immer wieder Situationen erleben, die mich mit Ehrfurcht und Staunen erfüllten und die ich mit dem Meer und seinen verborgenen Tiefen verbinde – ich liebe E. E. Cummings Vorstellung, dass »es immer unser Selbst ist, das wir im Meer finden«.[2] Diesen Werdegang einzuschlagen, war ein immens lohnendes und oft unvorhersehbares Unterfangen; es hat mir gezeigt, dass Gut und Böse, die Vorstellung von Richtig und Falsch, aber auch Kategorien wie Opfer und Täter nicht unumstößlich sind und nebeneinander bestehen können. Anfangs dachte ich, es ginge bei meiner Arbeit darum, Menschen zu helfen, sich besser zu fühlen, aber mit der Zeit lernte ich, dass wir sie dabei unterstützen, »ihre Psyche kennenzulernen«, und das ist etwas ganz anderes. Dieser Prozess verläuft für meine Patienten und Patientinnen nicht schmerzfrei, und auch für mich wurde es manchmal stürmisch. Dabei entstehen zwangsläufig belastende Gefühle, die jedoch eher tiefe Traurigkeit und Hilflosigkeit auslösen als Entsetzen und Abscheu. Meine Aufgabe besteht darin, diese Reaktionen zu erkennen und sie mitfühlend, aber auch distanziert zu benennen; Buddhisten würden es vielleicht als »Schweben im Bardo« bezeichnen.

Während meiner psychiatrischen Ausbildung lernte ich die forensische Arbeit kennen. Sie befasst sich mit den dunkleren Regungen des Bewusstseins, die als potenzielle Risikofaktoren gelten. Das Wort »forensisch« leitet sich vom lateinischen *forum* ab, einem Ort, an dem Rechtsstreitigkeiten verhandelt wurden. Neben allgemeinen medizinischen Aufgaben wie der Begutachtung, der Erstellung von Diagnosen und der koordinierten Versorgung von Klient:innen befassen sich forensische Psychiater:innen auch mit der Frage, wie eine Gesellschaft auf Menschen, die gegen das Strafrecht verstoßen, reagiert und wie sie mit ihnen umgehen soll. Die Arbeit wirft auch interessante ethische und rechtliche Fragen auf, was die Verantwortung, die Handlungs- und Schuldfähigkeit von psychisch kranken Menschen angeht. Viele forensische Psychiater:innen arbeiten in geschlossenen Einrichtungen als Teil eines Teams von Fachleuten, das eine koordinierte Betreuung anbietet. Sie sind wie »Tauchpartner«, die einen Plan ausarbeiten und sich die Verantwortung für ihre Sicherheit teilen. Ich arbeite von Natur aus gern im Team, davon zeugt meine Arbeit als Gruppentherapeutin (und dieses Buch), daher schien die Arbeit in der Forensik wie für mich geschaffen.

Nach meiner Ausbildung zur forensischen Psychiaterin wurde mir bald bewusst, dass ich auch als Psychotherapeutin arbeiten wollte. Als dieser Berufszweig entstand, waren die meisten Psychiater:innen zugleich Psychotherapeut:innen, aber im späten zwanzigsten Jahrhundert wurden daraus getrennte Disziplinen, und es galt als ungewöhnlich, wenn ein:e Psychiater:in auch als Psychotherapeut:in tätig war. Für mich aber lag die Kunst der Psychiatrie darin, mit Menschen in einen Dialog zu treten und Schritt für Schritt ihre Lebensgeschichte zu entschlüsseln: Ich wollte mit ihnen in die Tiefe gehen und ihnen Zeit und Raum zur Reflexion geben. Während meiner Weiterbildung zur Psychotherapeutin beschäftigte ich mich mit bestimmten Forschungsgebieten wie mütterlicher Gewalt, Trauma und Gruppenarbeit, aber auch mit medizinischer Ethik und der Behandlung von Ärzten und Ärztinnen. Dieses und vieles mehr ist in den folgenden Geschichten eingewoben. Ein wichtiger roter Faden in meiner Arbeit war die Beschäftigung mit den Auswirkungen frühkindlicher Bindungen auf Beziehungen und ihrem Zusammenhang mit späteren Gewalttaten. Dies hatte, wie ich noch darlegen werde, einen großen Einfluss auf meine Vorstellung von menschlichem Verhalten.

Jedes Gewaltverbrechen ist eine Tragödie, nicht nur für die Opfer und ihre Familien, sondern auch für die Täter und Täterinnen. Ich plädiere keineswegs dafür, dass jede Gewalttat entschuldigt wird oder dass unsere Gefängnisse und geschützten Einrichtungen geschlossen werden. Ich glaube fest an Gerechtigkeit und Konsequenzen innerhalb eines humanen Rechtsrahmens, und angesichts einiger schrecklicher Dinge, die ich gesehen oder gehört habe, zweifele ich nicht daran, dass eine bestimmte Gruppe von Gewalttäter:innen in Sicherheitsverwahrung gehört. Ich verstehe auch, warum Menschen das Bedürfnis haben, Gewalttäter:innen zu verurteilen: Rache ist ein tief verwurzelter menschlicher Impuls, so etwas wie ein Ur-Gerechtigkeitsgefühl, das uns aber in unserer Angst und Wut gefangen hält und nur jene Grausamkeit reflektiert, die wir angeblich so verabscheuen. Das kann schmerzhaft sein: Es steckt ein Körnchen Wahrheit in der gängigen Vorstellung, einen anderen Menschen zu hassen sei so, als würde man selbst Gift nehmen und warten, dass der andere stirbt. Und wie Gandhi und andere bemerkt haben, ist es ein Merkmal gerechter Gesellschaften, dass wir den Schlimmsten unter uns mit Mitgefühl begegnen.

Mit der Zeit habe ich mir angewöhnt, meine Patienten und Patientinnen als Überlebende einer Katastrophe zu sehen, wobei sie selbst die Katastrophe sind und meine Kolleg:innen und ich das Erste-Hilfe-Team. Ich begegne ihnen an einem Wendepunkt in ihrem Leben und helfe ihnen, sich mit einer neuen Identität zu arrangieren, die sich vielleicht irreversibel anfühlt. Einer meiner Patienten brachte es auf den Punkt: »Man kann ein Ex-Busfahrer sein, aber kein Ex-Mörder.« Unsere Arbeit fordert von den Menschen, dass sie den Umgang mit ihrer Lebensgeschichte lernen und Verantwortung für ihre Handlungen übernehmen, und das kann ein schwieriger und langwieriger Prozess sein. Zudem spielt sich unsere Arbeit vor dem Hintergrund wechselnder politischer Programme ab, die Ressourcen und Resultate der Psychiatrie beeinflussen. Ich erinnere mich noch gut daran, wie der damalige britische Premierminister John Major Anfang der 1990er-Jahre, nicht lange nachdem ich meine forensische Laufbahn begonnen hatte, den berühmten Satz äußerte: »Die Gesellschaft muss weniger verstehen und mehr verurteilen.«[3] Die anschließende Welle von Masseninhaftierungen, obligatorischen Mindeststrafen und drastischen Kürzungen innerhalb der psychiatrischen Versorgung hatte sowohl in Großbritannien als auch in der restlichen Welt weitreichende und verheerende soziale Folgen – darüber ist an anderer Stelle von sachkundigen Leuten viel geschrieben und gesagt worden. Ich möchte nur anmerken, dass wir viel zu viele Menschen wegsperren, um das gesellschaftliche Verlangen nach Bestrafung zu stillen, obwohl nur ein kleiner Prozentsatz von ihnen zu grausam oder zu gefährlich ist, um wieder in die Gesellschaft integriert zu werden.

Ich habe mein ganzes Arbeitsleben, mehr als dreißig Jahre, im Nationalen Gesundheitsdienst Großbritanniens (NHS) verbracht. Die meiste Zeit habe ich im Broadmoor Hospital in Berkshire gearbeitet, etwa achtzig Kilometer westlich von London. Broadmoor wurde 1863 als Teil des viktorianischen Vorhabens erbaut, »Asyle« für »geisteskranke Verbrecher« zu errichten (im Griechischen bedeutet »Asyl« »Zuflucht«, wir würden es eher mit »Heim« oder »Anstalt« übersetzen). Es waren Einrichtungen, in denen die Insass:innen manchmal auf unbestimmte Zeit festgehalten wurden. Mit seiner falschen gotischen Fassade und seiner Vergangenheit, zu der auch die Unterbringung einiger berüchtigter Gewaltverbrecher und -verbrecherinnen gehörte, nimmt Broadmoor seit Langem einen besonders schaurigen Platz in den Köpfen der Brit:innen ein. Bei einem Ausbildungsbesuch dort während meines Studiums hielt auch ich diese Anstalt mit der ganzen Gewissheit und Ignoranz der Jugend für antiquiert, ja barbarisch. Als ich dann tatsächlich dort arbeitete, wurde ich eines Besseren belehrt. Unsere geschützten psychiatrischen Anstalten erfüllen eine wichtige humane Funktion, und ich bin froh, dass die meisten anderen entwickelten Länder ähnliche psychiatrische Einrichtungen oder eine angemessene Alternative haben.

Heute gelten Einrichtungen wie Broadmoor nicht mehr als Verliese für Menschen, denen nicht geholfen werden kann und die nie wieder entlassen werden; im Gegenteil, der Schwerpunkt liegt auf Rehabilitation und Genesung, mit einem durchschnittlichen Aufenthalt von fünf Jahren. Im Broadmoor Hospital gibt es inzwischen nur noch etwa zweihundert Betten, nicht mal halb so viele wie zu der Zeit, als ich dort anfing. Viel mehr Menschen werden jetzt in Anstalten mit mittlerer und niedriger Sicherheitsstufe eingewiesen, in denen ich im Laufe der Jahre ebenfalls arbeitete. Die meisten Patient:innen in solchen Einrichtungen werden entweder nach einem Gerichtsverfahren durch eine:n Richter:in eingewiesen oder aus dem Gefängnis zur Behandlung dorthin verlegt, wenn sich ihr psychischer Gesundheitszustand verschlimmert. Es kann aber auch (allerdings seltener) sein, dass sie aus einer privaten oder betreuten Wohnsituation zu uns kommen, weil sie eine Gefahr für andere darstellen.

Als NHS-Mitarbeiterin habe ich auch viel Zeit damit verbracht, Menschen in Strafanstalten zu behandeln. Die psychiatrischen Versorgungsdienste in Großbritannien sind seit den 1990er-Jahren dazu verpflichtet, Gefängnisinsass:innen mit psychischen Problemen zu betreuen. Sogenannte »Inreach-Teams«, spezielle Betreuungsdienste für Personen in Justizvollzugsanstalten, tun ihr Bestes, um die ständig wachsende Anzahl von Insass:innen zu unterstützen und zu behandeln. Ich habe selbst erlebt, dass die Nachfrage nach psychiatrischer Versorgung in den Gefängnissen die Kapazitäten bei Weitem übersteigt und dass eine Inhaftierung psychische Erkrankungen noch verschlimmert. Diese Misere ist bekannt und muss dringend angegangen werden. Man schätzt, dass 70 Prozent der Insass:innen britischer Gefängnisse mindestens unter zwei psychischen Erkrankungen leiden, die von Depressionen über Drogenmissbrauch und -abhängigkeit bis hin zu Psychosen reichen. Die Law-and-Order-Politik der letzten Jahre hat zu einem starken Anstieg von Inhaftierten geführt. In Großbritannien hat sich ihre Zahl seit Beginn meines Studiums verdoppelt, in den USA sogar mehr als verdreifacht. Zwar ist die Kriminalitätsrate in diesem Zeitraum generell gesunken, doch bedeutet die Zunahme der Inhaftierungen (die in England und Wales höher ist als irgendwo sonst in Westeuropa), dass die relative Zahl psychisch kranker Menschen in den Gefängnissen ebenfalls gestiegen ist.[4]

Diese Zahlen und die verschärfte Rechtslage erklären die ernsten Probleme sozialer und ethnischer Ungleichheit in unserer Welt besser als irgendwelche vermuteten Zusammenhänge zwischen psychischen Erkrankungen und Kriminalität. Die überwiegende Mehrheit der Menschen mit seelischen Erkrankungen wird niemals irgendwelche Gesetze brechen, ja nicht einmal ein Knöllchen bekommen. Die Wahrscheinlichkeit, dass sie Opfer einer Straftat werden, ist dagegen leider viel größer. Die kleine Gruppe von psychisch erkrankten Menschen, die nach einer Gewalttat im Gefängnis landen, kommt dort nicht gut zurecht. Die Bedingungen sind schon für Menschen, die an Leib und Seele gesund sind, schwierig genug. Der Mangel an Ressourcen hat zur Folge, dass nur 10 bis 20 Prozent der Gefangenen, die als »schwer psychisch krank« eingestuft werden, die benötigte Hilfe und Behandlung erhalten. Selbst dann müssen sie unter Umständen lange darauf warten. Die »Triage« für die Psyche ist nicht so einfach wie die für gebrochene Gliedmaßen oder Schusswunden.

Meine Kolleg:innen und ich müssen mit diesem moralischen Widerspruch und dem Wissen, wie fehlerhaft und unzulänglich das System ist, leben. Wir sind Teil einer Demokratie, in der das Volk die Regierung wählt und unsere Gesetze den Willen der Mehrheit abbilden. Das bedeutet, dass Straftäter:innen unserem Auftrag entsprechend behandelt werden. Auf jede Person mit psychischen Problemen, die ich behandle, kommen viele weitere, die ich nie erreichen werde. Das zu wissen, bedeutet nicht, dass ich aus lauter Protest die Hände über dem Kopf zusammenschlagen und mich von dannen machen kann – alle Ärzt:innen tun, was in ihrer Macht steht. Im Übrigen gibt es auch viele Menschen, die unsere Hilfe ablehnen, selbst wenn sie ihnen angeboten wird. Man kann niemanden zu einer Psychotherapie zwingen.

Über den Bereich der forensischen Psychiatrie ist in der Öffentlichkeit kaum etwas bekannt. Normalerweise werden psychische Erkrankungen und die Behandlung von Gewalttäter:innen mythologisiert oder falsch dargestellt, oft in fiktionaler Form oder als sogenannte wahre Kriminalfälle, die meist ignorieren, dass wir alle Menschen sind. In einer Zeit, in der offenbar an vielen verschiedenen Fronten abgerechnet wird, habe ich das dringende Bedürfnis, an die Öffentlichkeit zu treten. Die intensiven täglichen Debatten zu vielen akuten sozialen Fragen, die mithilfe von schnellen Kommunikationstechnologien ständig neu befeuert werden, scheinen mir vor allem von Angst geprägt zu sein. Und was ist furchterregender als ein »Monster«, das eine Gewalttat verübt hat? Wie ein Hai, der durch die Schatten des Riffs huscht, wird ein:e Gewalttäter:in vornehmlich als Raubtier wahrgenommen. Dieser Mensch, der wie jeder von uns einmal ein Kind war, mit ähnlichen Vorstellungen von Freude und Kummer wie wir, geht in der Polarität und im öffentlichen Lärm der Verurteilung einfach unter.

Jahrelang habe ich Vorlesungen über Gewalt oder Konzepte wie »das Böse« gehalten, und es hat mir während meiner gesamten Karriere Spaß gemacht, für ein akademisches und professionelles Publikum zu schreiben. Seit einiger Zeit halte ich auch Vorträge in der Öffentlichkeit und fühle mich gewappnet, ein breiteres Publikum einzuladen, mich in die Therapiesitzungen zu begleiten, in denen ich so viel über die Psyche gelernt habe. Aber meine Arbeit kann zäh und verworren sein; manche Patient:innen haben Schwierigkeiten, über ihre Gefühle oder Gedanken zu sprechen, während andere nicht begreifen, was Realität ist. Um meine Erfahrungen weiterzugeben, habe ich mich mit meiner guten Freundin Eileen Horne zusammengetan, einer Dramatikerin und Geschichtenerzählerin. Sie arbeitet seit Langem – wie ich auch – daran, dem Sinnlosen einen Sinn zu verleihen und die Vorstellungskraft zu nutzen, um Mitgefühl zu wecken. Gemeinsam zeichneten wir meinen beruflichen Werdegang durch eine Reihe von Geschichten nach, die auch einen Einblick in die strukturellen Veränderungen des NHS sowie in die Fortschritte der Psychotherapie und des Justizsystems der letzten drei Jahrzehnte ermöglichen. Mein Wissen fußt auf den Erfahrungen, die ich in Großbritannien gemacht habe, aber ich beziehe mich auch auf Studien, Daten und berufliche Praktiken aus anderen Ländern, insbesondere aus den USA.

In meinem Buch ist das Verhältnis zwischen den Geschlechtern ausgewogen, obwohl Frauen weniger als 5 Prozent aller Straftätigen[5] ausmachen. Das liegt daran, dass ich stark in die Forschung zu weiblicher Gewalt involviert war, mit vielen gewalttätigen Frauen gearbeitet habe und es mir wichtig war, dass ihre Stimmen gehört werden. In etwa einem Viertel der Kapitel kommen People of

Colour vor, was ungefähr dem Anteil der Insass:innen in Gefängnissen und geschützten Einrichtungen entspricht. Eine aufschlussreiche Tatsache, wenn man bedenkt, dass laut letzten Erhebungen People of Colour nur 13 Prozent der Gesamtbevölkerung Großbritanniens ausmachen. Man darf nicht übersehen, dass in unserem Strafrechtssystem toxische Vorurteile in Bezug auf Kultur, ethnische Zugehörigkeit und Herkunft existieren und Gerichtsurteile von dieser Voreingenommenheit (einschließlich meiner eigenen) beeinflusst werden.

Obwohl ich vorrangig mit Mördern und Mörderinnen arbeitete, die in geschützten psychiatrischen Einrichtungen einsaßen, möchte ich in diesem Buch auch Straftaten wie Brandstiftung, Stalking oder Sexualdelikte aufgreifen, begangen von Personen, die ich im Gefängnis oder während ihrer Bewährungszeit behandelte. In zwei Kapiteln geht es um Menschen, die keines Verbrechens angeklagt waren; ich sollte die potenzielle Gefahr beurteilen, die von ihnen ausging. In allen Fällen erzähle ich, wie und in welcher Funktion ich den Patient oder die Patientin kennenlernte, wie sich unsere jeweilige Interaktion entwickelte (einschließlich der von mir begangenen Fehler), und berichte von anderen Erkenntnissen, Herausforderungen und gelegentlichen Bedrohungen. Einige Themen, die immer wieder Gegenstand der Therapiesitzungen sind, werden vielen Lesenden bekannt vorkommen, beispielsweise der Kampf um die Überwindung eines Traumas, die Notwendigkeit, alte und abträgliche Verhaltensweisen oder Identitäten abzustreifen, oder die Suche nach gesunden Möglichkeiten, mit Wut oder Verzweiflung umzugehen. Mal gibt es Fortschritte zu verzeichnen, mal sind die Probleme hartnäckig. Zwischendurch greife ich populäre Vorstellungen von Diagnosen wie Narzissmus und Psychopathie auf und untersuche die Mythen rund um »telegene« Straftaten wie Serienmord oder das Münchhausen-Stellvertreter-Syndrom.

Jedes Kapitel deckt ein anderes Gebiet ab, aber ein wichtiges Thema in diesem Buch und in der gesamten forensischen Arbeit sind die Gewaltrisikofaktoren. Einer meiner Kollegen vergleicht das Ausüben von Gewalt sehr treffend mit dem Zahlenschloss eines Fahrrads: Erst durch eine spezifische Kombination von Stressfaktoren »öffnet sich das Schloss«, und es kommt zur Tat. Die ersten beiden »Zahlen« sind wahrscheinlich gesellschaftspolitischer Natur und spiegeln Einstellungen zu Männlichkeit, Verletzlichkeit oder Armut wider. Um es ganz deutlich zu sagen: Die meisten Gewalttaten auf der Welt werden von jungen, mittellosen Männern verübt. Die nächsten beiden »Zahlen« beziehen sich auf persönliche, biografische Aspekte des Täters beziehungsweise der Täterin, zum Beispiel den Drogenkonsum oder traumatische Erlebnisse in der Kindheit. Die letzte »Zahl«, diejenige, die das Schloss öffnet und eine verletzende, grausame Tat auslöst, ist die faszinierendste. Sie ist häufig idiosynkratisch, reagiert also auf etwas im Verhalten des Opfers, das nur für den oder die Täter:in Bedeutung hat. Das kann eine einfache Geste sein, ein vertrauter Satz, ja sogar ein Lächeln. Im Zentrum meiner Arbeit mit Täter:innen steht immer die Suche nach dieser letzten Gewalt auslösenden Bedeutung und wie sie mit der gesamten Lebensgeschichte, ihrer Selbstnarration, zusammenpassen könnte. Das herauszufinden kann wie das Aufspüren einer schwer fassbaren Beute sein, eines winzigen flinken Fischs in einem verschlungenen Labyrinth aus Korallen. Es erfordert Zeit, Offenheit, die Bereitschaft hinzuschauen und ein wenig Licht.

Einer meiner einflussreichsten Lehrer und Mentoren war Dr. Murray Cox, ebenfalls medizinischer Psychotherapeut in Broadmoor. Er sprach immer davon, wie wichtig es sei, auf die unbewusste Poesie zu horchen, sogar bei denen, die einem auf gefährliche Weise fremd erscheinen. Sein Lieblingsbeispiel stammte von einer Patientin, die einmal sagte: »Ich bin blind, weil ich zu viel sehe, deshalb lerne ich unter einer dunklen Lampe.«[6] Diese bemerkenswerte Metapher fasst hervorragend zusammen, warum ich dieses Buch geschrieben habe. Wir alle sind gelegentlich geblendet, sei es aus Angst, Intoleranz oder Verweigerung. Die Person, die im Flugzeug neben mir sitzt und meine Patient:innen für Monster hält, sieht vielleicht auch »zu viel«, wenn sie die Nachrichten verfolgt und die täglichen Schlagzeilen auf Facebook oder in ihrem Twitter-Feed liest. Ich lade die Lesenden ein, sich weit unter die Oberfläche zu wagen, in »die Tiefe zu tauchen«, dorthin, wo dunkle Geschichten viel Erhellendes enthalten. Gemeinsam werden wir einzelnen Menschen statt Datenpunkten oder Geschöpfen aus der Unterwelt begegnen, und ich werde aufzeigen, wie ihr Leben mein eigenes beeinflusst hat und was sie uns lehren können.

Das wird nicht leicht sein. Man braucht radikale Empathie, um sich zu einem Mann zu setzen, der einen anderen Menschen enthauptet, zu einer Frau, die Dutzende Male auf einen Freund eingestochen, oder zu jemandem, der sein eigenes Kind missbraucht hat. Während die Patient:innen den therapeutischen Prozess durchlaufen, fragen Sie sich als Leser:in vielleicht: »Welches Recht haben solche Menschen auf Gefühle wie Liebe, Trauer oder Bedauern?« (Dazu fällt mir Shylock aus Shakespeares »Der Kaufmann von Venedig« ein: »Wenn ihr uns stecht, bluten wir nicht?«) Um sie zu verstehen, bedarf es der Vorstellungskraft: Man muss sich dorthin begeben, wo sie sind, um das zu sehen, was sie sehen. Der große Meeresforscher Jacques Cousteau hat einmal gesagt: »Die beste Weise, Fische zu beobachten, besteht darin, selber zum Fisch zu werden.«[7] Einige Dinge, die ich Ihnen zeige, werden Sie kaum wieder vergessen können. Aber ich weiß aus eigener Beobachtung, dass es eine gute Übung sein kann, Einsicht aus Erfahrungen zu gewinnen, die uns fremd sind. Ich werde Sie begleiten und mit

Ihnen daran arbeiten, Leid in etwas Bedeutsames zu verwandeln. Während das Licht Kapitel für Kapitel zunimmt, wird der oder die Leser:in hoffentlich Möglichkeiten für Akzeptanz und Veränderung erkennen lernen.

Dr. Gwen Adshead

ANMERKUNGEN DER AUTORINNEN

Die folgenden Geschichten sind im Kontext der psychiatrischen Gesundheitsversorgung des Nationalen Gesundheitsdiensts Großbritanniens (NHS) angesiedelt. Der NHS wurde nach dem Zweiten Weltkrieg gegründet, gemäß dem Prinzip, die medizinische Versorgung vom Staat bereitstellen und aus der öffentlichen Hand finanzieren zu lassen, da von einer gesunden Bevölkerung alle Bürger:innen profitieren. Aber die Kosten des NHS sind gestiegen, weil die Menschen länger leben und die medizinischen Technologien und Medikamente immer teurer werden. Mehrere Regierungen haben versucht, den NHS in Richtung eines marktorientierteren Modells zu bewegen, um sich dieser Entwicklung anzupassen. Dadurch wird die Gesundheitsversorgung in Großbritannien aber zu einer Ware, die man kaufen und verkaufen kann, ähnlich dem Gesundheitssystem der Vereinigten Staaten. Immer mehr Menschen, die es sich leisten können, entscheiden sich dafür, die schrumpfenden NHS-Leistungen mit privaten Zusatzversicherungen auszugleichen. Die anhaltende Umstrukturierung konzentriert sich auf Kostensenkungen, vornehmlich mittels Kürzung von Leistungen. Daher bietet der NHS heute erheblich weniger als früher, besonders mit Blick auf die psychiatrische Gesundheitsversorgung, wie viele unserer Geschichten zeigen. Wir behandeln eine breite Palette von Themen im Zusammenhang mit Straftaten, psychischer Gesundheit, forensischer Psychiatrie und der Behandlung von psychischen Erkrankungen, die allesamt große eigenständige

Forschungsgebiete darstellen. Dieses Buch ist weder ein Lehrbuch noch ein umfassender Überblick, auch stellt es keinen Anspruch auf Expertise in allen behandelten Bereichen. Angesichts der komplexen, umfangreichen Literatur und der vielen Debatten über die menschliche Psyche geben wir zu jedem Kapitel am Ende des Buches ein paar ausgewählte Leseempfehlungen und listen die verwendeten Quellen auf. Sie sind für diejenigen Leser:innen gedacht, die sich näher mit dem jeweiligen Thema beschäftigen möchten.

Wenn das Wort »Straftäter:in« im Text auftaucht, ist dies nicht abwertend oder menschenverachtend gemeint; es ist ein Rechtsbegriff, der Menschen bezeichnet, die wegen einer Straftat verurteilt wurden. Auch das Wort »normal« taucht häufig auf, meistens in Anführungszeichen, denn es ist ein belastetes Adjektiv, das sich in einer Welt von Milliarden Menschen einer einfachen Definition entzieht. Die Autorinnen stellen keine Thesen darüber auf, was in einem kategorischen Sinne für eine Gruppe von Menschen oder eine Institution »normal« sein könnte. Zu den ersten Dingen, die Psychiater:innen in ihrer Ausbildung lernen, gehört, dass »Normalität« eher so etwas ist wie Tofu in einer scharfen Suppe, der seinen Geschmack erst durch die anderen Zutaten gewinnt. Scheinbare Normalität kann durchaus ein Schleier sein, hinter dem sich Risiken verbergen, wie mehr als eins der von mir beschriebenen Beispiele zeigen wird.

Ein weiteres Schlüsselwort, das wir während des Schreibens im Auge behielten, ist »Privileg«, und zwar in doppelter Hinsicht: Erstens ist es ein echtes Privileg, Zeuge von Menschen zu sein, die das Wagnis eingehen, zu offenbaren, was Shakespeare als »unsere Blößen« bezeichnet. Dafür schulden wir ihnen Respekt. Zweitens stellt der Begriff »Privileg« auch ein lebenswichtiges medizinisch-rechtliches Konzept dar, will heißen, Informationen über Klient:innen und Gespräche mit ihnen müssen wie private Informationen behandelt werden. Der Schutz der Privatsphäre ist in der forensischen Arbeit nicht nur auf die Täter:innen begrenzt, mit denen wir arbeiten, er umfasst auch ihre Opfer und deren Familien. Unsere Geschichten wurden mit Würde und Respekt für alle verfasst. Es ist offensichtlich weder rechtlich noch ethisch möglich, individuelle medizinische Fälle zu beschreiben, daher haben wir Komposita erstellt, indem wir auf viele Begegnungen und Fallstudien zurückgriffen. Die elf hier vorgestellten, aus lauter Mosaiksteinchen zusammengefügten Porträts sind klinisch und psychologisch korrekt, doch bei Google wird man sie nicht finden.

Dr. Gwen Adshead und Eileen Horne

KAPITEL 1

TONY

»Wer möchte einen Serienmörder übernehmen?« Wir saßen in der wöchentlichen Besprechung der psychotherapeutischen Abteilung unserer Klinik, wo Einweisungen besprochen und anschließend den verschiedenen Ärzt:innen zugeteilt wurden. Die meisten von uns hatten einen neuen Fall übernommen, und jetzt waren wir dabei, die letzten zu vergeben. Die ironische Frage des Teamleiters wurde mit kurzem Gelächter bedacht, doch niemand meldete sich freiwillig. »Wirklich? Keine Interessenten?« Es juckte mich in den Fingern, die Hand zu heben, aber als Unerfahrenste im Raum hatte ich Angst, dass man mich beruflich für naiv halten oder glauben könnte, ich hätte ein unangebrachtes Interesse an dem Fall. Ich konnte das unsichtbare kollektive Achselzucken meiner Kolleg:innen am Tisch förmlich spüren. Die von Unterhaltungsmedien und der Presse aufgeheizte Öffentlichkeit ist immer wieder fasziniert von diesen seltenen Menschen, die mehrere Tötungsdelikte begangen haben. In meinem Beruf dagegen stoßen sie auf erheblich weniger Interesse. Eine Wiedereingliederung in die Gesellschaft wird für sie nie eine Option sein. Wie einer meiner Kollegen einmal sagte: »Worüber kann man sich schon mit ihnen unterhalten, außer über den Tod?«

Ich hatte noch viel zu lernen. Es war Mitte der 1990er-Jahre, und ich hatte erst kürzlich im Broadmoor Hospital angefangen, einer Einrichtung des NHS inmitten sanfter Hügel und Wälder in einer malerischen Gegend im Südosten Englands, nicht weit vom Eton

College und von Schloss Windsor entfernt. Nachdem ich einige Jahre zuvor meine Ausbildung als forensische Psychiaterin beendet hatte, war ich froh, als man mir einen Teilzeitjob als »Locum« – eine Art Vertretung oder Aushilfskraft, die bei Bedarf einspringt – im Broadmoor Hospital anbot, während ich die Zusatzausbildung als Psychotherapeutin absolvierte. Um meine Kenntnisse zu vertiefen, musste ich so viele Stunden wie möglich damit verbringen, Patient:innen in Einzeltherapien zu behandeln, solange ich unter Supervision stand. Ich dachte, dass ein Mann, der keine Perspektive hatte, eine Menge Zeit haben würde – und wenn er über den Tod sprechen wollte, nun ja, auch das gehörte zu meinem Lehrplan.

Vielleicht überrascht es, dass wir diese Diskussion überhaupt führten. Die Einstellung zur psychiatrischen Versorgung von Straftäter:innen, egal ob sie sich in einer Klinik oder im Gefängnis befinden, und die Bereitstellung von finanziellen Mitteln unterscheiden sich weltweit sehr stark. Meine europäischen und australischen Kolleg:innen arbeiten in ähnlichen Systemen wie wir in Großbritannien, wo ein Mindestmaß an Einzeltherapien angeboten wird. Aber viele andere Länder haben nicht einmal das. Vor allem meine amerikanischen Kolleg:innen weisen immer wieder auf diese Unterschiede hin. Nachdem ich eine Reihe von Ländern besucht hatte, um aus erster Hand zu erfahren, wie dort die Dinge funktionieren, fiel mir auf, dass Staaten wie Norwegen oder Holland, die im letzten Jahrhundert die Erfahrung militärischer Besatzung gemacht hatten, die humansten und fortschrittlichsten Einstellungen zur psychosozialen Behandlung von Gewalttäter:innen haben. Einige Studien legen nahe, dass man mit entsprechender Erfahrung diese Mitmenschen eher als Kranke betrachtet, die Regeln brechen, statt als »schlechte Menschen« per se.

»Ich übernehme den Fall«, sagte ich schließlich. »Wie heißt er?« Ich sah meinen Supervisor an, in der Hoffnung, er würde mich unterstützen. Er lächelte zustimmend. »Nur zu, Gwen.« Einer der Oberärzte mischte sich ein: »Ich habe einen wie ihn mal jahrelang im Gefängnis betreut. Er hat nur endlos von seinem Kunstunterricht erzählt und wie gut er Stillleben malen konnte.« Diese Bemerkung kam mir eigentlich interessant vor, aber bevor ich weitere Fragen stellen konnte, reichte mir mein Chef die Einweisungsunterlagen. »Er gehört Ihnen. Tony X. hat drei Männer umgebracht. Ich glaube, er hat sie enthauptet. Ach ja, und übrigens hat er ausdrücklich um eine Therapie gebeten.« Der ältere Kollege warf mir einen vielsagenden Blick zu: »Nehmen Sie sich in Acht.«

Später erzählte mir mein Supervisor, ein Mann mit viel Erfahrung, dass er selbst in seiner ganzen Karriere nur einen Serienmörder persönlich kennengelernt hatte, und auch nur für eine Begutachtung, nicht für eine Langzeittherapie. Ich war froh, dass ich auf sein Wissen und seine Unterstützung bauen konnte. Bis heute schätze ich das Gefühl, von meinen Kolleg:innen aufgefangen zu werden, mehr als alles andere und vermisse es, wenn ich außerhalb von institutionellen Umgebungen arbeite. Ich gestand ihm, dass ich froh sei, eine solche Gelegenheit zu erhalten. Dann aber verließ mich der Mut ein wenig. Ich fing an, mich so gut wie möglich vorzubereiten, musste aber bald feststellen, dass es zwar viele reißerische Berichte über Serienmörder:innen gab, aber nur wenige Informationen darüber, wie man mit ihnen spricht, und nichts darüber, wie man ihnen eine Therapie anbietet.

Definitionsgemäß sind Serienmörder:innen Wiederholungstäter:innen, doch gibt es keinen offiziellen Konsens darüber, wie vieler Opfer es bedarf, um in diesen makabren Club aufgenommen zu werden. In der Vergangenheit hat man viel darüber debattiert und ist zu dem Schluss gekommen, dass es drei oder mehr sein sollten, auch wenn die öffentliche Aufmerksamkeit sich immer unweigerlich auf die kleinere Gruppe jener außergewöhnlichen

Individuen stürzt, die nacheinander Dutzende von Menschen umgebracht haben. Es war ein wenig beunruhigend, dass zu dieser Gruppe auch Kollegen und Kolleginnen gehörten. Gewissermaßen hatten sie es sogar leichter und verfügten über die Möglichkeiten, ihre Verbrechen auszuführen und dabei oft jahrelang unentdeckt zu bleiben. Eine Abkühlphase oder kurze Lücke zwischen den einzelnen Morden gehört ebenfalls zu den bekannten Kriterien. Außerdem geht man davon aus, dass sie sich ihre Opfer nicht zufällig aussuchen. Amokläufer:innen, die an einem Tag Dutzende von Menschen umbringen, gehören nicht in diese Kategorie, und aus irgendeinem Grund, den ich nie ganz begriffen habe, auch Politiker und Anführer nicht, die für den Tod von Tausenden oder sogar Millionen Menschen verantwortlich sind.[1]

Aus der gewaltigen Menge an Literatur, Filmen und Fernsehsendungen, die sich mit diesem Thema befassen, könnte man leicht den Eindruck gewinnen, dass die Ermordung mehrerer Menschen ein gewöhnliches Verbrechen ist, das ständig und überall geschieht. Doch die Daten liefern ein anderes Bild. Es gibt Belege dafür, dass Serienmorde auf allen Kontinenten vorkommen, aber selbst wenn man jene berücksichtigt, die nicht erfasst werden, unentdeckt bleiben oder auf mangelhaften oder bewusst undurchsichtigen Daten basieren, wissen wir, dass die Anzahl solcher Morde verschwindend gering ist. Ich kann Ihnen ebenso wenig konkrete Zahlen für diese Art von Verbrechen nennen wie für die meisten anderen Formen von Gewalt. Nichts ist sicher, bis auf die Ungewissheit auf diesem Gebiet, und zwar aus einer Vielzahl von Gründen: Zum Beispiel werden Daten erst gar nicht erfasst oder sie sind kaum vergleichbar, da sich im Laufe der Zeit und in den verschiedenen Ländern unterschiedliche Klassifizierungsstandards und Methoden entwickelt haben. Eine Suchmaschinenabfrage zu den weltweiten Zahlen für Serienmorde ergibt mehr als sechs Millionen Einträge. Die Mehrheit davon bestätigt, dass Serienmörder überwiegend männlich und eine vom Aussterben bedrohte Spezies sind, die in den letzten Jahren immer weiter schrumpft. Dies entspricht den weltweiten Kriminalitätsstatistiken, die in den letzten fünfundzwanzig Jahren generell einen allmählichen Rückgang von Gewalt aufweisen.

Im Rahmen einer Studie, die 2016 von Professor Mike Aamodt an der Radford University in Virginia geleitet wurde, entstand eine Datenbank, die die letzten hundert Jahre umfasst. Ihr zufolge wurden im Jahr 2015 in den USA neunundzwanzig Serienmörder:innen gefasst, gegenüber einem Spitzenwert von einhundertfünfundvierzig während der 1980er-Jahre.[2] Einige FBI-Studien, die ich gesehen habe, beziffern diese Zahlen viel höher (über viertausend im Jahr 1982, zum Beispiel)[3], was die Schwierigkeit der Datenerfassung und das Fehlen universeller Kriterien für den Vergleich unterstreicht. Trotzdem legen alle Quellen, die ich gefunden habe, nahe, dass die Anzahl der Serienmorde rückläufig ist. Ein Teil dieses Verdienstes ist den verbesserten Ermittlungs- und Überwachungsmethoden sowie den von verschiedenen Strafverfolgungsbehörden eingerichteten Spezialeinheiten zur Untersuchung und Abschreckung der Täter:innen zu verdanken. Ein weiterer wichtiger Faktor ist wahrscheinlich die weit verbreitete Nutzung von Mobiltelefonen und Sozialen Medien, die es Menschen (Opfern wie Täter:innen) erschwert, spurlos unterzutauchen.

Die Strafverfolgungsbehörden veröffentlichen keine länderspezifischen Vergleichslisten von Serienmörder:innen, aber aus der oben erwähnten Radford-Studie geht hervor, dass die USA mit einem beträchtlichen Vorsprung an der Spitze stehen und fast 70 Prozent aller bekannten Serienmörder:innen der Welt stellen. Dies wird von anderen Quellen, die ich mir angesehen habe, von Wikipedia bis hin zu verschiedenen journalistischen Arbeiten, bestätigt. England nimmt mit 3,5 Prozent den zweiten Platz ein, Südafrika und Kanada folgen mit jeweils etwa 2,5 Prozent, und China mit seiner weitaus größeren Bevölkerung ist mit nur etwas mehr als 1 Prozent an der Gesamtzahl beteiligt. Ich weiß nicht, warum die USA die Liste auf diese Weise anführen, aber es gibt viele Theorien, die von fehlender Waffenregulierung über eine dezentralisierte Strafverfolgung bis hin zu dem in Amerika besonders stark ausgeprägten Individualismus reichen. Es kann aber auch gut sein, dass die Amerikaner:innen diese Täter:innen dank einer freien Presse und einer relativ transparenten Regierung einfach besser aufspüren und uns davon berichten. Aber die Zahl der Serienmörder:innen, die in den USA pro Jahr gefasst werden, ist im Verhältnis zur Gesamtbevölkerung des Landes von über dreihundert Millionen Menschen immer noch winzig und wird überdies von den »gewöhnlichen« Mordfällen in den Schatten gestellt. In großen amerikanischen Ballungszentren wie Chicago oder New York gelten vierhundert Morde im Jahr als unauffällig. Im Gegensatz dazu entspricht diese Zahl zwei Dritteln der jährlichen Mordrate in ganz England und Wales zusammen.

Als ich Tony kennenlernte, wusste ich, dass Broadmoor schon mehrere Serienmörder:innen aufgenommen hatte, Menschen, die von der Boulevardpresse mit Pseudonymen wie »Ripper« oder »Strangler« bedacht worden waren. Obwohl die meisten psychisch kranken Mörder und Mörderinnen, die in unsere forensische Klinik eingewiesen worden waren, nur ein einziges Opfer umgebracht hatten, trugen diese wenigen Wiederholungstäter:innen dazu bei, dass Broadmoor in der Öffentlichkeit als düsteres Sammelbecken von etwas unaussprechlich Bösem galt. Ich kannte diesen Ruf. Er wurde durch das Erscheinungsbild des Gebäudes, eine viktorianische Festung aus rotem Backstein, noch verstärkt, obwohl Modernisierungsprozesse bereits in Gang waren, als ich 1996 meine Arbeit dort aufnahm. Ich erinnere mich, wie beeindruckt ich anfangs von den scheinbar unzähligen Türen, Schleusen und Toren war. Man brauchte ein komplexes Sortiment an Schlüsseln, die jeden Morgen beim Sicherheitsdienst abgeholt werden mussten und die ich an einem großen, schweren Ledergürtel stets bei mir trug. Anfänglich war es umständlich, aber ich gewöhnte mich daran. Ich entwickelte sogar eine sentimentale Zuneigung für den extragroßen Gürtel, den ich bekam, als ich mit meinem ersten Kind schwanger war, und habe ihn bis heute behalten.

Das Innere der Anlage erinnerte mich mit seinen verschiedenen Gebäuden und Verbindungswegen anfangs an einen Universitätscampus. Es gab sorgfältig gepflegte Gärten und blühende Bäume. Das Beste von allem war die Terrasse, die einen herrlichen Blick auf vier Grafschaften bot. Ich hielt es immer für eine außerordentliche Geste der Großzügigkeit, diesen Männern und Frauen einen Ort zur Verfügung zu stellen, an dem sie sich frei bewegen konnten, mit einer Perspektive, die zum Nachdenken und zur Hoffnung anregte. Das Gelände war von hohen roten Backsteinmauern umgeben. Für mich waren sie eine nützliche Trennwand zwischen meinem privaten und meinem beruflichen Leben. Sie machte es mir möglich, die Arbeit jeden Abend hinter mir zu lassen und sie bis zu meiner Rückkehr sicher aufgehoben zu wissen.

Am ersten Sitzungstag mit Tony kam ich extra früh, um mich beim Stationspersonal anzumelden und mich zu vergewissern, dass niemand den Raum, den ich reserviert hatte, für sich beanspruchte. Wie in allen Krankenhäusern, in denen ich bisher gearbeitet hatte, gab es in Broadmoor nicht genügend Therapieräume, sodass man immer um seinen Platz kämpfen musste. Außerdem wollte ich das Zimmer so gestalten, wie es mir vorschwebte: die Stühle weit auseinander, der des Patienten am Fenster und meiner in der Nähe der Tür. »Der Klient darf niemals den Zutritt zum Ausgang versperren« – das war eine Weisheit, die ich während der

Ausbildung aufgeschnappt hatte und an die ich mich bis heute halte. Ebenso wichtig ist es, einen respektvollen Abstand zwischen einander zu schaffen, um das Denken zu erleichtern und »den Raum des anderen« nicht zu verletzen. Diese soziale Etikette zu wahren, ist für die Therapie enorm wichtig. Ich experimentierte mit dem Winkel, in dem die Stühle zueinander standen, als könnte mir die richtige Platzierung helfen, eine Verbindung zu diesem Fremden herzustellen.

Ich war nervös, denn mir war bewusst, dass ich nach Gefühl und Intuition handeln müsste. Ich hatte nicht viele Informationen über ihn, abgesehen von dem, was ich dem Einweisungsschreiben entnehmen konnte. Zwar gab es damals noch ein Archiv für Patientenakten in der Klinik, und als Arzt oder Ärztin war man befugt, dort hinzugehen und eine Akteneinsicht zu beantragen, aber damals wie heute waren sie nie vollständig. Wir konnten so etwas wie eine Collage aus familiärem Hintergrund, Ausbildung, Krankengeschichte, Polizeiakten, Gerichtsverfahren oder Gefängnisunterlagen zusammenstellen, aber sie blieb immer lückenhaft. Letztendlich wussten wir, dass wir einen Menschen nur dann wirklich kennenlernen können, wenn wir mit ihm sprechen und hoffen, dass er sich uns öffnet.

Heutzutage sind solche Hintergrundinformationen auf Computern gespeichert und werden nicht mehr in verstaubten Aktenschränken aufbewahrt, aber das bedeutet nicht, dass man nur auf einen Knopf drücken oder einen Code eintippen muss, um eine Fundgrube an wertvollem Material aufzutun. Wenn überhaupt, ist es heute, in einer Ära verschärfter Informationskontrolle und neuer gesetzlicher Datenschutzregeln, noch schwieriger, an nützliche Details zu gelangen als zu meiner Anfangszeit. Wir müssen jede Menge Steine aus dem Weg räumen und uns auf eine Reihe von Leuten in verschiedenen Funktionen verlassen, die uns vielleicht helfen wollen, vielleicht aber auch nicht. Manchmal komme ich mir vor wie einer dieser armen Privatdetektive, die man aus Büchern kennt und die einen freundlichen Polizisten einwickeln oder anderweitig um verlässliche Informationen betteln müssen, um an Hinweise zu gelangen. Vielleicht ist das ein Grund, warum ich in meiner Freizeit so gerne Krimis lese: Es ist ein reines Vergnügen, sich zurückzulehnen und jemand anderem die Lösung des Falls zu überlassen.

Ich war mir nicht einmal darüber im Klaren, was ich an diesem ersten Tag mit Tony erreichen wollte oder was die Arbeit mit sich bringen würde. Wie sollten wir jemals wissen, ob es ihm »besser« ging? Und was würde das für jemanden bedeuten, der zu dreimal lebenslänglich verurteilt worden war und wahrscheinlich erst als alter Mann entlassen werden würde, wenn überhaupt? Außerdem hatte ich Skrupel, an der Psyche eines anderen Menschen zu »üben«. Wenn das, was ich anbot, für ihn sinnlos, für mich aber hilfreich war, spiegelte ich dann nicht etwas von seinem ausbeuterischen Verhalten und seiner Grausamkeit wider? Ich rief mir in Erinnerung, dass er ein Bedürfnis oder einen Grund gehabt haben musste, sich um eine Therapie zu bewerben. Ich würde herausfinden müssen, was dieser Grund war, selbst wenn es einige Umwege erfordern sollte. Täuschungsmanöver sind ein Merkmal der Psychopathie, einer schweren Persönlichkeitsstörung, die mit Serienmörder:innen in Verbindung gebracht wird. Ich war mir der Möglichkeit bewusst, dass Tony die Therapie womöglich nur wollte, um sich durch die leere Zeit zu hangeln, die er in Haft verbringen musste. Wenn es so ist, werde ich wohl nicht viel lernen, dachte ich egoistisch. Vielleicht war es idiotisch von mir gewesen, diesen Patienten anzunehmen – aber jetzt war es zu spät für einen Rückzieher. Aus dem Augenwinkel sah ich durch das Panzerglas der Tür, wie ein Mann in Begleitung eines Pflegers auf mich zukam. Es war so weit.

»Herr X.? Guten Morgen, ich bin Dr. Adshead. Danke, dass Sie gekommen sind, um …« »Tony«, fiel er mir ins Wort. Seine Stimme war heiser und ein wenig schroff. Es klang, als wäre auch er nervös. Er ließ sich hereinbitten und den Stuhl am Fenster zuweisen, wo er es sich gemütlich machte, ohne mich anzuschauen. Blicken auszuweichen ist für uns alle nützlich, um Privatsphäre zu wahren. Ich würde nie erwarten, dass jemand schon am Anfang einer Therapie vollen Blickkontakt herstellt. Andererseits wusste ich, dass Tony vor seiner Verurteilung als Kellner gearbeitet hatte, eine Rolle, die von ihm verlangt hatte, sich mit Fremden zu befassen und ihnen in die Augen zu sehen. Flüchtig schoss mir die Frage durch den Kopf, ob er gute Trinkgelder bekommen hatte. War er charmant zu seinen Gästen gewesen? Oder zu seinen Opfern? Es war mir bewusst, dass er versuchen könnte, mich einzuwickeln.

Ich begann die Sitzung damit, einige wichtige Richtlinien für die Therapie in geschützten Einrichtungen durchzugehen. Dazu gehörte vor allem der Grundsatz, dass er ein gewisses Maß an ärztlicher Schweigepflicht erwarten konnte. Sollte er mir allerdings etwas erzählen, das auf Gefahren für ihn selbst oder andere hindeutete, würde ich es seinem Betreuungsteam melden müssen. Unsere gemeinsamen Sitzungen waren Teil der Betreuungsarbeit, und ich erklärte ihm, dass ich mich regelmäßig mit den anderen Mitgliedern des Betreuungsteam austauschte, einschließlich des Pflegepersonals, der Team-Psychologin und des Facharztes für Psychiatrie, der seine Betreuung beaufsichtigte. All das gehörte zu den Bemühungen, ihn zu schützen und eine gewisse Kontinuität zu gewährleisten. Unsere Sitzung würde fünfzig Minuten dauern, erklärte ich ihm, und daran würden wir uns bei jedem Treffen halten müssen.

Gewöhnlich beachte ich diese Regel, auch wenn forensische Kliniken ganz anders sind als Sigmund Freuds gemütliches Sprechzimmer. Er hatte die fünfzigminütige Sitzung oder »therapeutische Stunde« eingeführt, damit er Patient:innen zur vollen Stunde empfangen konnte, ohne dass sie sich im Wartezimmer begegneten, aber vielleicht wollte er auch einfach nur eine Pause zwischen den einzelnen Sitzungen einlegen. Im Gegensatz zu Freud oder den meisten Psychotherapeut:innen, die in einer Privatpraxis arbeiten, empfing ich Patient:innen nicht unmittelbar hintereinander, daher brauchte ich diesen Zeitpuffer nicht. Jeder Tag ist anders, aber es wäre ungewöhnlich für mich gewesen, mit mehr als zwei oder drei Patient:innen am Tag zu arbeiten, zum Teil, weil jede Sitzung im Anschluss detailliert protokolliert werden muss, aber auch, weil ich Zeit brauche, um mich mit Kolleg:innen auszutauschen, die ebenfalls mit den Patient:innen zu tun haben, die ich behandele. Damals war mir schon klar, dass die ersten fünf oder zehn Minuten nach einer Sitzung von unschätzbarem Wert sind, wenn man sich wichtige Sätze oder Ideen, die einem während der Sitzung eingefallen sind, aufschreiben will, solange sie noch frisch im Gedächtnis sind. Normalerweise mache ich mir keine Notizen, während die Patient:innen reden, nicht zuletzt, weil es die Interaktion eher wie ein Verhör als ein Gespräch erscheinen lassen könnte. Außerdem ist es aus offensichtlichen Gründen auch dann keine gute Idee, wenn der oder die Patient:in paranoid ist. Die meisten forensischen Therapeut:innen bringen sich bei, ihre Sitzungen mehr oder weniger im Kopf zu behalten. Als ich mit Tony zu arbeiten begann, war ich noch dabei, diese Fähigkeit zu verfeinern. Ich strengte mich an, mir bestimmte Worte, die die Patient:innen benutzten, zu merken, mir ihre Schlüsselbilder, Metaphern und die Sprache, mit der sie sich selbst beschrieben, genau einzuprägen. Ich fand es hilfreich, die Sitzung in drei Abschnitte zu unterteilen, um zu vermeiden, dass die Dinge in meinem Gedächtnis durcheinandergerieten. Das war nicht immer einfach und erinnerte mich an den englischen Dichter Philip Larkin, der (in Anlehnung an Aristoteles) so schön zusammenfasste, der Roman habe wie eine Tragödie »einen Anfang, ein Kuddelmuddel und ein Ende«.

Tony nickte, während ich ihm die Vorgehensweise erklärte. Er wirkte weder beunruhigt noch sonderlich interessiert. Ich fand, dass er wie ein Schauspieler aussah – nicht unbedingt wie ein Hauptdarsteller, eher wie der unscheinbare Kerl, der sich hinter der Schulter des mächtigen Chefs verbirgt. Er hatte schütteres Haar, doch die nackten Unterarme und Hände waren mit schwarzen lockigen Härchen bedeckt, und aus dem Kragen seines T-Shirts lugten noch mehr hervor. Er war klein, stämmig und leicht übergewichtig. Unsere Klient:innen haben es schwer, nicht zuzunehmen. Sie bekommen kaum Bewegung, das Essen ist kalorienreich, und bestimmte Medikamente führen zu einer Gewichtszunahme. Nachdem ich meine Erklärungen beendet hatte, zeigte er keinerlei Feindseligkeit oder Widerstand, aber er sagte auch nichts. Er saß einfach nur da und schwieg, wahrscheinlich mehrere Minuten lang, und ich hatte keine Ahnung, was ich tun sollte.

Ich weiß nicht, ob ich heute ein derart langes Schweigen dulden würde, besonders während der ersten Sitzung mit einem Patienten, der möglicherweise ängstlich oder paranoid ist und es als bedrohlich empfinden könnte. Aber in diesem Stadium meiner Ausbildung hatte ich gelernt, dass ein:e Psychotherapeut:in nicht zuerst spricht, sondern den Patienten oder die Patientin die Sitzung so beginnen lassen sollte, wie er oder sie es wollte. Ich wartete, und nach einer Weile merkte ich, dass mir die Stille nichts ausmachte. Tony offensichtlich auch nicht. Er beschäftigte sich träge mit einem Niednagel am Daumen, ohne mich anzusehen. Trotzdem hatte ich das Gefühl, dass er Zeit brauchte, um mich einzuschätzen, und überlegte, ob er mir vertrauen konnte. Schließlich fiel mir eine Lösung ein. »Was bedeutet diese Stille für Sie?«, fragte ich. Er blickte erschrocken auf. Dann lächelte er freundlich und offen. Ich stellte mir vor, wie nett er sein konnte, wie leicht er jemanden überreden würde, das Tagesgericht oder ein weiteres Glas Wein zu bestellen. »So eine Frage hat mir noch niemand gestellt.«

Ich erklärte ihm, dass eine Therapie gelegentlich seltsame Fragen mit sich brachte, und versuchte, beim Sprechen den Blickkontakt mit ihm aufrechtzuerhalten. Seine Augen waren so dunkel, dass sie fast schwarz wirkten, als wäre die Pupille ein gebrochener Eidotter, der sich in die Iris ergossen hatte. Sein Blick glitt seitlich über meine Schulter zur Glasscheibe der Tür direkt hinter mir, die auf den Korridor hinausging. Dort draußen herrschte ein geräuschvolles Treiben, untermalt vom Dröhnen des Fernsehers auf der Station, der immer lief – damals zumeist auf MTV eingestellt. Stimmengewirr, ein leises, undeutliches Murmeln in einiger Entfernung. Etwas näher beschwerte sich jemand beim Pflegepersonal, und wir hörten ihnen zu, bis sie sich entfernten. Dann antwortete er: »Ich dachte gerade, dass es hier drinnen irgendwie friedlich ist.« Ich glaubte, die vorsichtige Ausdrucksweise zu erkennen, die ich mit Menschen verbinde, für die Englisch eine Fremdsprache ist. »Diese Station ist so laut«, sagte er. »Ist sie das?«, fragte ich zurück. Ich hatte den Eindruck, dass er nicht nur diesen Moment meinte, sondern etwas Wichtigeres ansprechen wollte.

»Der Mann im Zimmer neben meinem schreit die ganze Nacht, und …« Er hielt inne, als müsse er aufpassen, was er sagte, vielleicht wollte er einen guten Eindruck hinterlassen und nicht als Nörgler dastehen. »Ich meine, ich will mich nicht beklagen, hier ist es ja besser als im Gefängnis, aber ich schlafe nicht gut … Also ist es schön, mal ein bisschen Ruhe zu haben. Und Jamie, das ist mein Bezugspfleger, sagt, dass es mir guttun würde. Er ist okay. Ich traue ihm.« Bei mir dachte ich: »Aber bislang hast du noch keinen Grund, auch *mir* zu trauen«, und machte mir im Geiste eine Notiz, sobald wie möglich mit Jamie zu sprechen. Tonys Kommentar zeigte, wie wichtig die Rolle der Bezugspfleger:innen sein kann. Sie bieten ihren Patient:innen individuelle Unterstützungsgespräche an und wissen in der Regel am besten, wie es ihnen gerade geht. Meine Arbeit muss in die der Pflegekräfte integriert werden, die so viel mehr Zeit mit den Patient:innen verbringen als ich, und ich habe gelernt, mich auf ihre Beobachtungen zu verlassen und ihre Erkenntnisse enorm wertzuschätzen.

Wie dieser Fall und andere zeigen werden, wurde mir im Laufe der Zeit bewusst, wie wichtig es ist, dass die Pflegekräfte und der oder die Therapeut:in zusammenarbeiten, damit nichts übersehen wird – ähnlich wie Lehrpersonen und Eltern zusammenarbeiten müssen, um Kinder bei ihrer Entwicklung zu unterstützen. Das heißt nicht, dass unsere Patient:innen wie Kinder sind (obwohl sich einige offenbar an Erinnerungen aus ihrer Kindheit klammern), aber die Sicherheitsmaßnahmen schränken die Autonomie und Freiheit der Klient:innen auch zwangsläufig ein, was wiederum dazu führen kann, dass sie sich wie Kinder fühlen und von Fachkräften abhängig sind, die ihnen helfen, das zu bekommen, was sie wollen.

Zu keiner Zeit während dieser ersten Sitzung hatte ich den Eindruck, dass Tony in der geschützten psychiatrischen Abteilung war, weil er sie für eine bessere Alternative zum Gefängnis hielt. Die Medien scheinen die Vorstellung zu vertreten, Kriminelle würden versuchen, sich ihren Weg in psychiatrische Kliniken als bequeme Alternative zum Gefängnis zu erschwindeln, doch die Realität sieht ganz anders aus. Das Leben in so einer Anstalt ist eine psychologische Herausforderung. Im Gefängnis kann man sich zurückziehen und bis zu einem gewissen Grad in der Anonymität und Monotonie der Routine untertauchen. In geschützten psychiatrischen Abteilungen hingegen sind Wahlmöglichkeiten und

Privatsphäre stark eingeschränkt, und irgendwelche Fachleute wie ich kommen ständig vorbei und stellen lästige Fragen zu Stimmung und Gefühlen. Tatsächlich wollen die meisten Straftäter:innen keineswegs in die Psychiatrie eingewiesen werden, weil es stigmatisierend ist (es gibt einen unschönen Ausdruck dafür: »für gaga erklärt werden«) und der Aufenthalt hier anders als in den meisten Vollzugsanstalten unbefristet sein kann.

Ich fragte Tony, ob er mir mehr über seine Schlafprobleme erzählen könne. Er hatte unter Depressionen gelitten, und Schlaflosigkeit ist ein Ausdruck von Angst- und Stimmungsschwankungen, aber ich war neugierig, weil er das mir gegenüber so schnell erwähnt hatte. »Ich habe Albträume.« Das war ein Anfang. Die meisten von uns erzählen anderen nicht von unseren Träumen oder Albträumen, ohne den Wunsch, sich davon befreien zu wollen. Es gibt festgefahrene Klischees von Therapeut:innen, die Träume interpretieren, um den Patient:innen ihre Psyche zu erklären. Aber die besten Therapeut:innen folgen den Patient:innen, egal wo sie sie hinführen, und gehen davon aus, dass sie sich am besten mit ihrer Psyche auskennen. Damals war ich wie eine Fahrschülerin, die alles nach Vorschrift machen will, und für einen kurzen Augenblick dachte ich ziemlich verzweifelt, dass ich mich vielleicht wie eine »richtige« Analytikerin in Tonys Traum vertiefen sollte. War es das, was er wollte? Aber als ich ihn fragte, ob er mir nicht etwas mehr über seine Albträume erzählen wolle, schüttelte er nur heftig den Kopf. Erneut setzte Stille ein. Ich lehnte mich zurück und versuchte, entspannt zu wirken und ihm mit meiner Körpersprache zu vermitteln, dass ich mit seiner Zurückhaltung einverstanden war. Schließlich ist es nicht einfach für zwei Menschen, die sich nicht kennen, über schreckliche Dinge zu reden.

Ich erinnerte mich an andere erste Sitzungen, an Kolleg:innen und Mentor:innen, die darüber diskutierten, wie man mit Menschen, die getötet haben, spricht oder ihnen zuhört. Bald war ich meilenweit entfernt, bis er wieder anfing zu sprechen und mich zurück in diesen Raum holte. Seine Stimme hatte etwas Herausforderndes. »Wie funktioniert das denn hier? Sitzen wir einfach nur rum? Wollen Sie mir keine Fragen stellen?« Es hatte den Anschein, als fühlte er sich mit der Stille im Raum nicht mehr wohl und versuchte, sie durch seine Fragen zu unterbrechen. Ich erklärte, dass es eine Weile dauern könne, bis wir uns kennengelernt hätten und miteinander wohlfühlten. Dass solche Schweigeperioden zwischenzeitlich kommen und gehen und sich zu verschiedenen Zeiten unterschiedlich anfühlen konnten. Ich erinnerte ihn daran, dass ihm die Stille nach eigener Aussage eben noch gefallen hatte, und fragte, ob sich daran etwas geändert habe. »Jetzt bin ich aus irgendeinem Grund nervös«, antwortete er. Bei dieser scheinbar harmlosen Antwort horchte ich auf, denn sie zeigte mir, dass Tony fähig war, seine Gefühle wahrzunehmen und auch zu beschreiben, wie sie sich mit der Zeit veränderten. Außerdem hatte er eine direkte Frage beantwortet, ohne sich dagegen zu sträuben. Jedes Mal, wenn ich in meiner Rolle als Therapeutin mit jemandem zu tun habe, möchte ich wissen, ob er oder sie neugierig ist. Willens, sich auf mich einzulassen. Ob er oder sie sich für die eigene Psyche interessiert. Das alles sind gute Zeichen.

Ich wusste, dass es Menschen manchmal leichter fällt, am Anfang der Therapie auf Fragen zu antworten, also stellte ich eine weitere. Ich wollte wissen, ob er einen Zusammenhang zwischen seiner Anspannung und den Albträumen sah, von denen er gesprochen hatte. Er verschränkte die Arme über der breiten Brust. Ich hatte den Eindruck, dass er mich abblocken wollte – selbst sein Herz war von den Armen bedeckt, als wollte er es vor einer vermeintlichen Gefahr schützen. »Ich möchte nicht über die Albträume sprechen. Es würde mich nur aufwühlen, und ich weiß nicht, wie das helfen soll.« Nun, das war deutlich genug. Ich versuchte nicht, ihn zu beruhigen. Es ist ein seltsamer Widerspruch in der Psychologie, dass beschwichtigende Worte den Patienten oder die Patientin zu der Annahme verleiten können, der oder die Therapeut:in wolle eigentlich nicht hören, was ihn oder sie wirklich beunruhigt. Das gilt übrigens auch für andere Milieus – am Arbeitsplatz, in der Schule oder zu Hause –, immer wenn Menschen sich direkt zu emotionalen Themen äußern. Ich musste ihm vermitteln, dass ich da war, um ihm zuzuhören, wenn er dazu bereit war, egal, was er zu sagen hatte, selbst wenn es schwierig wurde. Ich wechselte das Thema, erinnerte ihn daran, dass ich auf seine Bitte hin gekommen war, und fragte unverblümt: »Können Sie mir sagen, warum Sie mit einem Therapeuten sprechen wollten?« Damals stand ich noch am Anfang meiner Karriere, heute, nach vielen Jahren Berufserfahrung, würde ich wahrscheinlich nicht so früh eine »Warum«-Frage stellen, weil sie zu aufdringlich wirken kann. Aber auch diesmal antwortete er bereitwillig: »Weil ich finde ... Ich weiß, dass ich verstehen muss, was ich getan habe, und wahrscheinlich könnten mir solche Gespräche dabei helfen. Jedenfalls hat Jamie das gesagt.«

Die Erwähnung seines Pflegers war ein willkommener Anlass, nachzuhaken. Ich fragte, was er vom Team hielt, das sich um ihn kümmerte, und bat ihn, mir zu schildern, wie es dazu gekommen war, dass man ihn in die Klinik verlegt hatte. Er habe schon zehn Jahre seiner lebenslangen Haftstrafe in einem Hochsicherheitstrakt verbüßt gehabt, als er auf einem Treppenabsatz von einigen anderen Häftlingen angegriffen worden sei, die ihn als Triebtäter beschimpft hätten, erzählte Tony. Er geriet ins Stammeln, als er mir beschrieb, wie sich drei Männer auf ihn gestürzt, ihn festgehalten und mit einer selbst gebastelten Waffe auf ihn eingestochen hatten – einer angespitzten Zahnbürste, wie er später erfuhr. Er musste notoperiert werden und konnte von Glück reden, überlebt zu haben. Nachdem er sich körperlich erholt hatte, ging es ihm psychisch weiterhin schlecht, zumal er einen der drei Angreifer eigentlich für einen Freund gehalten hatte. Er unternahm einen ernsthaften Selbstmordversuch, woraufhin er mit einer schweren Depression diagnostiziert und zur Behandlung vom Gefängnis in unsere Klinik verlegt wurde.

Nachdem wir unsere erste Sitzung beendet hatten, fragte ich Tony, ob er noch immer nervös sei. Er sagte, nein, er sei bereit, sich erneut mit mir zu treffen, und setzte hinzu: »Es war nicht so schlimm, wie ich erwartet hatte.« Das war Musik in den Ohren einer forensischen Psychotherapeutin. Später suchte ich Jamie auf, um mich vorzustellen und mehr über Tonys Schlafprobleme zu erfahren. Er war ein zurückhaltender, sympathischer Mann mit einem warmen Lächeln, der zur psychiatrischen Krankenpflege gekommen war, nachdem er eine Zeit lang als Landschaftsgärtner gearbeitet hatte. Tatsächlich hatte ich den Eindruck, dass seine Beobachtungen so detailgenau waren wie die eines Gärtners, der seine Blumen beschreibt. Er nahm sich Zeit, um über meine Frage nach Tonys Albträumen nachzudenken, und erzählte, wie sie sich auf sein Umfeld auswirkten. »Es ist ein Problem für uns, weil der Mann im Nebenzimmer sich darüber beschwert, dass Tony im Schlaf schreit und ihn immer wieder aufweckt. Aber es gibt nicht viel, was wir tun können. Wir haben kein anderes Zimmer, in das wir ihn verlegen könnten.« Leicht verwirrt verließ ich die Station, und als ich mich auf den mühsamen Weg zurück zum Verwaltungsgebäude machte, Schleuse für Schleuse, Tor für Tor, kam mir plötzlich ein Gedanke: Konnte es sein, dass der Mann, der nachts schrie, und der Mann, der sich über das Geschrei beschwerte, ein und dieselbe Person waren? Handelte es sich beide Male um Tony?

Nach dieser ersten Begegnung wusste ich nicht, was ich von Tony halten sollte. Für die meisten Menschen sind Serienmörder:innen Psychopath:innen – aber ich war mir nicht sicher, ob das wirklich auf ihn zutraf. Es fühlte sich nicht so an, aber wissen konnte ich es nicht. Die Vorstellung, was Psychopathie sein könnte, ist komplex: Im psychiatrischen Diskurs tauchte das Krankheitsbild erstmals in den 1930er-Jahren auf und setzte sich erst nach der Großen Depression und dem Zweiten Weltkrieg wirklich durch. Die Gesellschaft war zunehmend über vereinsamte Männer besorgt, viele davon emotionale Opfer des Krieges und des dadurch verursachten wirtschaftlichen Niedergangs. Sie waren menschlich und sozial derart abgestumpft, dass sie andere wie »Dinge« behandelten statt wie Mitmenschen. In den 1970er-Jahren wurde diese Art von »dissozialem« Verhalten im *DSM-3* definiert, der dritten Ausgabe des *Diagnostic and Statistical Manual of Mental Disorders*, das regelmäßig von der American Psychiatric Association veröffentlicht wird. Eine ähnliche Beschreibung findet sich im *ICD*, dem von der Weltgesundheitsorganisation herausgegebenen *Handbuch zur Internationalen Klassifikation von Krankheiten* (engl. *International Statistical Classification of Diseases and Related Health Problems*). Sowohl das *DSM* als auch das *ICD* enthalten eine Version dessen, was als »dissoziale Persönlichkeitsstörung« (ASPD) bezeichnet wird, und die meisten Expert:innen sind der Ansicht, dass Psychopathie eine schwere Form davon ist.

1941 veröffentlichte der amerikanische Psychiater Hervey Cleckley eine bahnbrechende Studie mit dem Titel *The Mask of Sanity* (dt. »Die Maske der Normalität«)[4], die den Begriff des »Psychopathen« in den allgemeinen Sprachgebrauch einführte. Es ist eine Ironie des Schicksals, dass Cleckley genau zu der Zeit an seinem Buch arbeitete, als die Nationalsozialisten in Deutschland die »Endlösung« vorbereiteten – die Massenvernichtung der jüdischen Bürger und Bürgerinnen –, die kurz nach der Veröffentlichung des Buchs auf der Wannseekonferenz im Januar 1942 beschlossen wurde. Ich habe mich immer gefragt, was Cleckley von dieser Versammlung gehalten hätte, wenn er etwas darüber gewusst hätte. Ob er sie alle als Psychopathen bezeichnet hätte?

Cleckley untersuchte eine Gruppe von Menschen, die »normal« wirkten und vielleicht sogar einen gewissen Charme besaßen, jedoch keinerlei Rücksicht auf die Gefühle anderer nahmen. Viele Proband:innen waren von ihren Eltern oder Partnern eingewiesen worden, die über ihre wiederholten Lügen, ihre manipulative Art, ihre emotionale Oberflächlichkeit und Unaufrichtigkeit sowie ihre offensichtliche Missachtung sozialer Konventionen oder Regeln klagten. Entscheidend ist, dass diese Männer und Frauen offenbar keine Reue empfanden und sich nicht im Geringsten um das Leid kümmerten, das sie ihren Familienangehörigen zufügten. Sie versprachen zwar, sich zu ändern, taten es aber nicht. Es ist jedoch wichtig, anzumerken, dass nur wenige von Cleckleys Psychopath:innen ernsthaft gewalttätig oder grausam waren. Einige hatten vielleicht kurze Strafen für Schlägereien oder Diebstahl abgesessen, aber nicht wegen schwerer Gewaltdelikte. Auffällig ist außerdem, dass die drei Frauen, die er als Beispiele für weibliche Psychopathen aussuchte, sich anscheinend dadurch qualifizierten, dass sie die damals geltenden gesellschaftlichen Regeln für Frauen nicht befolgten. Ein Hauptindikator für ihre Psychopathie waren zahlreiche außereheliche Beziehungen.

In den 1970er-Jahren nutzte Professor Robert Hare, ein kanadischer Kriminalpsychologe, die Verhaltensmerkmale von Cleckleys Proband:innen, um einen Maßstab für Psychopathie zu entwickeln, die sogenannte »Hare Psychopathy Checklist«.[5] Diese wendete er auf eine große Stichprobe von Gefangenen an, die wegen Gewaltverbrechen verurteilt worden waren, und fand heraus, dass eine Minderheit von ihnen, etwa ein Drittel, hohe Werte auf seiner Skala aufwies, mit wiederkehrenden Schlüsselmerkmalen wie

»Mangel an Emotionen« oder »Hinterlist«. Ihr kriminelles Verhalten war in seinem Ausmaß und seiner Vielfalt extrem, außerdem wurden sie häufiger wieder straffällig als diejenigen mit niedrigeren Werten. Hares Arbeit weckte enormes Interesse und führte auf der ganzen Welt zu weiteren Studien. Das Forschungsgebiet der Psychopathie ist riesig, und die Konzepte entwickeln sich immer noch weiter. Das letzte Wort über die Ursachen der Psychopathie und was man dagegen tun kann, ist noch nicht gesprochen. Am naheliegendsten wäre die Erklärung, dass Psychopathie durch ein komplexes Zusammenspiel zwischen Genetik und Umwelt entsteht, doch sicher steckt noch mehr dahinter. Ich selbst interessierte mich weniger für die Ursachen als für die Methoden zur Behandlung von Psychopathie, die erstmals in den 1960er- und 1970er-Jahren aufkam. Zu dieser Zeit häuften sich nach und nach Beweise dafür, dass Psychopath:innen, zumindest wenn sie eine gewisse Fähigkeit zur Selbstreflexion haben, gut auf strukturierte Gefängnisprogramme ansprechen, sofern sie Gruppen- und Einzeltherapie kombinieren.[6] Dennoch sollte die Arbeit mit ihnen nach wie vor mit Vorsicht angegangen werden, denn es besteht immer die Gefahr, dass man als Therapeut:in hinters Licht geführt und ausgenutzt wird.

—

Als ich fast zwanzig Jahre nach der Entwicklung von Hares Checkliste Tony kennenlernte, gab es eine neue Wendung: Einige Forschende fragten sich, ob so etwas wie Psychopathie überhaupt existiert, und wenn ja, ob kriminelle Handlungen ein notwendiges Merkmal für eine:n typische:n Psychopath:in sind. Man vermutete, dass es unzählige erfolgreiche Psychopath:innen in unserer Gesellschaft geben könnte: lauter charmante, intelligente und rücksichtslose

Menschen, die unsere Banken und andere Industrieunternehmen leiten oder in kleinere Länder einmarschieren.[7] Das Problem liegt darin, dass ein solcher Ansatz die Psychopathie letztendlich auf Merkmale wie »Härte« und »Ausbeutung« reduziert, sodass in zeitgenössischen Gesellschaften wie der unseren diese Diagnose erheblich öfter gestellt werden müsste. Das aber scheint den verfügbaren Daten nach nicht der Fall zu sein. Außerdem leuchtet mir nicht ein, was man mit einer solchen Etikettierung erreicht, wenn die betreffenden Menschen das Gesetz nicht gebrochen haben, außer zu suggerieren, dass sie besonders gemein und böse sind, was ja schon bekannt war.

Inwiefern konnte diese Vorstellung auf Tony und Leute wie ihn zutreffen? Laut Definition sind Psychopath:innen, die wir in Gefängnissen und geschützten Anstalten antreffen, soziale Versager:innen statt Gewinner:innen und offensichtlich nicht intelligent genug, um unentdeckt zu bleiben. Ich habe den Verdacht, dass die fähigsten kriminellen Psychopath:innen selbst nie Gewalt anwenden würden, weil sie damit ihr Wohlergehen gefährdeten (aber durchaus andere dazu bringen können, es an ihrer Stelle zu tun). Aber die Psychopath:innen, denen ich im Laufe meines Lebens begegnet bin, waren weder außergewöhnlich klug noch sozial kompetent oder gar charmant. Sie sind in der Regel so gefühllos, dass sie die Wirkung, die sie auf andere haben, nicht erkennen können, und deshalb sabotieren sie sich am Ende selbst. Es ist unwahrscheinlich, dass sie um eine Therapie bitten, denn sie wollen sich nicht erniedrigen, indem sie unsere Hilfe in Anspruch nehmen – und außerdem sind sie überzeugt davon, dass sie ohnehin alles wissen. Schon deshalb hätte Tony die Kriterien für einen Psychopathen nicht erfüllt, egal wie viele Menschen er getötet hatte.

Ich ging davon aus, dass ich über einen längeren Zeitraum hinweg mit ihm arbeiten und nach und nach eine therapeutische Allianz aufbauen würde, oder das, was der britische Psychiater und Psychotherapeut John Bowlby als »sichere Basis« bezeichnete.[8] Es könnte durchaus ein Jahr dauern, bis wir die Art von Vertrauen entwickelt hatten, die es Tony ermöglichte, sich mir zu öffnen. Ich beschloss, auf das Thema zurückzukommen, das er zu Beginn angesprochen hatte: Obwohl er gesagt hatte, dass er lieber nicht über seine Albträume sprechen würde, wollte ich mehr über die Verbindung zwischen ihnen und dem schreienden Mann herausfinden. Ich war fasziniert von der Vorstellung, dass Tony sich selbst in dem »schreienden Mann« verortet haben könnte, indem er sich der »Projektion« bedient hatte – eines psychologischen Mechanismus, mit dem wir unsere unangenehmen Gefühle oder Wünsche auf eine andere Person übertragen, wie ein Bild, das auf eine Leinwand geworfen wird. Mir war klar, dass ich vorsichtig sein musste, denn Projektionen sind Schutzmaßnahmen, die für eine »verzerrte Wahrnehmung« sprechen. Ich werde noch zurückkommen auf die Fähigkeit, zu unterscheiden, was real ist und was nicht, und ob jemand Situationen angemessen beurteilen und darauf reagieren kann. Wir alle haben diese Fähigkeit, aber bei denjenigen, die an einer Psychose erkranken, ist sie vermindert oder beeinträchtigt.

Die Projektion des »schreienden Mannes« könnte bedeuten, dass es Tony schlechter ging, als es den Anschein hatte, und ich ahnte, dass die Weigerung, über seine Albträume zu sprechen, ein Hinweis auf die emotionale Natur und die Macht seiner Schutzmaßnahme war. Wenn diese Mauer zu schnell oder zu plötzlich fiel, würde er möglicherweise mit schrecklichen Gefühlen konfrontiert werden, die er nicht verarbeiten konnte, und erneut selbstmordgefährdet sein. Mein Supervisor und ich sprachen auch darüber, ob die Albträume für etwas anderes in Tonys Psyche stehen könnten oder ob »der Mann von nebenan« eine Idee oder Person verkörperte, die er verborgen halten musste. Wir überlegten gemeinsam, wie ich Tony unterstützen und dazu bringen konnte, mir in seinem eigenen Tempo von den Dingen zu erzählen, vor denen er sich am meisten fürchtete. Schließlich machten wir Fortschritte, als Tony mir nach einigen Monaten unserer gemeinsamen Arbeit sagte, er sei bereit, über den Inhalt seiner Albträume zu sprechen.

Sie seien immer gleich, begann er. Er strangulierte einen gut aussehenden jungen Mann, der versuchte zu schreien und den er zum Schweigen bringen musste. Er erhöhte den Druck auf die Kehle, sah die Panik und den Schrecken in den Augen seines Opfers und spürte ein zunehmendes Machtgefühl, eine Art Rausch. Plötzlich verwandelte sich das Gesicht des jungen Mannes in die wutverzerrte Fratze seines verstorbenen Vaters. Tonys Stimme zitterte, während er beschrieb, wie diese dann zu einem männlichen Medusa-Kopf wurde, um dessen schrecklichen, wütenden Mund sich Schlangen wanden. Im Traum versuchte er immer wieder, den Kopf am Sprechen zu hindern, trotzdem schrie der ihn weiter an. Die Worte seien undeutlich, sagte er, aber er wisse, dass es »etwas Hämisches und Böses« sei, und er war sowohl erschrocken als auch frustriert, weil er ihre Bedeutung nicht verstand. Er hatte das Gefühl, es unbedingt herausfinden zu müssen, und das war der Augenblick, in dem er schweißgebadet und mit rasendem Herzen aufwachte und den Mann nebenan schreien hörte.

Dieser Albtraum führte uns geradewegs zu seinen Straftaten und seiner Familie. Ich kannte einige wenige Fakten, wollte sie aber direkt von ihm hören. Er begann damit, dass er in einem katholischen Haushalt mit seinem englischen Vater und einer zerbrechlichen, schönen spanischen Mutter aufgewachsen war. Sie hatte hilflos der Gewalt gegenübergestanden, die der Mann ihr und den Kindern antat. Tony erinnerte sich daran, wie er sich im Kleiderschrank seiner Mutter vor den Faustschlägen seines Vaters versteckte, wie er den süßen Duft und die weichen Stoffe liebte, die so etwas wie ein Gegengift für die übersteigerte Männlichkeit seines Vaters waren. Wenn er allein war, probierte er gelegentlich die Kleider seiner Mutter an oder spielte mit ihrem Make-up, völlig normal für die Entwicklung junger Menschen, wenn sie die Bedeutung von männlich und weiblich erkunden. Ich fragte mich, ob Tony sich mehr mit seiner Mutter als mit seinem Vater identifiziert hatte, doch das schien nicht der Fall zu sein: Er beschrieb mir, wie er in der Pubertät begann, seine Mutter zu verachten, ihre Zuneigung ablehnte und ihre Schwäche verabscheute.

In der weiterführenden Schule kämpfte er mit seinem Selbstwertgefühl und hielt sich für hässlich. Das bekam ich immer wieder von Menschen zu hören, die in der Kindheit Misshandlung und Vernachlässigung erlebten, darunter auch von Marcus, einem weiteren Patienten in diesem Buch. Es gibt Studien, die zeigen, dass solche Kinder auf ihr Spiegelbild mit Unruhe und Feindseligkeit reagieren. Außerdem haben sie oft Schwierigkeiten bei der Entwicklung des sogenannten »sozialen Gehirns«, mit anderen Worten, sie sind nicht in der Lage, gut mit anderen zu interagieren und haben Probleme mit Stimmungsschwankungen oder Selbstkontrolle. Es war kein Wunder, dass der junge Tony in seiner Klasse nicht viele Freunde hatte. Es heißt immer wieder, dass stille, zähe Kinder – Einzelgänger mit einem problematischen Familienhintergrund – besonders »widerstandsfähig« sind. Das ist ein Adjektiv, das regelmäßig auf Kinder im Allgemeinen angewendet wird, als wären sie besonders robuste Pflanzen. Richtiger wäre die Beschreibung, dass ein Kind, dem es an grundlegender Fürsorge mangelt und das in einem emotionalen Vakuum lebt, in eine Art Ruhezustand oder Winterschlaf eintritt. Es kann sich von der Realität seiner Welt abkapseln, um sich selbst zu schützen, und wie eine Pflanze, die durch sauren Regen gestresst ist oder in schlechter Erde steht, hört seine Seele auf zu wachsen und zu gedeihen.

Tony erzählte, dass er auf die Schwierigkeiten in der Schule reagierte, indem er Sport trieb und sich Muskeln antrainierte. Er fing an, andere Jungen zu verprügeln und zu drangsalieren, weil er merkte, dass ihn das sexuell erregte. Diese Assoziation höre ich regelmäßig von Sexualstraftätern, und sie wird durch eine Vielzahl von Forschungsergebnissen aus mehreren Jahrzehnten untermauert. Fortschritte in der Neurowissenschaft zeigen uns, dass die Bereiche im Gehirn, die aktiv sind, wenn man ängstlich, erregt oder aufgeregt ist, alle nahe beieinanderliegen und dieselben neuronalen Netzwerke anzapfen. Als Tony von der sexuellen Erregung erzählte, die er spürte, wenn er andere schikanierte, hatte ich das Gefühl, dass es ein Abwehrmechanismus für ihn sein könnte: Er konnte sich männlich und stark fühlen, indem er anderen Kindern Angst einflößte. Er konnte seine eigene schreckliche Angst vor seinem Vater loswerden, indem er sie auf eine andere Person projizierte. Ich habe von vielen Patient:innen gehört, die Ähnliches beschrieben und mir erzählten, wie ihr gewalttätiges Verhalten ihnen half, sich sicherer und in gewisser Weise befriedigt zu fühlen. Auch wenn das für die meisten von uns schwer nachvollziehbar ist, haben wir wahrscheinlich alle schon einmal so etwas wie Schadenfreude oder Genugtuung über das Unglück eines anderen gespürt. Allein der Begriff weist auf die Kombination von Schaden und Freude hin. Auch das ist ein Bewältigungsmechanismus, ein Funken Erleichterung, der durch das Leiden eines anderen ausgelöst wird. In Tonys Fall wurde aus diesem Funken eine lodernde Flamme.

Als Junge verfügte Tony über genügend Einfühlungsvermögen und soziales Bewusstsein, um sich über diese Gefühle Sorgen zu machen. Sein sexuelles Interesse an Männern sorgte für einen inneren Zwiespalt. Er erzählte, dass seine streng katholischen Eltern ihn ganz sicher verurteilt hätten, weil sie der Meinung waren, dass

Homosexuelle in die Hölle gehörten. Sein Vater bezeichnete sie als »Schwuchteln« und verachtete jedes Anzeichen von Weiblichkeit bei Männern. Trotzdem fantasierte Tony darüber, wie es wäre, mit einem anderen Mann zusammen zu sein und ihn zu beherrschen – jemand, der sowohl schön als auch schwach war. Ich dachte an das Machtverhältnis zwischen seiner Mutter und seinem Vater und an den verängstigten kleinen Jungen, der durch die Lamellen des Kleiderschranks beobachtete, wie sie miteinander umgingen. Wenn er in der Schule in Schlägereien verwickelt wurde, lobte sein Vater ihn und sagte: »Jetzt bist du ein richtiger Mann.« Möglich, dass zwischen dem Marquis de Sade und Pinocchio Welten liegen, aber als er das sagte, fiel mir der kleine Puppenjunge ein. Unwillkürlich musste ich an die Liebe denken, die Pinocchio fand und die ihn »wirklich« machte, und an die Verbindung zu seinem »Vater« Geppetto, der ihn zum Leben erweckte.

Nachdem Tony die Schule beendet hatte, wollte er sich zum Koch ausbilden lassen. Sein Vater hatte für diesen Ehrgeiz nur Hohn und Spott übrig (»Kochen ist Weibersache«). So verließ Tony seine provinzielle Heimatstadt und zog Ende der 1980er-Jahre nach London. Tagsüber fand er Arbeit als Kellner in einem trendigen Restaurant, in der er aufging. Als es mir endlich gelang, an seine Prozessakten zu kommen, fand ich die Zeugenaussagen seiner Kolleg:innen, die ihn als beliebt und fleißig beschrieben und fassungslos waren, als er wegen Serienmordes verhaftet wurde. Nachts spielte er den harten Kerl in den örtlichen Schwulenbars; da gab er sich männlich und draufgängerisch. Mir gegenüber erklärte er, dass er Gefallen daran gefunden hatte, zwischen zwei Identitäten zu wechseln: dem netten Kellner und dem rauen, geilen Bock. Während er sprach, stellte ich mir vor, wie er seine Schicht im Restaurant beendete und in einer finsteren Gasse sein frisches weißes Hemd und die Schürze gegen das Unterhemd und die Lederjacke des anderen Tony tauschte. Seine Schilderung erinnerte mich an andere Serienmörder:innen, über die ich gelesen hatte. Sie trennten ihre Brutalität sauber von ihrem Alltagsleben, als fungierte ein innerer Splitscreen als Schutz. Das wird gelegentlich als »Dopplung« bezeichnet. Der Begriff wurde von Professor Robert Lifton in seiner 1986 erschienenen Studie über Nazi-Ärzte in den Todeslagern geprägt, in der er beschreibt, wie sie ein »Auschwitz-Selbst« besaßen, das frei von allen moralischen Standards war, und außerhalb des Lagers ein »menschliches Selbst«, wo sie prinzipientreue, professionelle Familienväter waren.[9] Diese Spaltung wurde vom FBI in einem Symposium über Serienmorde im Jahr 2008 hervorgehoben.[10] Die Untersuchungen bestätigten, dass die Täter:innen entgegen der Darstellung in unzähligen Fernsehserien und Romanen selten Einzelgänger:innen oder gesellschaftliche Außenseiter:innen sind. Die meisten der von den FBI-Expert:innen untersuchten Täter:innen waren berufstätig, hatten ein soziales Umfeld und Familie. Sie wurden in der Regel als »nette Nachbarn« und »freundliche Kollegen« beschrieben, was mich an ein Gutachten über einen Serienmörder erinnerte, der Wert darauf legte, stets seine Steuern bezahlt zu haben. Das gute Ich dient als Double für das brutale alternative Ich, das normalerweise verborgen ist, wie in der alten Vorstellung vom guten Menschen und seinem bösen Doppelgänger. *Der seltsame Fall des Dr. Jekyll und Mr. Hyde* von Louis Stevenson ist das klassische literarische Beispiel dafür.

In der Therapie neigen Menschen dazu, sich von ihrer besten Seite zu zeigen, zumindest am Anfang. Ich dachte, es würde einige Zeit dauern, bis Tony mir das offenbarte, was Carl Gustav Jung als sein »Schatten-Ich« bezeichnet hätte, aber es kam in den Sitzungen schneller zum Vorschein, als ich erwartet hatte. Ich versuchte, behutsam mit ihm umzugehen, doch wenn man zu verkopft an die Sache herangeht, lassen sich Anfängerfehler nicht vermeiden.

Eines Tages sprachen wir wieder über seine Albträume, und in diesem Zusammenhang fragte ich, ob wir auf das zurückkommen könnten, was er mir über das »missbräuchliche Verhalten« seines Vaters erzählt hatte – ein Begriff, den er selbst benutzt hatte. Ich sah, wie sich Tonys Gesicht verfinsterte; die schweren Brauen zogen sich zusammen, sein Gesicht färbte sich rot, und er sah mich wütend an. Ich war erschrocken, aber auch verwirrt. Ich war sicher, dass er die Grausamkeit seines Vaters auf diese Weise beschrieben hatte, daher war ich davon ausgegangen, dass dieser Begriff für ihn akzeptabel war. Aber ich hatte nicht begriffen, dass ich mit seiner Verwendung Tony ein Stück Realität wiedergab, das er nicht aushielt. Er identifizierte sich zu sehr mit seinem Vater und war verunsichert, als er seine eigenen Worte aus meinem Mund hörte. Seine Hände umklammerten die Tischkante zwischen uns so heftig, dass die Knöchel blass hervortraten. Ich fuhr zusammen, denn ich befürchtete, er würde den Tisch umstoßen oder sich darüber hinweg auf mich stürzen. Meine Hand fuhr zum Alarmkopf am Gürtel. Stattdessen stand er auf, warf seinen Stuhl zur Seite, verließ den Raum und knallte die Tür hinter sich zu.

Die Pflegekräfte waren über seinen abrupten Abgang ebenso besorgt wie verärgert. »Was ist passiert?« In Wirklichkeit meinten sie: »Was haben Sie mit ihm gemacht?« Es kommt zuweilen vor, dass Patient:innen im Verlauf der Arbeit mit Psychotherapeut:innen negative Reaktionen zeigen. Das wissen die Pflegekräfte zwar, aber sie müssen am Ende, wenn der oder die Therapeut:in nach Hause gegangen ist, den psychologischen Scherbenhaufen zusammenkehren. Eine durch die Therapie verursachte »Verstimmung« kann Patient:innen risikofreudiger und aggressiver gegenüber dem Personal oder anderen Patient:innen machen, vielleicht sogar zu Selbstverletzungen führen. Ich musste ziemlich viel Zeit darauf verwenden, den Vorfall zu erklären und dem Personal zu versichern, dass niemand gefährdet war. Tony war nur wütend auf mich, aber Wut und Mordrisiko sind nicht dasselbe.

Ich wollte Fortschritte mit ihm machen und zeigen, dass ich eine gute Therapeutin war oder zumindest das Zeug dazu hatte, solange ich einfach nur die Klappe hielt und zuhörte. Wenn ich etwas sagte, musste ich feinfühliger und vorsichtiger mit meinen Worten umgehen. Darauf hatte man mich schon in der Ausbildung hingewiesen und erklärt, dass es jahrelange Übung und praktisches Ausprobieren erfordere. Ich erklärte meinem Supervisor, dass ich von mir selbst enttäuscht sei, weil ich es nicht schaffte, Tony richtig zu »mentalisieren« – also anhand seines Verhaltens zu deuten, was in seinem Kopf vorgeht. Er entgegnete, dies sei eine weitere wertvolle Lektion. Wir neigen dazu, die Unfähigkeit unserer Patient:innen, andere zu mentalisieren, in den Vordergrund zu stellen, denn häufig haben sie die Signale ihrer Opfer falsch interpretiert oder sind während der Haft in Konflikte geraten, weil sie andere Straftäter:innen oder Mitarbeiter:innen nicht verstehen konnten. Jetzt hatte ich am eigenen Leib erfahren, wie leicht jede:r von uns in diese Falle tappen kann – selbst erfahrene Therapeut:innen. Es sei eine Fähigkeit, die man entwickeln und verbessern könne, erklärte mein Supervisor weiter, sowohl wir Therapeut:innen wie auch diejenigen, die wir behandeln.

Tony und ich konnten dies gemeinsam erforschen, als sein Zorn nachließ und er ein paar Wochen später bereit war, sich weiter therapieren zu lassen. Wir stimmten darin überein, dass »Erschütterungen« notwendig sind, damit sich der Geist verändern und wachsen kann, und wir sprachen über die beiden in diesem Wort enthaltenen Bedeutungen: das Bild des Aufwühlens, aber auch das des Umstoßens oder Zunichtemachens, um auf diese Weise etwas Neues und vielleicht Unangenehmes aufzudecken. Ich erkannte, dass ich den Wunsch, solche Erschütterungen zu kontrollieren, aufgeben musste. Trotzdem konnte ich Tony etwas von dem vermitteln, was mir mein Supervisor vor Augen geführt hatte: Wir müssen akzeptieren, dass unser Denken unterschiedlich ist und miteinander kollidiert – und das kann durchaus fruchtbar sein. Ich war erleichtert, dass mein Fehler und Tonys Wut unsere gemeinsame Arbeit nicht zerstört hatten, und so nahmen wir unsere wöchentlichen Sitzungen mit einem neuen Verständnis füreinander wieder auf.

Tony erzählte mir seine Geschichte weiter, und nach ein paar Monaten näherten wir uns der Phase, in der die Morde begannen. Sein erstes Verbrechen hatte sich nach mehreren Jahren eines offenbar ausschweifenden Lebens in der Londoner Schwulenszene ereignet. Gerade als die HIV-Epidemie explodierte, begann er, mit allen möglichen Drogen und mehreren Sexualpartnern zu experimentieren, und lebte sein Leben gemäß dem nihilistischen Motto »Fiedeln, während Rom brennt«. Er hatte sich angewöhnt, donnerstags, an seinem freien Abend, in Bars zu gehen und Männer abzuschleppen. Er stand auf Typen, die »hübsch« und »bedürftig« waren. Er lockte sie an, indem er sich zuerst ruppig gab und ihnen dann den Eindruck vermittelte, sie hätten ihn besänftigt. Ich hatte sein entwaffnendes Lächeln gesehen und fand, dass sein rauer Charme durchaus jemanden ansprechen konnte, der die Liebe und den Schutz eines Mannes suchte. Vielleicht fühlte Tony sich zu jüngeren Männern hingezogen, die ihn an seine eigene Verletzlichkeit und sein Bedürfnis nach Wärme erinnerten – und vielleicht tötete er diesen Teil von sich selbst, indem er sie umbrachte. Ich war nicht überrascht, als er mir erzählte, dass er zum Zeitpunkt seiner ersten Straftat depressiv und selbstmordgefährdet gewesen war.

Tony beschrieb mir, wie er mit einem Mann eine Bar verließ, um in einer Gasse oder einem Park in der Nähe Sex mit ihm zu haben. Er sagte, er habe ihnen nie seinen richtigen Namen genannt.

So habe er ihnen nach dem Orgasmus hart ins Gesicht schlagen und in dem Wissen weglaufen können, dass sie ihn nicht anzeigen konnten. Später lief er nicht mehr weg, sondern nahm seinen Opfern die Brieftasche und den Ausweis ab und drohte, sie ausfindig zu machen und umzubringen, falls sie zur Polizei gehen sollten. Er hatte die Übersicht darüber verloren, wie oft es vor dem ersten Mord zu solchen Überfällen gekommen war. Dann hörte er in den Bars Gerüchte über einen »Sadisten«, der immer donnerstags zuschlug und ein bisschen durchgeknallt war, woraufhin er beschloss, seine üblichen Treffpunkte in einen anderen Teil der Stadt zu verlagern. Dort begegnete er dann seinem ersten Mordopfer.

Es war dessen Gesicht, das Tony in den Albträumen sah. Er sei ein »süßer Bengel« gewesen, erzählte er, mit den »blauesten Augen« der Welt. Als er das sagte, klang seine Stimme plötzlich erstickt, und er brach ab. Es sei nicht einfach, sich daran zu erinnern, gab er zu. Ich war nervös, was er mir wohl erzählen würde. Es ist ein Unterschied, ob man über einen Mord nur irgendwo liest oder ihn direkt vom Mörder erzählt bekommt. Als Tony weitersprach, wechselte er ins historische Präsens, was mich zunächst verwirrte. Später wurde mir bewusst, dass dies in seiner spanischen Muttersprache üblich war. Doch während meiner Arbeit mit Trauma-Überlebenden und bei der weiteren Beschäftigung mit traumatischen Erinnerungen fand ich heraus, dass viele Menschen (nicht nur Gewalttäter:innen) ins Präsens wechseln, wenn sie schmerzhafte Ereignisse beschreiben. Die psychologische Forscherin in mir findet das faszinierend: Eine solche Verzerrung zeitlicher Realitäten ist ein Mittel, mit dem sie unbewusst signalisieren, wie lebendig die Erinnerungen für sie noch sind und dass sie nicht irgendwo in der Vergangenheit abgeheftet sind, wo sie eigentlich hingehören. Ich versuche immer, mir diese Art von verbalen Verschiebungen zu merken, um sie später zu rekonstruieren.

»Wir nehmen ein Taxi zu ihm nach Hause, und auf dem ganzen Weg dahin denke ich: Ich werde es tun, ich muss ihn haben. Ich weiß, dass ich ihn umbringen kann. Er ist so jung und zutraulich, sein Gesicht so schön, seine Haut so weich wie Pfirsichflaum. Seine Wohnung ist ganz oben, also müssen wir zwei Stockwerke raufsteigen, wir stolpern und treiben uns gegenseitig an, um schnell hochzukommen, damit wir ficken können. Oben trinken wir ein bisschen und schnüffeln Poppers, dann knutschen wir, und ich spüre zwischen den Beinen diesen Drang, ihn zu erwürgen. Er lächelt mich an, diese Augen – er versucht, sexy zu sein, aber ich halte diesen Blick nicht aus, diese Augen, und dann packe ich ihn am Hals. Er ist nicht stark. Ich bin stärker, viel stärker, und dann … ist es vorbei. Ich sehe ihn an, voller Ekel. Ich schlage ihm ins Gesicht, dann trete ich ein paarmal auf ihn ein, bis ich merke, dass er sich nicht mehr rührt. Er ist tot. Ich denke, nichts wie weg hier, hab aber Angst, dass jemand seine Leiche findet und ich dran bin. Was kann ich tun? Ich muss ihn loswerden, verstecken – aber wie? Soll ich ihn in den Fluss oder einen Kanal werfen? Es ist mitten in der Nacht, und ich weiß nicht mal, in welchem Teil der Stadt wir sind. Ich denke dran, seine Leiche die Treppe runterzuschleifen, aber das würde garantiert die Nachbarn wecken. Dann komme ich auf die Idee, ihn in eine Tasche oder einen Koffer oder so was zu stopfen. Ich durchsuche die Wohnung, finde einen Seesack, aber da passt er nicht rein, obwohl er so klein ist. Und was, wenn die Leichenstarre einsetzt? Draußen wird es hell. Ich muss mich beeilen. Hinter dem Haus ist ein Wald …«

Er brach ab. Ich wusste, was jetzt kommen würde, und es würde nicht leicht sein, in keiner Sprache und zu keiner Zeit. Tony hatte sein erstes Opfer enthauptet, indem er ihm mit einem Küchenmesser den Kopf absägte. Die Leiche und der Kopf wurden schließlich nicht weit voneinander entfernt im Wald gefunden. In der Öffentlichkeit hatte es viele reißerische Spekulationen über das psychologische Profil eines Ungeheuers gegeben, das so etwas getan hatte, und darüber, was es alles zu bedeuten hatte, aber dann entdeckte ich, dass die Begründung eher prosaisch war. Tony sah zu Boden, als er mir erzählte, er habe schnell gemerkt, dass der Kopf der schwerste Teil des Körpers war, »wie eine Bowlingkugel«. »Deshalb muss ich ihn absägen. Es ist schwer«, sagte er, und dann ganz leise: »Dauert eine Ewigkeit.« Ich wartete, bis er sich wieder im Griff hatte. Sein Atem war flach.

»Als das erledigt ist«, fuhr er fort, »passt er in eine Tasche, und der Rest in eine andere, dann schleppe ich beide die Treppe runter und versuche, keinen Lärm zu machen, nirgendwo anzustoßen oder ihn fallen zu lassen.« Erst jetzt blickte er zu mir auf, um meine Reaktion zu sehen, und ich erinnere mich, dass es mir gelang, mir nichts anmerken zu lassen und nur nachdenklich zu nicken – es war nicht so schwierig, wie man meinen könnte, denn ich verstand, dass dies der praktische Teil des »Jobs« für Tony war. Emotionale Reaktionen auf das, was Patient:innen sagen, kontrollieren zu können, ist ein grundlegender Teil der ärztlichen Ausbildung, das Einmaleins der Medizin. Freud verglich die Arbeit des Therapeuten mit einer Operation, und was würden wir von einer Chirurgin halten, die ihren Patienten aufschneidet und totenblass wird oder gar aus dem Raum rennt und schreit: »Voller Krebs!« Aus diesem Grund machen wir während unserer Ausbildung selbst eine Therapie, um uns der Dinge bewusst zu werden, die uns seelisch unter die Haut gehen können. Dort besprechen wir mit einem Supervisor auch unsere Gefühle in Bezug auf die Patient:innen, egal ob negativ oder positiv. Während der Sitzung an sich aber ist es meine Pflicht, mich auf die Emotionen meiner Patient:innen zu konzentrieren, nicht auf meine eigenen.

Ich dachte daran, wie absurd es war, dass diese besondere Sitzung mit Tony von außen betrachtet banal erscheinen musste. Hier saßen zwei Menschen in einem Raum und unterhielten sich über eine Enthauptung, aber hätte ein zufällig vorbeikommender Patient oder eine Pflegerin einen Blick durch die Glasscheibe der Tür geworfen, wäre er oder sie nie darauf gekommen, was für ein bizarres Gespräch wir führten. Wir hätten uns genauso gut über das Wetter unterhalten können. Ich sah keinen Grund, Tony weiter über die Enthauptung zu befragen; sie war bloß eine pragmatische Lösung für ein schwieriges Problem. Außerdem musste ich an die bockige Bemerkung des Serienmörders Dennis Nilsen denken, der sich beschwert hatte, weil die Öffentlichkeit sich mehr dafür interessierte, was er nach dem Tod mit den Leichen der Männer angestellt hatte (er hatte sie zerstückelt und in der Toilette hinuntergespült), als für die Tatsache, dass er sie umgebracht hatte. Als Tony so weit war, bat ich ihn, mir zu erzählen, was passiert war, nachdem er die Leiche des jungen Mannes entsorgt hatte. Ich benutzte absichtlich die Vergangenheitsform, aber er beharrte auf dem Präsens: »Am nächsten Tag geh ich zur Arbeit, und es kommt mir vor wie ein Traum. Ich rede mir ein, dass es nicht wahr ist, okay? Und als er gefunden wird und es in den Nachrichten berichtet wird, tu ich einfach so, als hätte ich nichts damit zu tun.«

In Shakespeares Tragödie *Julius Cäsar* beschreibt Brutus dasselbe Gefühl: »Bis zur Vollführung einer furchtbar'n Tat / Vom ersten Antrieb, ist die Zwischenzeit / Wie ein Phantom, ein grauenvoller Traum.« Shakespeares wortgewaltige Zusammenfassung ist psychologisch perfekt und nimmt die moderne Forschung vorweg, die aufgezeigt hat, wie Gewalttäter:innen während ihrer Tat in einen traumähnlichen oder »dissoziierten« Zustand fallen. Das macht es schwierig, sich im Nachhinein an die Einzelheiten zu erinnern, und es wird leichter sich einzureden: »Das war nicht ich«, oder: »Das ist gar nicht passiert.«

Tony fuhr fort und lieferte eine weitere Offenbarung, immer noch im Präsens: »In der Donnerstagsbar, in die ich jetzt gehe, reden alle darüber. Ich auch – ich begleite sogar freiwillig einen Jungen nach Hause, damit er sicher ankommt, und fühle mich gut dabei. Aber dann denke ich, dass ich es jederzeit wieder tun könnte, und niemand würde wissen, dass ich es war. Ich werde es tun, und es wird keine Rolle spielen, weil es nicht real ist.« Ich nickte und dachte, dass diese Art von Ausblendung ein vertrauter menschlicher Impuls ist, der dem Wunsch entspringt, sich ein Bild von sich selbst als »guter Mensch« zu bewahren. Ich habe von Scheidungsanwält:innen gehört, dass viele Mandant:innen bei ihrem ersten Treffen behaupten, ihre Ehe sei in die Brüche gegangen, weil ihr:e Ex-Partner:in ein Schuft ist, sie selbst hingegen völlig unschuldig. Die Anwält:innen nicken und machen sich eine Notiz, wohl wissend, dass solche Behauptungen nur der Anfang der Geschichte sind, und dasselbe könnte man auch über eine Therapie sagen. Tonys Verdrängungsverhalten war so fundamental, dass er sein böses Ich aus dem Bewusstsein verbannen konnte. Wäre seine Gewalttätigkeit real, würde sie »eine Rolle spielen«, und das wäre unerträglich. Die Tatsache, dass er sich selbst davon überzeugt hatte, ein potenzielles Opfer vor Schaden bewahrt zu haben, war ziemlich bemerkenswert.

Dann erzählte er mir von den beiden anderen Männern, die er in verschiedenen Bars aufgegabelt, umgebracht und deren Leichen er so gut wie möglich entsorgt hatte. Er hatte sie nicht enthauptet, und deshalb dauerte es einige Zeit, bis die Polizei den ersten Mord mit den beiden späteren in Verbindung brachte. Schließlich erwischten sie ihn, als sie in der Wohnung des letzten Opfers eine Streichholzschachtel aus dem Restaurant fanden, in dem er arbeitete. Nach anfänglichem Leugnen gestand Tony und bekannte sich für alle drei Morde schuldig. Er bekam dreimal lebenslänglich, mit einer Mindeststrafe von zwanzig Jahren – so lange würde es dauern, bis er Bewährung beantragen konnte. Heute sähe man das als zu milde an, und er würde wahrscheinlich lebenslänglich ohne die Möglichkeit einer vorzeitigen Entlassung bekommen.

Nicht alle Therapiesitzungen bestehen aus großen Enthüllungen wie dieser. Die meisten Tage verlaufen unauffällig. Wir sitzen, wir reden, wir hören zu, zwei Menschen, die gemeinsam das Bewusstsein erforschen. Tony und ich kamen nicht mehr auf die Morde zurück, aber wir unterhielten uns öfter über seine Albträume, die er nach wie vor hatte. In einer Sitzung beklagte er sich bitterlich darüber, dass der Patient im Nebenzimmer zum Personal gegangen war und sich über *sein* – Tonys – nächtliches Geschrei beschwert hatte. Das hatte ihn so aufgebracht, dass er den Mann damit konfrontiert und der Lüge bezichtigt hatte. Es kam zum Streit, bis sein Pfleger Jamie eingriff und erklärte, der andere Patient habe recht und es sei wirklich Tony, der in der Nacht schrie. Tony konnte es kaum fassen, so unwirklich fühlte es sich an. Andererseits glaubte er auch nicht, dass Jamie ihn belog. Er sagte, er könne es »einfach nicht begreifen«, diskutierte aber auch nicht weiter darüber. Wenn Tony tolerieren konnte, dass sein Pfleger etwas sagte, was er als unangenehm empfand, könnte es ein Hinweis dafür sein, dass die Therapie Wirkung zeigte. Ich glaubte, dass Jamie dies gespürt und das Richtige getan hatte, und erzählte Tony, dass auch ich von meinen Gesprächen mit seinem Pfleger profitierte. Ich hatte den Eindruck, dass Tony Gefallen an dem Gedanken fand, Jamie und ich hätten uns zusammengetan und seien so etwas wie ein Elternpaar, das auf ihn aufpasste.

Dieser Austausch zwischen Tony und Jamie bot eine Gelegenheit, Tonys Wahrnehmungsvermögen zu beobachten, wenn er unter Stress stand. Der Verstand könne abschalten, wenn es zu viel zu verarbeiten gebe, erklärte ich ihm, und wir alle könnten Dinge, die wir an uns selbst nicht mögen, anderen Menschen zuschreiben. Auf dieser Vorstellung aufbauend, fragte ich ihn, ob er verstand, was der Mann im Nebenzimmer nachts schrie. Konnte er irgendwelche Worte aufschnappen? »Er schreit um Hilfe. Immer wieder.« Ich hätte es nicht fertiggebracht, es ihm in diesem Augenblick zu sagen, aber mir kam der Gedanke, dass die Hilferufe des Mannes ein Erinnerungsfetzen an die letzten verzweifelten Schreie eines seiner Opfer gewesen sein könnten. Daher fragte ich, ob es möglich sei, dass Tony selbst derjenige war, der Hilfe brauchte, wenn er aus seinen Albträumen aufwachte. Er setzte ein mürrisches Gesicht auf und wollte sich nicht dazu äußern. Ich wusste nicht, ob er bereit war, die Vorstellung aufzugeben, dass ein anderer für das Geschrei in der Nacht verantwortlich war. Aber er widersprach mir nicht, daher überlegte ich laut weiter, ob »der Mann von nebenan« Dinge sagte, die Tony nicht aussprechen konnte, und ob er in seinem Namen um Hilfe rief.

Er vergrub das Gesicht in den Händen und senkte die Stimme. »Nein … Ich will nicht … Ich darf nicht so schwach sein.« Ich verstünde sein Bedürfnis, nicht verletzlich zu sein, sagte ich leise, aber andererseits hätte er selbst darum gebeten, sich mit einem Therapeuten unterhalten zu können. »Das ist doch auch ein Hilferuf, oder etwa nicht?« Er grunzte, ohne es abzustreiten. Ich sagte, dass ich es erwähnte, weil es ein Hinweis darauf sein könnte, dass ein Teil seines Bewusstseins durchaus bereit war, verletzlich zu sein, und es tatsächlich sein wollte. Daraufhin hob er den Kopf, und ich hielt Blickkontakt, weil ich wusste, dass wir an einem wichtigen Wendepunkt angelangt waren. »Tony, ich glaube, Sie sind tapfer genug, um sich mit etwas wirklich Schwierigem auseinanderzusetzen.« Seine Stimme brach, aber er hielt meinem Blick stand. »Ich bin nicht tapfer.« Ich sah ihm in die Augen. »Glauben Sie das wirklich? Nun, ich finde schon. Es gehört Mut dazu, über vergangene Gewalt nachzudenken, sich ernsthaft Gedanken zu machen und mit mir über das zu sprechen, was Sie aufwühlt. Sie haben nur in Ihren Albträumen Angst. Hier haben Sie echten Mut bewiesen.«

Er registrierte es – vielleicht nicht sofort, aber im Laufe der folgenden Wochen – und beschwerte sich nicht mehr über den schreienden Mann im Nebenzimmer. Nach vielen weiteren Monaten, in denen wir über seine Verletzlichkeit und seinen Schmerz sprachen, ließen seine Albträume allmählich nach, und er hörte auf, nachts die Station zu stören. Das Pflegepersonal war mit seinen Fortschritten zufrieden, und ich ebenfalls. Andere Mitglieder des klinischen Teams berichteten, Tonys depressive Symptome hätten ebenfalls abgenommen. Als wir uns achtzehn Monate zuvor gemeinsam auf diese Reise begeben hatten, wusste ich nicht, wohin die Therapie uns führen würde, und daher war ich froh, dass sich seine Symptome gebessert hatten. Das Team war der Meinung, er sei jetzt so weit, ins Gefängnis zurückzukehren und seine Strafe zu verbüßen, und ich stimmte zu. Auch Tony zeigte sich offen dafür, und so bereiteten wir uns auf das Ende unserer gemeinsamen Arbeit vor.

Ich dachte daran zurück, wie ich mich gefragt hatte, ob es überhaupt einen Sinn hatte, mit Tony zu arbeiten. Einige meiner Kolleg:innen hatten dieselben Zweifel geäußert. Jedenfalls hatte ich mir nicht vorgestellt, wie ein Fortschritt oder gar ein Ende aussehen könnten. Diese frühe Erfahrung lehrte mich, dass man dem Durcheinander einen Sinn abgewinnen kann, Hauptsache, die Betroffenen sind ungeachtet ihrer Geschichte neugierig auf ihre Psyche. Tony hatte darüber hinaus gelernt, mit schmerzhaften Gedanken und Gefühlen umzugehen, selbst wenn es herausfordernd war, und das würde ihm helfen, in Zukunft besser damit zurechtzukommen. Ich war so zufrieden wie alle Ärzt:innen, wenn sie einem Patienten oder einer Patientin eine Behandlung vorschlagen und sich die Dinge zum Besseren wenden. Ich hatte erkannt, wie ich mit dieser Art von langfristiger Therapiearbeit zurechtkommen konnte, vor allem, wenn ich Fehler machte, wie bei meinem Missgeschick mit dem Wort »missbräuchlich« in Bezug auf Tonys Vater. Es war möglich, die Situation wieder in den Griff zu bekommen und trotz einer »Erschütterung« weiterzumachen – eine Lektion, die sich in den kommenden Jahren als überaus wertvoll erweisen sollte.

—

Eines unserer letzten Treffen fand an einem herrlichen Junitag statt, sodass ich wegen der blendenden Sonne die Jalousie am Fenster hinunterließ und den Raum ins Halbdunkel tauchte. Ich hatte mir nicht vorstellen können, welche Wendung unser Gespräch nehmen würde. Tony kam pünktlich, sogar ein oder zwei Minuten zu früh. Es blieb kurz still, während wir uns setzten, doch inzwischen war er entspannt genug, um von sich aus das Wort zu ergreifen, wenn er innerlich bereit war. Aus heiterem Himmel sagte er, dass morgen Vatertag sei. Ich wusste, dass sein Vater einige Jahre zuvor gestorben war, und konnte mir nicht vorstellen, warum das wichtig sein könnte. »Mein Vater wäre jetzt zweiundsiebzig. Das ist überhaupt kein Alter, um plötzlich tot umzufallen, einfach so, ohne Vorwarnung.« Er schüttelte den Kopf. »Ohne jede Vorwarnung.« Tony hatte mir vor einiger Zeit erzählt, dass sein Vater bei offenbar bester Gesundheit seinen Ruhestand genossen hatte, bis er ganz unerwartet an einem Herzinfarkt gestorben war. Es war ein Schock für alle gewesen, und die Nachricht hatte ihn erst im Nachhinein erreicht, weil er den Kontakt zu seiner Familie damals schon praktisch abgebrochen hatte. Erst Wochen später hatte er davon erfahren. »Aber es gibt eine Menge Jungs, die tot umfallen, wenn sie nichts mehr zu tun haben, stimmt's?«, kommentierte Tony nüchtern. Ich hoffte, dass er nicht auf das Ende unserer gemeinsamen Arbeit anspielte.

Ich wollte wissen, was das Wort »Vatertag« bei ihm auslöste. War dieses Jahr irgendetwas daran anders? Er schüttelte den Kopf, und ich hatte das Gefühl, dass er frustriert war, als wünschte er sich, nichts zu fühlen. »Es ist nur … Es gab keinen Abschied. Ich habe die Beerdigung und alles andere verpasst«, sagte er. Er schien den Tränen nah, als er das erwähnte, und ich sagte, das müsse bestimmt sehr schwer für ihn gewesen sein. Er nickte, und wir saßen eine lange Zeit zusammen da, in respektvollem Schweigen, als wären wir gemeinsam auf einer Beerdigung. Schließlich fragte ich: »Wann ist er gestorben?« Er dachte darüber nach, offenbar war er nicht sicher. »Es muss Anfang August gewesen sein oder so. Kurz vor dem rothaarigen Jungen.« Ich wusste nicht genau, wen er meinte. Er hatte mir keins seiner Opfer auf diese Weise beschrieben. »Lassen Sie mich überlegen …«, sagte er, blickte zur Decke auf und versuchte, sich an den Zeitpunkt zu erinnern. »Also, das muss … 1988 gewesen sein, und der rothaarige Junge …«

Während er rechnete, erkannten wir, glaube ich, beide gleichzeitig, dass er von einem anderen Mord sprach, von jemandem, der vor dem hübschen Kerl mit den blauen Augen kam, den er zuvor als »den Ersten« identifiziert hatte. Vermutlich hätte ich erschrocken oder alarmiert sein sollen, aber ich erinnere mich, dass ich ziemlich distanziert und gelassen blieb. »Ist es möglich, Tony, dass es einen vierten Toten gab? Dass vor dem jungen Mann mit den blauen Augen noch ein anderer gestorben ist, dieser rothaarige Junge?« Ich wählte meine Worte mit Bedacht, denn ich war mir bewusst, dass dieses Gespräch juristische Folgen haben könnte. Das maßgebliche Wort »Mord« durfte ich nicht verwenden, denn darüber hatten die Geschworenen zu entscheiden, falls es jemals vor Gericht käme. Tonys Verteidiger:innen könnten argumentieren, ich hätte ihren Mandanten beeinflusst und zu einem falschen Geständnis genötigt.

Ich empfand Ehrfurcht vor dem, was geschah, vor der Art und Weise, wie die unberechenbar platzierten Wände und Türen der Psyche plötzlich unerträgliche Handlungen und Gefühle verbergen oder offenbaren können. Diese spezielle Tür zu öffnen wäre unmöglich gewesen, hätte Tony nicht über alles sprechen können, was geschehen war. Trotz des Schrecks über das, was er sagte, fühlte ich mich geehrt, Zeugin dieses Moments zu sein. Tony schüttelte den Kopf, seine Verzweiflung nahm zu. »Ich weiß nicht, ich weiß es nicht … Ich dachte, ich hätte Ihnen von ihm erzählt, aber jetzt glaube ich das nicht mehr. O Gott …« Er hatte die anderen drei Morde kurz nach seiner Verhaftung gestanden, warum also nicht auch diesen? Ich fragte, ob es daran lag, dass er nicht sicher war, ob der »rothaarige Junge« tot gewesen war, als er ihn verließ, mehr fiel mir als Erklärung nicht ein. »Nein. Er war tot. Ich hatte es nur vergessen«, sagte er und schaute mir in die Augen. »Ich wusste nicht einmal, dass ich heute darüber reden wollte«, fügte er hinzu. »Aber da ist es.« Wir überlegten, ob er diese Erinnerung irgendwie verloren hatte oder sie vom Tod seines Vaters und seiner Trauer verdrängt worden war.

Unsere Zeit war fast um, und ich musste ihn wissen lassen, was ihm wahrscheinlich schon klar war: Er hatte etwas Wichtiges gesagt, das ich anderen mitteilen musste. Gemeinsam dachten wir darüber nach, was als Nächstes geschehen würde. »Aber sagen Sie, wie konnte ich es nur die ganze Zeit vergessen?«, fragte er und schien wirklich verstört zu sein. »Wie erkläre ich denen, warum ich vorher nicht darüber gesprochen habe?« Es war eine ausgezeichnete Frage, und ich dachte gründlich darüber nach, wie ich sie beantworten sollte. Ich schlug vor, dass man manchmal eben auch dazu bereit sein muss, sich an etwas zu erinnern oder sich etwas zu stellen, was man lieber übersehen hätte. In diesem Moment kam mir noch etwas anderes in den Sinn. »Vielleicht war diese Erinnerung auch Teil des Albtraums? Etwas Schreckliches, wie der Kopf der Medusa, den Sie nicht ansehen wollten?« Tony nickte zustimmend. »Und vielleicht fällt er mir jetzt ein, weil ich wieder zurück ins Gefängnis gehe? Als müsste ich erst einen klaren Kopf bekommen?« Ich stimmte zu, das sei möglich. Wir gingen gemeinsam durch, was ich Jamie und dem Team sagen würde und was wahrscheinlich daraufhin passieren würde, einschließlich der Mitteilung an die Polizei. Als ich sagte, dass er auch mit einem Anwalt sprechen müsse, fragte er: »Kann ich nicht einfach mit Ihnen darüber reden?«

Ich sah diesen Mann an, der so gerne reden wollte und die Dinge so intensiv erlebte. Ich dachte daran, wie weit er von dem Bild entfernt war, das ich einst von einem rücksichtslosen und gefühllosen Serienmörder gehabt hatte, und wie viel mich die Arbeit mit ihm über den heiklen Umgang mit meinen eigenen Emotionen gelehrt hatte, etwas, das für meine Arbeit entscheidend war. In diesem Augenblick empfand ich großes Mitgefühl und Respekt vor seiner Ehrlichkeit und konnte mir trotzdem die schreckliche Spur der Zerstörung vor Augen halten, die seine Psyche verursacht hatte, die Tragödie jedes einzelnen Todesfalls, für den er verantwortlich war. »Klar«, sagte ich. »Reden wir.«

KAPITEL 2

GABRIEL

»Nach einer offenbar grundlosen Messerattacke in einem Café im Norden Londons wurde heute ein Mann festgenommen. Das Opfer befindet sich in einem kritischen Zustand und kämpft um sein Leben. Unser Reporter sprach mit Frau X., die auf dem Weg zur Arbeit Zeugin der Attacke wurde. ›Ich hatte schreckliche Angst ... wirklich. Er tauchte aus dem Nichts auf, mit diesem riesigen Messer. Es ist furchtbar, dass man diese geistesgestörten Flüchtlinge in unser Land lässt, damit sie hier herumlaufen und unschuldige Menschen verletzen ...‹« Viele Leute hätten das Radio auf der Stelle abgeschaltet, sei es wegen der Tat selbst oder wegen der unglaublich rassistischen Reaktion der Frau. Ich hingegen machte mir sofort Gedanken über den Angreifer und ob er in die Klinik eingeliefert werden würde, in der ich arbeitete, da wir häufig Fälle aus London bekamen.

Einige Jahre später sollte ich Gelegenheit haben, mehr über die Geschichte jener »geistesgestörten« Person hinter diesem Nachrichtenbeitrag zu erfahren, eines Mannes namens Gabriel, der tatsächlich ins Broadmoor Hospital eingewiesen wurde. Ich übernahm den Fall. Vor der ersten Begegnung mit ihm ging ich ins Archiv, um mehr über ihn herauszufinden. Leider waren nach seiner Verlegung nur wenige Unterlagen eingetroffen. Sie enthielten weder Informationen zu seinem Hintergrund noch zu seiner Familiengeschichte, aus denen ich etwas über sein Leben hätte erfahren können. Ich fand sein Aufnahmefoto, hielt es ins Licht und betrachtete das lange, schmale Gesicht, die feinen Züge, die hochgezogenen Schultern und die schmächtige Figur. Er hatte die Stirn gerunzelt, sein Blick war wachsam und eindringlich. Ich glaubte, Angst darin zu erkennen.

Unter den Informationen befanden sich immerhin ein paar Kopien des medizinischen Beweismaterials aus dem Gerichtsverfahren, sodass ich mehrere psychiatrische Gutachten einsehen konnte. Sie bestätigten, dass Gabriel zum Zeitpunkt der Tat an einer schweren psychischen Erkrankung gelitten hatte. Während des Prozesses hatten die Gutachter:innen der Verteidigung sowie der Staatsanwaltschaft Hinweise auf tief verwurzelte paranoide Wahnvorstellungen und eine Wahrnehmungsverzerrung gefunden, die typisch für eine psychotische Erkrankung sind. Die meisten seelisch kranken Menschen werden nie jemandem Schaden zufügen, doch in Gabriels Fall hatten sich die Symptome für das Risiko, dass er anderen gegenüber gewalttätig werden könnte, auf tragische Weise verschärft.[1] Glücklicherweise hatte sein Opfer den Angriff überlebt. Die ursprüngliche Anklage gegen Gabriel hatte auf versuchten Mord gelautet, die Vertreter:innen der Strafverfolgungsbehörde ließen jedoch durchblicken, dass sie auch für einen geringwertigeren Strafbestand plädieren würden. Nachdem Gabriel zunächst beteuert hatte, in Notwehr gehandelt zu haben, konnte er schließlich überzeugt werden, sich der schweren Körperverletzung schuldig zu bekennen, und nach der Verurteilung ordnete das Gericht auf Anraten der psychiatrischen Gutachter:innen an, ihn zur Behandlung in eine geschützte Einrichtung einzuweisen. Ironischerweise zog Gabriel damit das große Los in der Lotterie des psychiatrischen Gesundheitswesens: Ihm wurde die spezialisierte Behandlung zuteil, die seinem Opfer oder den Zeug:innen wahrscheinlich verwehrt blieb. Gabriel musste jedoch erst ein Verbrechen begehen, um diese Möglichkeit zu erhalten.

Wie bei vielen Klient:innen, die nach der Rechtsprechung für psychisch Kranke inhaftiert werden, wurde Gabriels Aufenthalt in der forensischen Klinik als »unbefristet« eingestuft. Dieser würde von den Fortschritten seiner Genesung und den Einschätzungen der Gutachter:innen abhängen. Letzten Endes würden sie darüber urteilen müssen, ob Gabriel noch eine Gefahr für andere darstellte, wobei in letzter Instanz das Innenministerium über seine Entlassung zu entscheiden hatte (eine Verantwortung, die inzwischen auf das Justizministerium übergegangen ist). Heutzutage beträgt die durchschnittliche Aufenthaltsdauer in einer geschützten forensischen Klinik etwa fünf Jahre, doch als ich Gabriel kennenlernte, konnte sie noch erheblich länger sein – es war durchaus möglich, dass er zehn Jahre oder länger dort verbringen würde. Ich hatte gerade meine Weiterbildung zur forensischen Psychotherapeutin abgeschlossen, arbeitete aber weiterhin als forensische Psychiaterin, meistens als Gerichtsgutachterin und in der Forschung. Außerdem war ich in einer Trauma-Klinik des NHS tätig und teilte meine Zeit zwischen ihr und dem Broadmoor Hospital auf. In vielerlei Hinsicht war dies eine wertvolle Kombination. Besonders nützlich fand ich, dass ich in der Trauma-Klinik Geflüchtete aus verschiedenen Teilen der Welt behandeln konnte, was mir dann bei meiner Arbeit mit Gabriel zugutekam.

Während der Zeit, in der ich zwischen dem Broadmoor Hospital und der Trauma-Klinik pendelte, gewann ich auch neue Erkenntnisse über die Prävalenz posttraumatischer Belastungsstörungen (PTBS) bei beiden Patientengruppen. Es gehört zu den Vorurteilen in Zusammenhang mit Gewalt, dass die Opfer immer ängstlich und beschämt sind, während die Täter:innen als aggressiv und gefühllos gelten. Meiner Erfahrung nach gibt es viele Täter:innen, die sich schämen und durch ihre Tat traumatisiert sind, und viele Opfer, die Mühe haben, ihre verständlichen Gefühle von Wut und

Rachsucht zu verarbeiten. Sowohl Opfer als auch Täter:innen brauchen Hilfe für ihre seelischen Verletzungen. Der amerikanische Philosoph und Priester Richard Rohr hat es einmal sehr schön auf den Punkt gebracht: »Denn wenn wir unseren Schmerz nicht verwandeln können, werden wir ihn höchstwahrscheinlich an andere weitergeben.«[2]

In den Prozessakten befand sich eine Aussage von Gabriels Opfer. Sie vermittelte eine Sichtweise, die ich selten zu sehen bekomme. Die unverblümte, schwarz auf weiß festgehaltene Äußerung spiegelte die Wut und Verwirrung des betroffenen Mannes wider. »Da sitze ich, tue keiner Fliege was zuleide und warte auf meinen Kaffee, als mich plötzlich dieser kleine schwarze Kerl in seinem Kauderwelsch anschreit, mit einem riesengroßen Messer rumfuchtelt und dann ohne jeden Grund auf mich einsticht …« Seine Aussage endete mit der Diagnose, dass sein Angreifer »ein gottverfluchter Irrer sein muss«. Ich spürte, wie die Verzweiflung des Mannes jedes Wort durchzog, und das Präsens in seiner Erzählweise verriet, wie »lebendig« der Schrecken für ihn noch war. Es erinnerte mich an die Sprache einiger meiner Patient:innen in der Trauma-Klinik, Überlebende von Unfällen oder Naturkatastrophen bis hin zu Geflüchteten, die Opfer von Menschenrechtsverletzungen oder gar Folter geworden waren. Ihre Erfahrungen umfassten ein breites Spektrum von Gewalt. Ich hoffte, dass man nicht nur die körperlichen Wunden dieses Mannes, sondern auch seine seelischen Verletzungen behandelt hatte.

—

Als ich gebeten wurde, mir Gabriel anzusehen, hatte er bereits viele Monate auf unserer Intensivstation für Patient:innen verbracht, die sich anderen gegenüber aggressiv verhalten. Hier wird der Schwerpunkt vor allem auf Risikoreduktion und Sicherheit gelegt. Einen Teil dieser Zeit musste er in »Isolation« verbringen, der geschützten Krankenhausversion einer Sicherheitsverwahrung, auch bekannt als Einzelhaft. Soziale Isolation ist für jemanden, der an einer akuten Psychose leidet, nicht empfehlenswert. Ein US-Richter verglich in einem Verfahren, in dem es um Bürgerrechte ging, die Isolierung von psychisch Kranken mit dem Versuch, »einem Asthmatiker die Luft abzuschnüren«.[3] Ich habe mich ausgiebig mit diesem Thema befasst und dazu auch vor Gericht ausgesagt. Mir ist klar, dass es keine einfache Antwort darauf gibt. Man sitzt zwischen allen Stühlen. Der Einsatz von Einzelhaft in geschützten Einrichtungen ist eine von vielen ethischen Herausforderungen für Mediziner:innen, die im Justizsystem tätig sind und sich damit in einem enormen Spannungsfeld befinden. In Großbritannien gibt es eine formelle Aufsicht für ihren Einsatz (und ihren Missbrauch), welche von unabhängigen Institutionen wie der Strafreformorganisation Howard League und der Aufsichtsbehörde Independent Inspectorate of Prisons ausgeübt wird. Auf europäischer Ebene ist dafür das »Europäische Komitee zur Verhütung von Folter und unmenschlicher oder erniedrigender Behandlung oder Strafe« zuständig. In den USA, wo die Anwendung extremer Isolationshaft in sogenannten »Supermax-Gefängnissen« umstritten ist und ihre Auswirkungen intensiv untersucht werden, sind die American Civil Liberties Union (Amerikanische Bürgerrechtsunion) und ähnliche Organisationen aktiv.[4]

Nachdem die Medikamente das allgemeine Ausmaß an Paranoia und Aggression reduziert hatten, konnte man Gabriel auf eine Rehabilitationsstation verlegen. Mir war klar, dass er immer noch aggressiv und verstört sein konnte und zwischendurch Phasen hatte, in denen er depressiv und wehleidig war. Er war davon überzeugt, dass das Pflegepersonal nachts in seine Zelle kam und ihn vergewaltigte. Das war schon symptomatisch für seinen psychischen Zustand gewesen, als er noch in der Untersuchungshaft auf seinen Prozess gewartet hatte, und dieser hatte sich trotz der Medikamente nicht verändert. Aufgrund dieser verbliebenen Paranoia hatte man mich gebeten, ihn mir anzusehen.

Schon vor der Strukturreform des NHS und den darauffolgenden Jahren, die von Sparmaßnahmen und zunehmenden Kürzungen in der psychiatrischen Versorgung Großbritanniens gekennzeichnet waren, hatte es im Broadmoor Hospital neben der kleinen Gruppe (nicht-medizinischer) Psycholog:innen jeweils nur zwei oder drei leitende Psychotherapeut:innen gegeben. Als ich Gabriel kennenlernte, versorgten wir etwa sechshundert Patient:innen. Die »Triage« ist ein bekanntes, makabres Verfahren in der Medizin: Wenn die Ressourcen knapp sind, behandelt man diejenigen, die die größte Chance haben, gesund zu werden. Vor zwei Jahrzehnten war es noch relativ ungewöhnlich, dass Patient:innen, die unter psychotischen Erkrankungen litten, für eine psychologische Therapie infrage kamen und ein entsprechendes Angebot erhielten. Man ging lange davon aus, dass ihre Realität zu verzerrt ist, um davon profitieren zu können, so wie es Menschen gibt, die viel zu krank sind, um operiert zu werden. Der selbstreflexive Prozess der Psychotherapie erfordert ein Mindestmaß an seelischer Stabilität. Wahnvorstellungen können dazu führen, dass Menschen wie Gabriel zu aufgewühlt sind, um mit jemandem wie mir auch nur fünf Minuten in einem Zimmer zu sitzen, geschweige denn eine Stunde. Da er sich in einer Art permanentem Kampf-oder-Flucht-Modus befand, konnte er »nicht die eigne Not begreifen«, wie Gertrude es in *Hamlet* über Ophelia sagt.

Trotz alledem wollte der leitende Psychiater des Teams, das Gabriel betreute, einen theoretischen Ansatz testen. Er wusste von meiner Arbeit in der Trauma-Klinik und erläuterte mir seine Idee, der zufolge es sich bei Gabriels anhaltender Aggression und seinem Misstrauen gegenüber den Nachtpflegern um eine PTBS – eine posttraumatische Belastungsstörung – handeln könnte. Manche Diagnosen finden Eingang in den alltäglichen Diskurs, weil sie sich im Gegensatz zu so vielen anderen medizinischen Begriffen selbst erklären. Wir alle verstehen, dass Erlebnisse, die eine tiefe Angst ausgelöst haben, die Psyche destabilisieren können. Die Symptome der PTBS sind wohlbekannt und reichen von Übererregbarkeit bis hin zu Flashbacks, Albträumen und Schlaflosigkeit. Sie sind fester Bestandteil vieler Romane, Filme und Fernsehserien des zwanzigsten Jahrhunderts. Aber Beschreibungen von PTBS finden sich schon in Herodots Bericht über die Schlacht von Marathon oder in Shakespeares *Heinrich IV*, als Hotspurs Frau von der Sorge um ihren Mann spricht: »Ich habe dich bewacht in leichtem Schlummer / Und dich vom eh'rnen Kriege murmeln hören.« Früher als »Kriegsneurose« oder »Frontkoller« (und während des amerikanischen Bürgerkriegs poetisch als *»soldier's heart«*) bekannt, wurde die Bezeichnung PTBS vor etwa vierzig Jahren als Reaktion auf die chronischen Symptome, die amerikanische Forschende bei Vietnam-Veteranen beobachteten, offiziell in den medizinischen Kanon aufgenommen.

Da wir so wenig über Gabriels Vorgeschichte wussten, war unklar, ob er direkte Kriegserlebnisse gehabt hatte, aber die stetig fortschreitende Forschung hatte uns gelehrt, dass PTBS auch Menschen betrifft, die in alle möglichen anderen Szenarien verwickelt sind, darunter Verkehrsunfälle, häusliche Gewalt und Terrorismus – praktisch alles, was mit Angst vor Verlust, Tod oder Verletzung zu tun hat. Aktuelle Statistiken zeigen, dass sieben von zehn Menschen in Großbritannien im Laufe ihres Lebens an PTBS erkranken, von der die meisten sich glücklicherweise innerhalb weniger Monate wieder vollständig erholen. Die schlechte Nachricht ist, dass für die wenigen Betroffenen, bei denen das nicht der Fall ist, die Behandlung ihrer chronischen PTBS schwierig ist, zum Teil, weil sie mit dem konfrontiert sind, was ich als »Dilemma des Überlebenden« bezeichne: Eine Konfrontation mit ihren Gefühlen kann so furchterregend und überwältigend sein, dass sie sie nicht ertragen würden. Doch der Versuch, sie zu verdrängen, macht die Sache nur noch schlimmer.

Wir hatten einen neuen Therapeuten in der Klinik, der in einer vielversprechenden PTBS-Behandlung namens »Eye Movement Desensitization and Reprocessing« (EMDR, Desensibilisierung und Verarbeitung durch Augenbewegung) ausgebildet war. Ich hatte keine EMDR-Ausbildung, kannte mich aber ein bisschen damit aus. Die Methode wurde erstmals Mitte der 1990er-Jahre in den USA eingeführt und stellt unserem Gedächtnissystem eine doppelte Aufgabe, die sich auf fokussierte Augenbewegungen stützt. Der oder die Therapeut:in bewegt einen Finger vor dem Gesicht des oder der Patient:in hin und her und fordert ihn oder sie auf, der Bewegung zu folgen und sich dabei an traumatische Bilder und damit verbundene Gefühle zu erinnern und diese zu beschreiben. Heute ist diese Behandlungsmethode die erste Wahl bei Menschen mit PTBS, und zahlreiche Studien kommen zu dem Schluss, dass die Ergebnisse durchaus beeindruckend sind.[5]

Der EMDR-Therapeut äußerte die üblichen Bedenken, einen psychotischen Patienten zu behandeln, war aber bereit, die Technik an Gabriel auszuprobieren, wenn ich ihn mit einer Gesprächstherapie darauf vorbereitete. Ich wollte es versuchen. Zeiten und Ansichten änderten sich, und ich hatte gerade einige faszinierende Forschungsergebnisse aus Holland gesehen, in denen es um die neue Idee eines Psychose-Spektrums ging. Während einige Patient:innen an dem einen Ende des Spektrums wahrscheinlich zu krank sind, um von einer Therapie zu profitieren, können andere durchaus darauf ansprechen, vorausgesetzt die Therapeut:innen passen den Dialog an, um geistig Schritt mit ihnen zu halten und sie da abzuholen, wo immer sie gerade sind. Es kommt zwar vor, dass psychotisch bedingt die gesamte Psyche eines Menschen »ver-rückt« ist, aber Studien zeigen, dass dies extrem selten vorkommt. Daher sollte zumindest die Möglichkeit bestehen, den Teil des Bewusstseins anzusprechen, der noch über die Fähigkeit zur Reflexion verfügt.

Vor meiner ersten Sitzung suchte ich Dave auf, Gabriels Bezugspfleger, in der Hoffnung herauszufinden, was er über die Probleme seines Patienten mit dem Personal der Nachtschicht dachte. Dave erklärte mir, dass er genauso verblüfft sei wie alle anderen. »Gabriel stammt aus Ostafrika, deshalb dachten wir, er könnte eine Beziehung zu Michael und Joseph aufbauen, die aus Kenia kommen ... Aber er geht ihnen aus dem Weg und wird aggressiv, wenn sie versuchen, mit ihm zu sprechen.« Ich wusste, dass Dave ein freundlicher und guter Pfleger war, aber bei seiner Vermutung, seine Kollegen Michael und Joseph könnten irgendetwas mit Gabriel gemein haben, abgesehen davon, dass sie von demselben riesigen Kontinent stammten, zuckte ich innerlich zusammen. Trotzdem war es eine Annahme, die einem schnell in den Sinn kommen konnte, und ich muss zugeben, dass ich selbst im Laufe der Zeit schon ähnlich vereinfachende Folgerungen gemacht habe. Vermutlich passieren jedem von uns gelegentlich solche plumpen Fehler, auch wenn wir unser obligatorisches Sensibilisierungstraining absolviert haben.

Daves Bemerkung veranlasste mich dazu, mich besser über Gabriels Heimatland Eritrea zu informieren, von dem ich nur wenig wusste. Seine Heimat war unglaublich vielfältig: sieben Landessprachen, ebenso viele verschiedene Religionen, interne Konflikte und kriegerische Auseinandersetzungen mit dem Nachbarstaat Äthiopien. Ich hütete mich davor, zu viel in Gabriels Entscheidung,

Michael und Joseph zu seinen Widersachern zu erklären, hineinzuprojizieren. Es konnte auch sein, dass er gegenüber Autoritätspersonen generell misstrauisch war – was letztendlich auch mich einschließen würde. »Wie geht es ihm heute?«, fragte ich Dave und versuchte, nicht allzu nervös zu klingen. »Sie haben Glück«, sagte er. »Er ist gut gelaunt und scheint bereit zu sein, Sie zu sehen. Aber sprechen Sie ihn bloß nicht auf seine Mütze an.«

Natürlich war das Erste, was mir an Gabriel auffiel, die Mütze: eine weiche, braune Wollmütze, die er tief über die Ohren gezogen hatte und zu der üblichen Patientenuniform – weites T-Shirt und Trainingshose – trug. Mützen sind in Broadmoor nicht gern gesehen, weil man darunter Waffen oder Schmuggelware verstecken kann. Manchmal sind sie auch ein Symbol für eine sportliche oder politische Einstellung, was zu Auseinandersetzungen beitragen kann. Ich war überrascht, dass er sie aufbehalten durfte, aber ich tat, wie mir geraten worden war, und unterdrückte das unausweichliche Bedürfnis, ihn auf seine Mütze anzusprechen. Meine Neugier konnte warten.

Wir trafen uns im Flur vor dem Stationszimmer. Ich stellte mich vor und zeigte ihm mein Namensschild, bevor ich die Tür zu unserem Therapieraum aufschloss und ihm den Vortritt ließ. Man hatte mir einen der Räume direkt neben dem Stationszimmer zugewiesen, die Tür war aus Panzerglas. Das kann Patient:innen ablenken, aber wenn Gabriel die Pfleger:innen sehen konnte und sie uns, würde er sich vielleicht wohler fühlen – und ich mich auch. Ich war froh, dass nicht nur Dave, der gerade Dienst hatte, uns sehen konnte, sondern auch Trevor, einer der Pflegeassistenten, uns im Auge behielt. Er war ein großer, massiger Bär von einem Mann, gleichermaßen beliebt bei Personal und Patient:innen, und seine Gegenwart war immer beruhigend.

Nachdem wir unsere Plätze eingenommen hatten, vergewisserte ich mich, dass Gabriel verstanden hatte, wer ich war und warum ich da war, und erklärte ihm die üblichen Grundregeln. Als Antwort auf meine einfachen Fragen murmelte er etwas, das man als »Ja« deuten konnte. Dafür, dass er ein so schmales Hemd war, hatte er eine überraschend tiefe Stimme. Ich wusste, dass seine Muttersprache Tigrinisch war, die am weitesten verbreitete Sprache seines Heimatlandes, und dass er nicht fließend Englisch sprach, obwohl er sein ganzes Erwachsenenleben in Großbritannien verbracht hatte. Das war eine weitere Hürde, die es zu überwinden galt: Es ist immer schwierig, Menschen, deren Muttersprache sich von der eigenen unterscheidet, genügend Raum zur Reflexion zu bieten, und meines Wissens kann eine Therapie auch nicht mithilfe eines Dolmetschers oder einer Dolmetscherin erfolgen. Tatsächlich beherrschen nur wenige Mitarbeiter:innen in Gefängnissen oder forensischen Kliniken eine zweite Sprache – ich auch nicht –, und selbst wenn das Personal im Laufe der Zeit etwas diverser geworden ist, stehen leider nie die notwendigen Mittel zur Verfügung, um bei Bedarf zweisprachige Expert:innen einzustellen. In einem unzureichenden System versuche ich, das zu tun, was innerhalb der Grenzen möglich ist, und gebe mir Mühe, die Dinge zu ändern, die ich ändern kann. Ich spreche so langsam und deutlich wie möglich und hoffe, dass wir irgendwie klarkommen.

Gabriel stimmte bereitwillig zu, als ich ihn fragte, ob ich ihn mit seinem Vornamen ansprechen durfte – eine Sache, die für mich nie selbstverständlich ist. Als Nächstes wollte ich wissen, ob er schon einmal mit einem Psychotherapeuten zu tun gehabt hatte, und bekam nur einen verständnislosen Blick zurück. Es war offensichtlich, dass er das Wort nicht kannte – aha, dann wusste er wahrscheinlich auch nicht, was eine Therapie ist. Ich versuchte es erneut. Ob er schon einmal mit einem Arzt über sein Leben gesprochen hätte? »Ja«, kam die heisere Antwort, was alles oder nichts bedeuten konnte. Ich hatte mich nicht gut genug ausgedrückt. »Sind Sie damit einverstanden, dass wir uns heute unterhalten, Gabriel?« Er dachte einen Moment lang nach und runzelte die Stirn, als wäre es eine Fangfrage. »Wassneus«, bot er an. Nach einer verwirrten Pause wurde mir klar, dass er meinte: »Das ist etwas Neues.« Hinter dieser Bemerkung verbarg sich möglicherweise Interesse an dem Neuen unserer Begegnung, und das war schon mal ein Anfang. Den Rest der Zeit verbrachten wir mit Banalitäten. Beispielsweise fragte ich ihn, wie er mit dem Leben hier in der Klinik zurechtkam. Ich formulierte die Fragen so, dass er mit »Ja« oder »Nein« antworten konnte. Es hatte keinen Sinn, ihn zu drängen, mehr zu sagen, wenn er dazu nicht bereit war. Die Stunde erschien mir wie eine Ewigkeit, und am Ende blieb ein zwiespältiges Gefühl zurück. Aber ich musste mich wie immer mit meiner Unsicherheit abfinden und aufgeschlossen bleiben, und ich hoffte, dass auch Gabriel das tun würde.

Die nächsten sechs Sitzungen stimmten mich nicht besonders optimistisch. Ich bezweifelte, dass Gabriel jemals in der Lage wäre, irgendeine Art von Anschlusstherapie zu erhalten, geschweige denn eine EMDR. Auf einen kurzen Nenner gebracht fehlte es ihm an der notwendigen sprachlichen Kompetenz. Er hatte sein ganzes erwachsenes Leben in Großbritannien verbracht, aber sein englischer Wortschatz schien sich auf ein- oder vielleicht zweihundert Vokabeln zu beschränken, die er in stumpfer Einförmigkeit wiederholte, wobei das allgegenwärtige »genau« seine kurzen Sätze durchzog und Achselzucken oder Grimassen einen Großteil der Konversation ausmachten.

Unsere weiteren Gespräche verliefen ähnlich wie das erste: Unbeholfenheit und ein paar karge Wortwechsel. Es ging hauptsächlich um seinen Alltag, ein routinemäßiger Bestandteil erster Therapiegespräche. Er wehrte sich mit allen Mitteln dagegen, über

Gefühle zu reden, und blockte jeden Versuch ab, ihn auf Dinge anzusprechen, die ihm an der Einrichtung gefielen oder auch nicht. Die emotionalste Aussage, die ich ihm aus der Nase ziehen konnte, war, dass er das Essen nicht mochte. Damals schob ich diesen Widerstand wahrscheinlich auf die Sprachbarriere oder sogar auf seine Ängste, später las ich über ein Persönlichkeitsmerkmal mit dem klinischen Namen »Alexithymie« (wörtlich: »ein Mangel an Worten für Emotionen«), das oft mit Autismus und anderen psychischen Erkrankungen in Verbindung gebracht wird. Mir wurde auch klar, dass viele Patient:innen einfach sehr viel Zeit brauchen, bis sie so weit sind, dass man ihre Gefühle erforschen kann, und die können wir uns leider nicht immer nehmen.

Über seine Vergangenheit erfuhr ich nur wenig. Er war siebenunddreißig Jahre alt und hatte seit seiner Ankunft in Großbritannien hauptsächlich in London gelebt. Nordlondon? Ja. Hatte er gearbeitet? Ja. Was für eine Arbeit? Dies und das. Gelegenheitsjobs in Restaurants, manchmal hatte er auf dem Straßenmarkt ausgeholfen. Anscheinend verstand er die englische Sprache besser, als er sich darin ausdrücken konnte, was bei Nichtmuttersprachler:innen sicher üblich ist.

Er fluchte oft und benutzte derbe Ausdrücke, hauptsächlich »verdammt« und »Scheiße«, aber nicht direkt »für« irgendetwas, und schon gar nicht gegen mich gerichtet. Es war, als hätte man es mit jemandem zu tun, der einige Vokabeln einer neuen Sprache aufgeschnappt hat, darunter ein paar deftige Schimpfwörter, und sie jetzt wahllos als Adjektive benutzte: »der verdammte Tisch«, »der beschissene Stuhl«. Manchmal hatte ich das Gefühl, dass er gereizt, ja feindselig auf meine Fragen reagierte, trotzdem erschien er jede Woche zu unserer Verabredung, meistens sogar pünktlich. Er trug immer dieselbe braune Mütze, tief über die Ohren gezogen, egal, zu welcher Tageszeit oder wie warm es auf der Station war.

Allmählich zweifelte ich daran, ob wir richtig lagen, die Behandlung auf ein vermeintlich traumatisches Erlebnis zu stützen. Gabriels Vergangenheit war »ein anderes Land«, in das er vielleicht nie wieder zurückkehren wollte. Ich dachte an die kriminelle Vorgeschichte, die bei seiner Verhandlung aufgelistet worden war: an die Verwarnungen, Verhaftungen und Verurteilungen wegen wiederholter Bagatelldelikte und kleinerer Gewaltdelikte vor seinem letzten, fast tödlichen Angriff auf den Mann in dem Café. Darin hätte sich ein Hinweis verbergen können, aber es war wirklich nur eine Aufzählung, knapp und wenig aufschlussreich. Nach vielen Wochen erzählte mir eine Kollegin, die als Sozialarbeiterin in Broadmoor tätig war, dass einige Unterlagen, die sie angefordert hatte, endlich eingetroffen seien. Sie enthielten ein paar weitere Informationshäppchen, die bis zu Gabriels Ankunft in Großbritannien zwei Jahrzehnte zuvor zurückreichten. Offenbar war er ursprünglich als junger Asylbewerber nach Großbritannien gekommen, wie viele Menschen aus Kriegsgebieten, die ich in der Trauma-Klinik behandelte. Man könnte Traumata als natürlichen Bestandteil ihrer Erfahrungen ansehen, schließlich mussten sie ihre Angst vor Verfolgung gut begründen, um Asyl zu bekommen. Aber die Erfahrung in der Trauma-Klinik hatte mich gelehrt, keine Vermutungen darüber anzustellen, was die traumatischen Erlebnisse für die Identität eines Geflüchteten bedeuteten. Außerdem hatte ich beobachtet, dass manche Menschen durch ihre Überlebensfähigkeit widerstandsfähiger und stärker wurden. Sie hatten mir zum ersten Mal vor Augen geführt, wie wichtig es ist, nicht zu verallgemeinern, wenn es um Überlebende eines Traumas oder Geflüchtete ging. Einmal kamen sogar verschiedene Teilnehmer:innen einer Gruppentherapie in der Klinik zu mir und baten um eine Einzeltherapie, weil sie das Gefühl hatten, dass sie mit den anderen Patient:innen nichts gemeinsam hatten, abgesehen von ihrem Status als Einwander:innen.

Gabriels Unterlagen verrieten nichts Genaues über seine Fluchtmotive oder seinen emotionalen Umgang damit. Auch über seine Familie war nichts vermerkt. Alles, was wir über seinen Asylantrag wussten, war, dass er allein und mit Unterstützung einer Gruppe von Missionar:innen eingereist war. Ich las, dass er eine Aufenthaltsgenehmigung für das Vereinigte Königreich erhalten hatte, wahrscheinlich weil er damals erst siebzehn war. Leider würde derselbe Junge aus einem kriegsgebeutelten Land, wenn er heute versuchte, hier Asyl zu beantragen, höchstwahrscheinlich abgelehnt werden. Die Asylpolitik unserer derzeitigen Regierung ist ziemlich rigoros.

Doch selbst aus den spärlichen Aufzeichnungen ging deutlich hervor, dass Gabriel sich weder leicht an das Leben in Großbritannien gewöhnt hatte noch hier glücklich war. Man hatte einen Platz in einer Pflegefamilie für ihn gefunden, aber er war immer wieder ausgerissen. Mit achtzehn lebte er auf der Straße und fing an, Drogen zu nehmen und Alkohol zu trinken und diese Gewohnheiten mit Diebstählen und Einbrüchen zu finanzieren. Mehrmals wurde zu Protokoll gegeben, dass man Messer bei ihm gefunden hatte. Das war nicht ungewöhnlich für einen Obdachlosen, der sich vielleicht verteidigen musste, aber ich fand, es könnte auch ein früher Hinweis auf seine Paranoia gewesen sein. Interessant war auch, dass die Polizei ihn bei mehreren Gelegenheiten psychiatrisch hatte untersuchen lassen, weil man eine psychische Erkrankung befürchtete. Aber jedes Mal hatte man sein Verhalten mit dem Drogenkonsum erklärt und ihn wieder aus der Haft entlassen, sobald er eine Entziehungskur gemacht und eine kurze Strafe abgesessen hatte. Ein ums andere Mal war er in kleinere Gewaltdelikte verwickelt gewesen, meist Streitigkeiten mit anderen Obdachlosen, bis zu dem Tag im Café, an dem er das beging, was im Fachjargon als »Indexdelikt« bezeichnet wird – also die Straftat, die zu seiner Inhaftierung führte. Oft sprechen Gefängnisinsass:innen und Patient:innen von einem solchen Delikt als »meinem Index«.

Als ich zu unserer siebten Sitzung in die Station kam, hatte Trevor Dienst. Er wirkte beunruhigt. Gabriel sei in der Nacht wach gewesen und habe wieder mal die Mitarbeiter angeschrien, erzählte er. Jetzt habe er sich etwas beruhigt, und er hoffe, dass wir unsere Sitzung wie geplant abhalten könnten. Trevor ging ihn holen, während ich den Raum vorbereitete. Als Gabriel ein paar Minuten später eintraf, saß ich schon auf meinem Platz. Ich lächelte ihm entgegen und deutete auf seinen üblichen Stuhl. »Wie geht es Ihnen heute?« Während ich sprach, hörte ich, wie meine Stimme – ein wenig zu fröhlich und aufmunternd, was nicht zu seiner offensichtlich mürrischen Stimmung passte – in der Leere zwischen uns widerhallte. Er antwortete nicht, sondern sackte in sich zusammen, verschränkte die Arme, runzelte auf seine typisch übertriebene Art die Stirn und zog die vertraute Mütze über die Augen.

Ich war nicht sonderlich beunruhigt – die missmutige Stimmung war mir von ihm und von vielen anderen Patient:innen hinlänglich bekannt. Ich beobachtete, wie er mit seinem Turnschuh gereizt auf eine Bodenfliese klopfte – jeden Moment, dachte ich, wird er auf diesen »Scheißboden« fluchen. Aber er sagte nichts. Ich erwähnte, dass Trevor gesagt habe, Gabriel hätte eine schlimme Nacht gehabt. Er nickte und starrte finster aus dem Fenster. Dann murmelte er rasch irgendwas vor sich hin. Ein paar Sätze konnte ich aufschnappen: »Hundesöhne nicht wollen gehen – wie soll ich schlafen – ›aufhören‹, sag ich, ›lasst mich Ruhe!‹« Ziemlich viele Worte, die er da auf einmal ausstieß, und vielleicht machte ich deshalb einen Fehler. Ich wollte ihn ermutigen, mehr zu sagen, und dachte, es würde helfen, wenn er sich auf seinen Schlafmangel konzentrierte, also stellte ich ihm die banalste Frage, die nur ein »Ja« oder »Nein« verlangte: »Haben Sie denn überhaupt geschlafen?«

Plötzlich veränderte sich seine Körpersprache. Er richtete sich kerzengerade auf, ballte die Hände zu Fäusten, und seine Stimme hallte in dem kleinen Raum wider: »Wie soll ich schlafen? Wichser wollen mich ficken.« Ich sagte nichts, obwohl mich seine Worte schockierten, woraufhin er fortfuhr: »Wenn ich schlafe, SIE MACHEN DAS GLEICHE wie im Knast. Vergewaltigen mich, VERGEWALTIGEN mich. Sie machen FRAU aus mir!« Ich versuchte noch immer, nichts zu erwidern, verzog keine Miene und nickte nur, in der Hoffnung, ihm zu vermitteln, dass ich ihn verstanden hatte. Er steigerte sich immer mehr in seine Rage hinein. Tropfen fliegender Spucke landeten auf meiner Stirn, als er zischte: »Sie kennen. Sie Frau! Jederzeit Vergewaltigung, jede Minute. GEFAHR! Wir beide in Gefahr! Diese Leute! Diese Leute behandeln mich wie Dreck! Dringen ein – in mich ein, machen mich zu NICHT-Mann ...« Er schlug die Faust auf den Tisch, und ich glaube, ich zuckte zusammen. Dann hob er die rechte Hand, und ich hatte Angst, dass er auf mich losgehen würde. Aber nein, es war etwas hinter der Tür, und ich folgte seinem Blick zum Stationszimmer. »Wichser, verdammte Pfleger ...« Während er wütete, traten seine Augen hervor, und seine Worte wurden immer unverständlicher, als blieben sie ihm im Hals stecken, als würde er daran ersticken.

Ich war mir meiner Angst bewusst, aber ich sah, dass er verzweifelt war und seiner Wut freien Lauf lassen musste. Ich versuchte, die emotionale Temperatur im Raum zu senken. »Gabriel«, sagte ich leise, »kann ich Ihnen irgendwie helfen?« Er sprang von seinem Stuhl auf und tigerte im Zimmer auf und ab, geriet immer mehr in Rage, schrie und spuckte, ein Wortschwall ergoss sich aus seinem Mund. Ich glaubte, etwas wie »in Arsch gefickt« zu hören, und die Worte »Nacht« und »Pfleger« wiederholten sich wie ein zorniges Mantra ein ums andere Mal. Er kam immer wieder auf seine Anschuldigung, seine Wahnvorstellung, dass Männer in sein Zimmer kamen und ihn vergewaltigen, zurück. »Schluss jetzt! Es reicht! Hab genug von Scheiß!« In diesem Moment hatte ich das Gefühl, dass ich ebenfalls aufstehen sollte, um auf Augenhöhe mit ihm zu sein, aber das war keine gute Idee. Vielleicht dachte er, dass ich ihn aufhalten oder am Weggehen hindern wollte, jedenfalls stieß er mich so hart vor die Brust, dass ich rückwärts taumelte und zu Boden fiel. Ich schrie überrascht auf, und schon kam das Personal angerannt.

Die pulsierenden, schrillen Töne der Alarmglocke hallten durch die Station, während Gabriel aus dem Therapieraum stürmte und etwas suchte, das er als Waffe benutzen konnte. Als Erstes packte er einen Stuhl, aber wir haben spezielle, besonders schwere Möbel, die sich nicht so leicht bewegen lassen – aus gutem Grund. In seinem Frust schnappte er sich ein paar Zeitschriften und Broschüren aus einem nahegelegenen Ständer und schleuderte sie in die Luft. Sie prasselten auf die Mitarbeiter:innen nieder, die auf den Alarm hin herbeigeeilt waren. Fünf oder sechs Pfleger rangen ihn zu Boden; sie sind für solche Fälle bestens ausgebildet und brauchten nur Sekunden.

Ich klopfte mir den Staub von den Kleidern und zog mich aus der Gefahrenzone und Gabriels Gesichtsfeld zurück. Trevor kniete neben seinem Kopf und sprach leise auf ihn ein. Die Alarmglocke war verstummt, jetzt war es still, so still, dass ich Trevors beruhigende Worte hörte: »Okay, es ist okay, du bist in Sicherheit, alles okay, Gabriel.« Die anderen Mitarbeiter hielten ihn an Armen und Beinen fest, bis er aufhörte, um sich zu schlagen und zu strampeln, und als er sich einigermaßen beruhigt hatte, führten sie ihn im Polizeigriff, die Arme an die Seiten gepresst, hinaus. Ich sah, dass die wenigen anderen Patienten, die zu diesem Zeitpunkt auf der Station waren, sich schnell in ihre Zimmer verkrochen oder von einer Pflegekraft weggeführt wurden. Obwohl solche Vorfälle in einer Rehabilitationsstation selten sind, können sie für alle sehr stressig sein. Die Patient:innen reagieren je nach eigener Erfahrung mit Angst, Wut oder Gleichgültigkeit; für das Personal ist es daher von größter Bedeutung, den Vorfall nicht eskalieren zu lassen, um die Lage innerhalb einer Station nicht noch schwieriger zu machen.

»Alles in Ordnung, Gwen?« Die Pfleger waren besorgt, schwirrten um mich herum, brachten mir Wasser und vergewisserten sich, dass ich keine Prellungen hatte oder blutete. Ich beruhigte sie, sagte, dass es mir gut gehe – und es stimmte. Am meisten ärgerte ich mich über mich selbst, weil ich Gabriel nicht hatte helfen können, aber ich dachte auch daran, was dieser Vorfall für unsere gemeinsame Arbeit bedeutete. Er könnte als Beweis dafür gewertet werden, dass Gabriel, wie einige vorausgesagt hatten, »zu krank für eine Psychotherapie« war. Außerdem könnte er nun als höheres Risiko eingestuft werden, weil er eine Ärztin angegriffen hatte, was im Gesundheitswesen sehr ungewöhnlich ist und speziell in Broadmoor extrem selten vorkommt. Am gefährdetsten sind wahrscheinlich die Stationspfleger:innen, weil sie ständig vor Ort sind, aber die Mehrheit unserer Patient:innen versucht nicht, denen, die sich um sie kümmern, etwas anzutun.

Niemand hatte Schuld an diesem Vorfall, aber die Angst vor Vorwürfen und Anschuldigungen hing in der Luft, als sich die Mitarbeiter:innen vor Dienstschluss trafen, um darüber zu sprechen. Es mussten Notizen gemacht und Formulare ausgefüllt werden, eine formale Nachbereitung war erforderlich. Gabriel sei schon von irgendwas aufgewühlt zur Therapie gekommen, sagte ich. Ich hätte den Eindruck gehabt, dass er an Schlaflosigkeit litt, aufgeregt und ängstlich gewesen sei und mich nicht absichtlich angegriffen hätte; ich war ihm nur im Weg gewesen, als er den Raum verlassen wollte. Trevor war zerknirscht und entschuldigte sich. Er hätte an diesem Tag mit einem Problem rechnen und die Therapie absagen sollen – er habe gewusst, dass sein Patient nicht in bester Verfassung war. Ich wollte die Verantwortung nicht auf ihn abwälzen und sagte, ich hätte darauf bestanden, die Sitzung abzuhalten, Gabriel ja auch, und meiner Meinung nach hätte es kein offensichtliches Risiko gegeben.

Ich fragte das Team, ob in der Nacht zuvor etwas vorgefallen sei, irgendetwas Ungewöhnliches. Sie glaubten nicht, es war nichts gemeldet oder protokolliert worden. Auch ich glaubte keine Sekunde, dass tatsächlich jemand versucht hatte, Gabriel zu verletzen, aber ich wollte wissen, ob irgendein Wort oder eine Handlung ihn an eine andere Nacht oder eine andere Zeit erinnert haben könnte. Erneut war ich frustriert darüber, wie wenig wir über Gabriels seelischen Zustand oder seine Geschichte wussten, trotzdem war ich fest entschlossen, nicht aufzugeben. Später sollte ich bedauern, nicht gefragt zu haben, welche Pflegekräfte in der Nacht zuvor Dienst gehabt hatten, und hatte das Gefühl, etwas Wichtiges übersehen zu haben.

Die Debatte, ob die Therapie Gabriel überfordert hatte, wurde am nächsten Tag fortgesetzt. Der leitende Psychiater meinte, Gabriel sei nicht bereit für die psychodynamische Therapie, die ich mit ihm durchführte. Bei ihr liegt der Schwerpunkt auf Reflexion und Beziehungsanalyse, und möglicherweise benötigte er etwas anderes. Es gibt verschiedene Arten von Gesprächstherapien, jede hat bestimmte Schwerpunkte und eignet sich für bestimmte Zwecke, aber alle sind nützlich und wirksam. Die Psychodynamik ist ein Ansatz, der seine Wurzeln in der Psychoanalyse hat. Wie meine bisher beschriebene Arbeitsweise zeigt, konzentriert er sich hauptsächlich darauf, die Selbsterkenntnis zu fördern. Man hilft dem oder der Patient:in, die Bedeutung der eigenen Worte oder Handlungen zu erkennen, indem er oder sie die Beziehung zu dem oder der Therapeut:in nutzt. Ich erklärte, dass ich die Arbeit mit Gabriel fortsetzen wollte, und argumentierte, dass es schädlich für ihn sein könnte, wenn wir die Therapie einfach abbrächen. Machten wir dagegen weiter, signalisierten wir, dass wir seine Wut verstanden und sie eine Bedeutung haben könnte. Warum sollten wir einen Wutausbruch als Beweis dafür nehmen, dass die Therapie nicht das Richtige für ihn war, wenn Wutausbrüche Teil des Problems waren, das wir behandeln wollten?

Mittlerweile wusste ich, dass derartige »Erschütterungen« (wie auch in anderen Fällen beschrieben) Wendepunkte sein können, die zur Entdeckung neuer Gefühle und Erkenntnisse führen und für Fortschritte entscheidend sind. Ich hatte nach wie vor die Hoffnung, dass wir die ursprüngliche Idee, Gabriel auf eine EMDR-Therapie vorzubereiten, irgendwann verwirklichen könnten. Die pessimistische Stimmung im Raum war mit Händen zu greifen, trotzdem bat ich den leitenden Psychiater mit einem Blick um Unterstützung, und zu meiner Erleichterung sagte er: »Halten wir uns an den Plan.« Wir beschlossen, dass ich mit verstärkter Aufsicht und in enger Abstimmung mit dem Stationspersonal die Therapie vorläufig fortsetzen sollte. Gabriels abendliche Medikation würde erhöht, um ihm beim Einschlafen zu helfen, und ich würde nur dann eine Sitzung mit ihm abhalten, wenn er am Tag unserer Verabredung stabil genug war.

In der nächsten Woche kam ich wieder, ebenso in der nächsten und übernächsten. Die Sitzungen waren mühsam und frustrierend, und es gab Tage, an denen ich dachte, dass die anderen vielleicht doch recht hatten und dieser Mann einfach nicht so weit war. Gabriel konnte mir nur sagen, dass er sich schämte, mich umgestoßen zu haben. Er entschuldigte sich immer wieder, und zwar auf eine Art, die ehrlich gesagt nur ablenkte, weil sie uns weiterhin auf das Ereignis fokussierte, ohne wirklich zu reflektieren, warum es so weit gekommen war. Ich wollte, dass er darüber nachdachte, was ihn so wütend und nervös gemacht hatte. Fiel ihm etwas ein, was ich gesagt oder getan haben könnte, um ihn so aufzubringen? »Nein«, sagte er niedergeschlagen.

Nach mehreren Wochen schienen die erhöhte Medikation und möglicherweise ein paar Nächte Schlaf ihn beruhigt zu haben. Er konnte mir vermitteln, dass sein Wutanfall nichts mit mir zu tun gehabt hatte, sondern mit seiner »Nachtangst«. Statt die Pfleger der Vergewaltigung zu beschuldigen, beschwerte er sich nun darüber, dass man ihn beobachtete. Er erwähnte Michael und Joseph, die beiden afrikanischen Kollegen, über die Dave schon früh mit mir gesprochen hatte, und machte nach, wie sie ihre Gesichter an die Glastür zu seinem Zimmer pressten, um ihn auf ihrem Rundgang zu kontrollieren, und das die ganze Nacht. Er glaubte, dass sie ihn irgendwie »verarschen« wollten, obwohl die Pfleger ihm erklärten, dass solche Sichtkontrollen aus Sicherheitsgründen notwendig seien. Er bestand darauf, dass ihr Interesse an ihm »böse« sei. Aber als ich ihn bat, das näher zu erläutern, indem ich ihm die einfachsten Ja-oder-Nein-Fragen stellte, die mir einfielen, war er dazu nicht in der Lage. Es gab etwas, das entweder zu schwierig für ihn zu kommunizieren oder für mich zu verstehen war.

Kurz vor Weihnachten nahm unser Gespräch eine unerwartete Wendung. Es war Mitte Dezember, die letzte Sitzung vor den Ferien; ich würde ihn erst im Januar wiedersehen. Wir hatten unsere Plätze eingenommen und wollten gerade anfangen, als ich den Gesang hörte. Einige Pfleger:innen der Station übten für eine Weihnachtsfeier, die sie später veranstalten würden, um Geld für eine Wohltätigkeitsorganisation für Menschen mit psychischer Erkrankung zu sammeln. Ich wollte gerade eine lapidare Bemerkung darüber machen, wie früh es jetzt dunkel wurde, als Gabriel den Finger auf den Mund legte. »Pst ...« Ich hörte auf zu sprechen und lauschte. Durch die Wand vernahm ich den hellen Klang von Stimmen, die ein Lied sangen. »Gegrüßet seist du«, sangen sie, »Maria, jungfräuliche Zier! Du bist voll der Gnaden, der Herr ist mit dir!« Dann verstummten sie kurz, damit sich jemand von einem plötzlichen Hustenanfall erholen konnte.

»Sehr gut, noch einmal von vorn«, rief eine männliche Stimme, die sich über die anderen erhob – es war Trevor. Der Chor begann erneut und sang dann weiter: »Ein' ganz neue Botschaft, ein unerhörte Stimm' von himmlischer Hofstatt, dir Gabriel bringt ...« Da flog ein Lächeln über Gabriels Gesicht, das tatsächlich das Adjektiv »selig« verdiente. »Bin ich!«, sagte er triumphierend. »Ich!« »Ja, richtig«, antwortete ich. »Ihr Name ... ein bedeutender Name.« Das berührte ihn, ich konnte es sehen. »Ja. Stark«, sagte er hastig und legte die Hand aufs Herz. »Gott stark in mir.« Nebenan sang der Chor weiter. Sie waren jetzt bei der letzten Strophe angelangt, in der Maria sich Gottes Plan, sie werde einen Sohn gebären, hingibt. Eine klare Frauenstimme ertönte mit der abschließenden Zeile: »Ich bin Gottes Dienstmagd, es geschehe sein Will'!« Ermutigt von Gabriels guter Stimmung wagte ich eine naheliegende Bemerkung: »Ein Lied über Mutter und Sohn, nicht wahr?«

»Ja«, sagte er. »Mutter Maria.«

Und dann sagte er zu meiner Überraschung: »Mutter fehlt.« Dieses Gefühl war so nachvollziehbar und so angemessen traurig. Jede:r von uns würde in der Weihnachtszeit seine ferne Mutter vermissen. Soweit ich weiß, war es das erste Mal, dass er vor mir oder einem der Mitarbeiter:innen seine Familie erwähnte. Wir wussten nicht einmal, ob seine Mutter noch lebte, geschweige denn sein Vater. Die wenigen Informationen, die ich bis dahin hatte, deuteten darauf hin, dass der junge Gabriel eine Kriegswaise gewesen sein könnte, als er Eritrea verließ, um ein neues Leben zu beginnen. Aber war er das tatsächlich? Ich wollte ihn nicht direkt fragen, er sollte es mir lieber freiwillig erzählen. Doch er schwieg und senkte den Kopf, sodass ich direkt auf den oberen Teil seiner abgewetzten Mütze blickte. Ein paar Wollreste standen wie die Fäden einer durchgebrannten Glühbirne von der Spitze ab.

Aufgrund meiner kurzen Recherche zu Eritrea wusste ich, dass das Land eine beträchtliche christliche Bevölkerung hat. »Kennen Sie das Lied? Wurde es Weihnachten bei Ihnen zu Hause gesungen?« »Nein«, antwortete er. »Meine Mutter – Engelsstimme.« Ich stellte mir einen Engel vor, der sich zu einer jungen Frau herunterbeugt, um ihr die frohe Botschaft von einem Sohn zu verkünden, einen Engel, der zu Maria sagt: »Fürchte dich nicht.« Ich fragte, ob seine Mutter auch sang. Er nickte kurz, sagte aber nichts, und ich wollte ihn nicht drängen. Ich konnte ihm noch entlocken, dass er die Missionar:innen, die ihm geholfen hatten, nach Großbritannien zu kommen, aus der Kirche kannte, doch dann verstummte er wieder. Ich war frustriert, als hätte ich ein Fenster zu etwas Wichtigem gefunden, das jedoch verschlossen war.

»Wie war Weihnachten für Sie, Ihre Mutter und die anderen Familienmitglieder?« Er sah mir in die Augen. »Angst.« Ich wartete schweigend, und er schaffte noch ein wenig mehr: »Meine Mutter. Mein Vater. Meine Schwestern ... Alle haben Angst. Kein Gesang, als Soldaten kommen.« Ich vermutete, dass er die islamische Miliz meinte, über die ich gelesen und die vielleicht versucht hatte, Kirchen zu schließen, aber ich hakte nicht weiter nach. Er sollte mich führen, wohin er wollte; ich war da, um ihm zu folgen. Wenn man bedenkt, wie wenig wir über sein früheres Leben gesprochen hatten, war dies ein so bemerkenswerter Austausch, dass ich nicht wagte, etwas anderes zu tun, als zu atmen, zu nicken und zu beten, dass er fortfuhr. Außerdem wurde mir klar, dass unsere Stunde fast vorbei war, was ein schlechtes Timing war – zumal wir uns danach wegen der Weihnachtsferien eine Weile nicht sehen würden.

Der Chor nebenan zerstreute sich. Wir lauschten dem Scharren der Stühle und dem Plappern draußen auf dem Gang, während ich überlegte, wie ich diese Sitzung beenden könnte. Ich dachte an die Abwesenheit seiner Mutter, dass auch ich in den kommenden zwei Wochen nicht da wäre und unsere Zusammenarbeit unterbrochen wäre, beschloss aber, ihn nicht darauf anzusprechen. Vielleicht würde ich im neuen Jahr darauf zurückkommen. Das Weihnachtslied hatte Gabriel wahrscheinlich schon genug aufgewühlt. Ich dankte ihm einfach, dass er mir von seiner Familie erzählt hatte, und bat ihn, unser Gespräch im Kopf zu behalten, damit wir es im neuen Jahr fortsetzten. Als wir uns trennten, wünschte ich ihm ein frohes Weihnachtsfest. »Ihnen auch frohe Weihnachten, Dr. Gwen.« Ein Nicken, ein Lächeln, ein richtiger Abschied – wir machten Fortschritte. Als ich ging, klammerte ich mich an das Geschenk, das er mir gemacht hatte. Wir wissen nie, was jemanden dazu bringt, sich in der Therapie zu öffnen. Niemand sollte also von einer Behandlung ausgeschlossen werden.

—

In der ersten Januarwoche trafen wir uns wieder. Ich wartete im Therapieraum auf ihn und betrachtete durch das Fenster die dünne Schneeschicht auf den Wegen und Rasenflächen draußen. Aus dem Augenwinkel sah ich die braune Mütze – Gabriel war am Stationszimmer angekommen und begrüßte mit seiner Baritonstimme einen Mitarbeiter. Er klang gut gelaunt, aber ich konnte seine Stimmung nicht an seinem Blick ablesen – als er hereinkam, war sein Gesicht teilnahmslos. Bevor auch nur ein Wort gefallen war, zog er ein Foto aus der Tasche und legte es auf den kleinen Tisch, genau in die Mitte. Dann nahm er seinen Platz mir gegenüber ein, verschränkte die Arme vor der Brust und wartete auf meine Reaktion.

Ich achtete darauf, keine Vermutungen anzustellen, und fragte, ob ich mir das Foto ansehen könnte. Er nickte. Es war vergilbt und vom Alter zerknittert. Ich hätte es gern angefasst, es mit der Hand glatt gestrichen, spürte jedoch, dass ich das nicht tun sollte. Innerhalb des weißen Rahmens stand ein hübsches Paar, ein Mann und eine Frau, die zwischen dreißig und fünfzig sein konnten und vermutlich aus Afrika stammten, möglicherweise seine Eltern. Mein Blick blieb am Haar der Frau hängen; es war in einem kunstvollen Arrangement über Scheitel und Seiten des Kopfs geflochten und fiel ihr lose über die Schultern. Beide waren halb westlich, halb traditionell gekleidet: mit schlichten T-Shirts und breiten, um die Hüften gewickelten Schärpen aus Baumwolle, die mit komplizierten Mustern verziert waren. Das rechte Schienbein des Mannes schien bandagiert oder vergipst zu sein, und in der linken Hand hielt er ein Musikinstrument. Offenbar standen sie auf einer Straße in der Stadt, im Hintergrund sah man Autos und hohe Palmen.

Statt nach den Menschen oder dem Ort zu fragen, sagte ich: »Das ist eine Gitarre, oder?« Gabriel runzelte die Stirn, vielleicht ein wenig verwirrt, warum ich ausgerechnet dieses Detail kommentierte. »Krar«, sagte er. »Ist wie Gitarre.« Ich nickte nachdenklich und betrachtete das Foto einen Moment länger. »Sagen Sie mir, wer das ist, Gabriel? Es scheint Ihnen wichtig zu sein.« Mit äußerster Sorgfalt hob er das Foto auf und steckte es in die Tasche seines Kapuzenpullis, dann bestätigte er, was ich vermutet hatte: Es waren seine Eltern. Als ich fragte, wo es aufgenommen worden war, sagte er, in Asmara, der Hauptstadt von »Ertra«, wie er es aussprach. »Kommen Sie aus Asmara?«, fragte ich. »Nein«, sagte er knapp und wich meinem Blick aus.

Nach einer Weile fuhr er fort. Er stockte, suchte nach Worten und erklärte, das Foto sei, kurz nachdem sie ihr Heimatdorf an der Küste verlassen hatten, aufgenommen worden, »als Soldaten kommen«. Über den ersten Teil dieser Enthüllung ließ sich leichter sprechen. »Die Heimat verlassen – das ist schwer«, sagte ich, und er nickte heftig. Er hatte Tränen in den Augen. In der nächsten Stunde erfuhr ich mehr, als ich je für möglich gehalten hatte – zum ersten Mal gingen wir wirklich in die Tiefe. In einer Mischung aus Gesten, seinem spärlichen Englisch und gelegentlichem Nachfragen meinerseits konnte Gabriel mir trotz der Sprachbarriere seine Geschichte erzählen.

Als Allererstes beschrieb er, wie mutig sein Vater sie aus der Gefahrenzone gebracht hatte. Es hörte sich an, als hätte der Mann angesichts der schockierenden Gewalt sehr schnell gehandelt. Ein paar Tage vor Weihnachten, kurz nach Gabriels vierzehntem Geburtstag, waren im Morgengrauen äthiopische Soldaten in ihr Dorf gekommen. Schreie weckten sie auf, und Gabriel rannte nach draußen, sein Vater folgte ihm. Vor ihrem Haus entdeckten sie ihren Nachbarn und dessen Frau. Ich war mir nicht sicher, ob sie irgendwie mit Gabriels Familie verwandt waren, aber ich wollte ihn nicht unterbrechen, um danach zu fragen. Der Mann lag tot im Schmutz, man hatte ihm die Kehle durchgeschnitten, »alles Blut strömte raus«. Die Frau kniete vor zwei Soldaten und bettelte um Gnade.

Ein Soldat schlug ihr die Klinge eines riesigen Messers auf den Schädel und brach ihn auf – »wie Melone«, sagte Gabriel. Sein Vater packte ihn und stieß ihn ins Unterholz, und dann rannten sie – hier pfiff Gabriel und deutete mit der Hand an, dass etwas an seinem Ohr vorbeizischte, vielleicht eine Kugel, dann noch eine und noch eine. Sein Vater wehrte sich gegen die Soldaten, die sie, so klang es, um ein Haar erwischt hätten. Sie schafften es gerade noch zu entkommen, als die Felder um sie herum in Flammen aufgingen. »Feuer am Himmel«, sagte er und sah zur Decke empor. »Feuer überall.« Ich rührte mich nicht, als er diese schreckliche Geschichte erzählte, ich war noch immer wie gelähmt von dem Bild der Frau und der Melone. Wie grausam, wie entsetzlich!

Die Familie ließ ihre Farm zurück und verlor alles, was sie besaß. Gabriels Vater hatte eine klaffende Wunde am Bein, die ein Soldat ihm mit seinem großen Messer zugefügt hatte. Gabriel zeichnete die Waffe für mich in die Luft, beschrieb mit seinen langen Fingern die beeindruckende Klinge, dann fasste er den unsichtbaren Griff mit beiden Händen und hackte auf den Raum zwischen uns ein, als wollte er eine Schneise durch ein Maisfeld schlagen. Zuerst dachte ich, er würde übertreiben, was die Größe der Waffe betraf, dann stellte ich mir vor, wie riesig ein Messer, vielleicht eine Machete, einem zu Tode erschreckten Jungen erscheinen musste.

Irgendwie gelang es ihnen, seine Mutter und Schwestern wiederzufinden – wie, war mir ein Rätsel, aber soweit ich verstand, konnten sie in die Stadt flüchten, wo Leute aus ihrer Kirche ihnen Hilfe und Unterschlupf gewährten. Niemand hatte den Überfall auf ihr Dorf und die Umgebung überlebt. Ich machte eine banale Bemerkung über das Ausmaß des Verlustes, und er nickte ernst und hielt meinem Blick ein paar Sekunden lang stand. »Und dann?«, fragte ich.

Sie hatten sich in Asmara irgendwie durchgeschlagen, es war sehr schwierig gewesen, und sie hatten nicht genug zu essen gehabt. Nach ein paar Jahren boten »Kirchenleute« an, Gabriel außer Landes zu bringen, vielleicht mit seiner Mutter und den jüngeren Schwestern. Aber die Mutter wollte ohne den Vater nicht gehen. Gabriel erklärte nicht, wie es dazu kam, dass er kurz nach seinem sechzehnten Geburtstag die Reise allein antrat. Vielleicht dachten sie, er könne im Ausland Geld verdienen und es nach Hause schicken, um ihnen zu helfen – der übliche Traum von Wirtschaftsflüchtlingen. Aber für mich war Gabriel jemand, der vor der Gewalt geflüchtet war, jemand, der eher vor etwas statt zu etwas geflohen war. Ich wünschte, er hätte mir erzählen können, wie er durch Nordafrika und quer durch Europa gereist war und wie lange seine Reise gedauert hatte, aber ich wollte nicht, dass es sich wie ein Verhör anhörte. Mit der Zeit hatte ich herausgefunden, dass es nicht notwendig ist, jedes Detail aus der Vergangenheit eines Menschen zu kennen, um ihn zu behandeln. Ich war dankbar und begnügte mich mit dem, was er mir hatte erzählen können.

Ich fragte, ob er jemals Kontakt zu seiner Familie gehabt hätte, seit er in Großbritannien war. »Zweimal, dreimal oder so. Ist lange her.« Ein paar nette Leute hatten ihm geholfen, nach Asmara zu telefonieren, kurz nachdem er in London angekommen war, aber in der Vor-Handy-Zeit war das schwierig. Bei einem dieser Anrufe erfuhr er, dass sein Vater wenige Monate nach Gabriels Abreise ins Dorf zurückgekehrt war, um von ihrem Haus zu retten, was noch zu retten war, aber die Soldaten hatten ihn erwischt und getötet. Er glaube, dass seine Mutter mit seinen Schwestern in der Stadt geblieben sei und für die Kirche arbeitete, aber er wisse es nicht genau, weil so viele Jahre vergangen seien und er sie nicht mehr angerufen hätte. Er erklärte es mir nicht genau, aber soweit ich verstand, hatte er sich furchtbar geschämt, als er auf der Straße landete und Probleme mit Drogen und der Polizei bekam, da hatte er den Kontakt nicht fortsetzen wollen.

Als diese Geschichte ans Tageslicht kam, mithilfe nervöser Gesten Gestalt annahm und in einem schlichten Englisch übermittelt wurde, das bemerkenswert frei von Kraftausdrücken war, schoss mir der Gedanke durch den Kopf, wie großartig es war, was hier gerade geschah. Das war der psychotische Mann, der an Wahnvorstellungen litt und sich einbildete, dass die Nachtpfleger ihn verfolgten, der zornige Patient, der mich nur ein paar Monate zuvor in einem Wutanfall zu Boden gestoßen hatte. Trotz der vielen Brüche in seinem Leben hatte dieser Mann es riskiert, mir seine Lebensgeschichte anzuvertrauen.

Vielleicht war er zum ersten Mal imstande gewesen, einer anderen Person so viel von sich mitzuteilen. Möglich, dass vor diesem Tag andere Expert:innen versucht hatten, ihm etwas zu entlocken – Missionar:innen, Sozialarbeiter:innen und dergleichen –, aber er hatte sich nicht wohlgefühlt. Wahrscheinlich hatten sie nicht die Zeit und den Raum gehabt, ein Vertrauensverhältnis zu ihm aufzubauen, und nur seine Fremdartigkeit und Paranoia wahrgenommen. Ich konnte es ihnen nicht verdenken, schließlich hatte ich diesen »geistesgestörten« Mann, der die Leute in einem Nordlondoner Café in Angst und Schrecken versetzt hatte, aus erster Hand erlebt, als er mich an jenem Tag gestoßen hatte. Um dieses Ausmaß an Vertrauen und Aufmerksamkeit zu erhalten, hatte er eine fast tödliche Gewalttat begehen müssen. Die traurige Ironie dieser Geschichte ist etwas, auf das ich bei den folgenden Geschichten immer wieder zurückkommen werde. Ich schätzte mich glücklich, dass ich nach Gabriels »Angriff« die Chance hatte, die Therapie wieder aufzunehmen und mit ihm zusammen tiefer in seine Geschichte vorzudringen – nicht so, als wäre nichts geschehen, sondern als wäre alles, was er tat, von Bedeutung. Ich empfand es als Privileg, die Sitzungen fortsetzen zu dürfen.

Ich musste an die Worte eines Kollegen denken, der von der »seltsamen und schrecklichen Schönheit« unserer Arbeit sprach und von der »Ehre«, die es bedeute, »Zeuge« der Lebensgeschichte unserer Patienten und Patientinnen zu werden. Gabriel war nicht der anonyme »Irre«, als den sein Opfer ihn beschrieben hatte, sondern ein starker Mann, dessen Name eine besondere Bedeutung besaß. Er war ein Junge mit einer Mutter, einem Vater und zwei kleinen Schwestern gewesen, mit einem Zuhause und einer Vergangenheit und der Hoffnung auf eine Zukunft. Ich erklärte ihm vorsichtig, dass ich das, was er mir erzählt hatte, gern mit seinem klinischen Team besprechen würde, damit wir alle besser in der Lage wären, ihm zu helfen, und genau das tat ich dann mit seiner Zustimmung bei der nächsten Teamsitzung.

Alle waren sichtlich berührt, vor allem Trevor, der laut darüber nachdachte, ob Gabriels Mutter vielleicht noch am Leben war. Was wäre, wenn wir sie irgendwie finden könnten? Er schaute sich im Raum nach einer Bestätigung um. Die Sozialarbeiterin nickte. Sie wollte sich darum kümmern. Ich wusste, dass das Team beim Aufspüren von Familienmitgliedern sehr erfolgreich war, weil ich es bei anderen Patient:innen aus anderen Ländern schon erlebt hatte, dennoch teilte ich ihnen meine Bedenken mit. Möglicherweise würde es Gabriel bei seiner Genesung helfen, aber ein erneuter Kontakt zu seiner Familie – oder dessen Scheitern – könnte auch so schmerzhaft sein, dass es seine bisherigen Fortschritte zunichtemachte und einen neuen psychotischen Schub auslöste. Letztendlich würde Gabriel selbst entscheiden müssen, dies war nicht unsere Aufgabe. Als Team einigten wir uns darauf, dass Trevor und die Sozialarbeiterin das weitere Vorgehen mit ihm besprechen sollten.

Ehrlich gesagt war ich ein wenig besorgt, als ich erfuhr, dass er zugestimmt hatte. Die Räder setzten sich in Bewegung und bahnten sich langsam einen Weg durch die verschiedenen institutionellen Prozesse und Behörden; Antworten aus Eritrea tröpfelten nur langsam ein. Während wir auf Neuigkeiten warteten, führten Gabriel und ich unsere Sitzungen fort. Als wir nichts hörten, fing er an, sich Sorgen zu machen, und erklärte, dass es wahrscheinlich »unmöglich« sei, seine Mutter zu finden – ein neues Wort für ihn. Ich erinnerte ihn an den Tag, an dem wir gemeinsam das Weihnachtslied gehört hatten: wie stolz er auf den starken Engel gewesen sei, nach dem er benannt war. Er starrte mich an, als wüsste er nicht mehr, wovon ich sprach, aber es schien ihn ein wenig zu beruhigen.

Manchmal saßen wir einfach nur stumm da oder führten Gespräche, die so banal waren wie in den allerersten Sitzungen, als wir über das Mittagessen oder das Wetter gesprochen hatten. Es mag überraschen, dass wir nach so tiefgreifenden Fortschritten in der Therapie wieder so nachlassen konnten, aber wie alle Beispiele in diesem Buch zeigen, besteht der Therapieprozesses in Wahrheit aus einem Auf und Ab, in dem auf Fortschritte gewöhnlich lange, banale Phasen folgen. Die sprachlichen Barrieren bestanden fort, aber mit der Zeit hatte ich den Eindruck, dass sich Gabriels Englisch besserte und er sich flüssiger ausdrücken konnte als vorher. Ich bin überzeugt: Je sicherer er sich fühlte, umso mehr nahmen seine Feindseligkeit und Paranoia ab.

Ich fand, dass er inzwischen in der Lage sein könnte, über seine Gewaltausbrüche zu reflektieren, und schlug ihm vorsichtig vor, Bilder von dem, was ihm Angst machte, zu unseren Sitzungen mitzubringen. Er könnte sie vielleicht aus Zeitschriften herausreißen. Ich habe mit einigen wunderbaren Kunsttherapeut:innen gearbeitet, die diese Technik anwenden. Ich war zwar nicht speziell in dieser Art von Therapie ausgebildet, dachte aber, dass es eine nützliche Methode für Gabriel sein könnte, auch weil wir auf diese Weise die Sprachbarriere umgehen konnten. Er ließ sich bereitwillig darauf ein, und das ermöglichte uns, anhand von Bildern über seine Ängste und darüber, wie sie sich in seinem Körper anfühlten, zu sprechen. Mithilfe visueller Darstellungen erkundeten wir, auf welche verschiedenen Arten Menschen Angst empfinden. Er zeichnete einen Blitz, der in einen Kopf eindrang, oder einen Körper mit einem dunklen Gekrakel am Hals, am Bauch oder am Herzen.

Danach war es mir möglich, mit ihm über seine Abneigung gegen die afrikanischen Nachtpfleger zu sprechen. Ich schlug vor, dass sie ihn vielleicht unbewusst an die Soldaten erinnerten, die ihn als Junge drangsaliert hatten. Es war ein bisschen gewagt, und ich war mir nicht sicher, ob Gabriel den Zweck dieser Art von Projektion vollständig begriff, aber das Team berichtete, dass er sich in den Wochen nach unserem Gespräch nicht mehr so oft über die beiden Pfleger beschwert hätte. Alle hofften, dass wir substanziellere Fortschritte sehen würden, wenn er demnächst Kontakt zu seiner Mutter aufnahm.

Als der Winter in den Frühling überging, hörten wir voller Aufregung, dass unsere Kolleg:innen vom Sozialdienst seine Mutter gefunden hatten, nachdem sie mit der christlichen Gruppe Kontakt aufgenommen hatten, die Gabriel vor langer Zeit geholfen hatte, nach Großbritannien zu kommen. Man arrangierte ein Ferngespräch zwischen Mutter und Sohn. Trevor und Dave würden dabei sein und ihm Beistand leisten und Feedback geben.

In einem Film – vielleicht der Broadmoor-Version von *Ist das Leben nicht schön?* – wäre dies der Moment, in dem die Streicher auf ein Stichwort hin ihre Bögen heben, ein Chor von Engeln ein Lied anstimmt und Gabriel und seine Mutter vor einem blühenden Baum wieder vereint werden. Aber Broadmoor ist die Antithese zu Hollywood, und daher lief alles ganz anders ab. Gabriels Facharzt rief mich am nächsten Tag an, um mir mitzuteilen, dass das Telefonat unseren Patienten zutiefst erschüttert hatte. Die Leitung war nicht besonders gut gewesen, aber das eigentliche Problem lag darin, dass er seine Mutter nicht verstand; es war, als hätte er die Fähigkeit verloren, ihrem lokalen Dialekt zu folgen. Ich fühlte mit ihm, er war in einem linguistischen Niemandsland gelandet, und mir rutschte das Herz in die Hose.

Offensichtlich hatte sich Gabriels Mutter furchtbar darüber aufgeregt, dass er krank war; mehr hatte man ihr im Vorfeld des Telefonats nicht sagen können. Gabriel gab Dave und Trevor zu verstehen, dass er ihr nichts über seine Zeit im Gefängnis und seine Gewaltausbrüche erzählt hatte, und schon gar nicht über die Messerattacke auf den Mann im Café oder die Tatsache, dass er in einer geschützten Anstalt eingesperrt war. Es ist schon schwer genug, Engländer:innen eine Einrichtung wie Broadmoor zu beschreiben, wie sollte er dann die Worte finden, seine Scham überwinden und seiner Mutter im fernen Eritrea die Wahrheit über seine Situation schildern? Er bestätigte ihr nur, dass er tatsächlich in einer Klinik war. Daraufhin überhäufte sie ihn mit Fragen. Ob er Krebs habe? Schmerzen? Nach kurzer Zeit hatte er das Gespräch abgebrochen.

In den ersten vierundzwanzig Stunden danach wurde er wieder paranoid und aggressiv und beschuldigte die afrikanischen Nachtpfleger, sie hätten seine Mutter gegen ihn aufgehetzt, indem sie sie vor dem Anruf kontaktiert und ihr Lügen über ihn erzählt hätten. Er wurde wieder psychotisch und schimpfte, dass diese »alte Frau« mit der zittrigen Stimme unmöglich seine Mutter gewesen sein konnte, denn ihre wahre Stimme sei »schön wie eine Kirchenglocke«. Die verhassten Pfleger hätten seine Mutter verhext, behauptete er. In den nächsten Tagen ging seine Paranoia in Tränen über, und er fing an, zusammenhanglos vor sich hin zu jammern.

Alle waren beunruhigt über diese Wendung, die Ärzt:innen und Pflegekräfte ebenso wie die anderen Patienten. Ich glaube, wir alle – auch ich – hatten das Gefühl, auf schmerzliche Art eines Traums beraubt worden zu sein: Die Liebe einer Mutter garantiert nicht zwangsläufig inneren Frieden oder gar magische Heilung. Alle Ärzte und Ärztinnen – und in der Tat alle ernst zu nehmenden Fachleute, egal auf welchem Gebiet – müssen im Laufe ihrer Arbeit mit einem gewissen Maß an Enttäuschung und Frustration leben, und Gabriel war mir in dieser Hinsicht ein Lehrmeister. Er half mir zu verstehen, dass ich solche Rückschläge in Kauf nehmen und akzeptieren muss und dass sie genauso vorübergehen wie unsere Erfolge. Wie der Held in Rudyard Kiplings Gedicht »Wenn …« musste ich versuchen, mich trotz allem mit den beiden Blendern Sieg und Niederlage abzufinden.

Nach diesem enttäuschenden Anruf waren unsere nächsten Sitzungen alles andere als angenehm. Während der gesamten Sitzungszeit weinte er leise vor sich hin und erzählte mir, wie sehr es ihn getroffen hatte, dass seine Mutter ihm so fremd geworden sei, und wie traurig ihn der Tod seines Vaters mache. Was für eine Veränderung gegenüber den ersten Tagen unserer gemeinsamen Arbeit, dachte ich, als er mir nicht einmal sagen konnte, wie er den Alltag in der Klinik empfand. Ich hatte es schon bei anderen Patient:innen erlebt, und auch diesmal wurde ich zu einer Mittrauernden. Sein Schmerz ging mir nicht aus dem Kopf, und auch mir rannen stille Tränen über die Wangen. Ich habe einen Kollegen, der einen sehr schönen Ausdruck – »sinnhafte Selbstenthüllung« – verwendet, wenn er erklärt, wie wertvoll es sein kann, im richtigen Moment seinen Patient:innen menschliche, emotionale Reaktionen zu zeigen. Eine solche Verbindung ist das Wesentliche einer Therapie, aber sie muss sich von dem unterscheiden, was man als Mediziner:in mit Freund:innen oder der Familie teilt, weil die Interaktion eine andere ist. In der Sitzung geben die Therapeut:innen etwas Reales von sich preis, das auch die Patient:innen betrifft und wodurch sie lernen können, das Gesagte als Realität zu akzeptieren. Diese Gegenübertragung, so der Fachbegriff, erfordert achtsame Kontrolle, weshalb die meisten Therapeut:innen selbst längere Zeit in einer Therapie verbringen. Aus der Patient:innen-Perspektive können wir besser nachvollziehen, dass sich unsere Psyche von der von anderen Menschen unterscheidet und es eine Grenze zwischen Enthüllung und Selbstentblößung gibt. Als er meine Tränen zum ersten Mal sah, schüttelte Gabriel wütend den Kopf und sagte: »Nicht weinen, nicht weinen, Doktor!« Er glaubte, mich irgendwie verletzt zu haben, und ich begriff, dass er befürchtete, es könne so ähnlich sein wie damals, als er mich gestoßen hatte. Ich erklärte ihm, es sei anders, wir Therapeut:innen wollen Schmerz lindern und sind traurig, wenn wir das nicht schaffen. »Verstehen Sie das, Gabriel?« Ich konnte es sehen, er verstand.

In den folgenden Wochen ließ Gabriels tiefe Trauer langsam nach, und er fing an, sich mir gegenüber wieder zu öffnen. Er konnte mir erzählen, wie verstörend das Gespräch mit seiner Mutter gewesen war und warum. Als seine Wahnvorstellungen über das Personal, das Gift und die Hexerei nachließen, tauchte etwas Neues auf. Gabriel fragte mich, ob ich glaubte, dass seine Mutter genauso ängstlich wie er gewesen sein könnte. Er erinnerte sich an die Bilder, die wir uns zusammen angeschaut und die Angst im Körper visualisiert hatten. Er dachte, dass sie ihre Angst vielleicht in ihrer Kehle gespürt hatte, und fragte, ob das der Grund dafür sein könnte, dass ihre Stimme so anders geklungen hatte. Ich sagte, ich wüsste es nicht, schlug aber vor, dass wir versuchen könnten, ein Gespräch mit jemandem aus der eritreischen Gemeinde zu arrangieren – ich dachte an eine Non-Profit-Organisation oder seine ursprüngliche Kirchengruppe, da ich wusste, dass wir im NHS nicht über solche Ressourcen verfügten. Vielleicht gab es jemanden, der uns erklären könnte, was seine Mutter möglicherweise erlebt hatte, seit er weggegangen war. Wenn wir den richtigen Gesprächspartner fanden, könnte er oder sie ihm beim »nächsten Mal« am Telefon vielleicht sogar mit dem Dialekt helfen ... Dann beendete ich das Thema, weil ich wusste, dass meine Kolleg:innen ein weiteres Telefonat mit seiner Mutter in naher Zukunft nicht gutheißen würden. Dies war etwas, das Gabriel eines Tages wieder aufgreifen könnte, wenn er sich bereit dafür fühlte.

Ich überlegte, ob er jetzt eine EMDR-Therapie beginnen könnte, doch meine Teamkolleg:innen reagierten skeptisch auf den Vorschlag, weil der Prozess voraussetzte, dass er sich an die schrecklichen Bilder erinnerte und sich die Ereignisse immer wieder vergegenwärtigte, die er mir beschrieben hatte. Obwohl er bewiesen hatte, dass er in der Lage war, darüber zu sprechen, könnte eine EMDR-Therapie nicht das Richtige für ihn sein; möglicherweise war sie zu stressig. Die Enttäuschung über Gabriels Kontaktaufnahme mit seiner Mutter machte uns zu schaffen. Es bedrückte uns, dass dieser Kontakt, den wir alle unterstützt hatten, ihm solchen Kummer bereitet hatte. Ich erklärte meinen Kolleg:innen, dass die »Trauerzeit« zwar schmerzhaft für ihn war, aber sie hatte ihn in der emotionalen Realität geerdet. Seine Trauer war, anders als seine Angst, echt und berechtigt: Statt vor dem Trauma der Vergangenheit zu fliehen, indem er seine Erinnerungen in der Gegenwart erneut durchlebte und seine Schrecken auf Fremde projizierte, hatte er wie ein normaler Mensch um seinen verlorenen Vater, sein verlorenes Zuhause und sein verlorenes Leben getrauert. Ich war der Meinung, dass eine langsame, behutsame EMDR-Therapie mit der richtigen Unterstützung den Glauben an seine Fähigkeit stärken könnte, zurechnungsfähig zu sein, und das wäre ein wertvolles Ergebnis. Der Kontakt zu seiner Mutter hatte Gabriel zwar verstört, aber in den letzten Monaten hatte er niemanden mehr attackiert, weder verbal noch körperlich. Trevor und Dave, die täglich miterlebten, wie Gabriel von der Therapie profitierte, bestärkten meine Aussage und erzählten, dass auch die beiden Nachtpfleger, Michael und Joseph, von einem erheblich verbesserten Umgang zwischen ihnen berichtet hatten.

Beim nächsten Treffen erklärte ich Gabriel die EMDR-Therapie in den einfachsten Worten, die mir einfielen. Ich erzählte ihm, jede:r im Team wisse, dass er kolossalen Mut bewiesen habe und dass wir alle eine positive Veränderung an ihm bemerkt hätten. Was er von meiner Idee hielt? Ich dachte an die gespaltene Melone, das Feuer am Himmel und seinen verlorenen Vater, der mit seinem Musikinstrument neben seiner Mutter in der Sonne stand. Würde Gabriel es ertragen, in seinen eigenen Kopf zu blicken und mit diesen Bildern zu arbeiten? Er griff unter seine Mütze und kratzte sich am Kopf, und dann nahm er zu meinem großen Erstaunen die Mütze ab – dieselbe Mütze, nach der ich nicht hatte fragen dürfen und die ich die ganze Zeit über tatsächlich vergessen hatte, weil sie tabu war. Über seine braune Kopfhaut und durch sein schwarzes Haar hindurch verlief eine große weiße Narbe. Sie krümmte sich wie ein Seil um sein Ohr, dessen Spitze fehlte. Andere Mitarbeiter hatten mir vielleicht davon erzählt, trotzdem hatte ich stets Gabriels Wunsch respektiert, nicht darüber zu sprechen und seine Mütze anbehalten zu dürfen. Ich war bestimmt immer neugierig gewesen, aber allmählich gelang es mir, den Dingen ihre Zeit zu lassen. Auch wenn ich von der Existenz der Narbe gewusst hätte, hatte ich kein Recht, ihn danach zu fragen. Viel interessanter war, wann und warum er sich entscheiden würde, sie mir zu zeigen.

Als er das tat, verstand ich augenblicklich, dass er eine wichtige Lücke in seiner Selbstnarration für mich füllte, die eine neue Ebene von Vertrauen ankündigte: Seine Nachbarn und sein Vater waren nicht die einzigen, die unter den Soldaten gelitten hatten. Er aber hatte überlebt. Die Narbe war ein offensichtlicher Hinweis darauf, dass Angst und Trauma transformiert werden müssen, sonst bleiben sie im Kopf stecken wie ein blankes Messer, eine reale und tödliche Klinge, die sich durch eine unwirkliche Zeit bewegt und den Schmerz auf andere überträgt. Diesmal war ich diejenige, die keine Worte fand. Ich sah Gabriel an und wartete darauf, was er als Nächstes sagen würde. Er drehte seine Mütze in den Händen, dann erklärte er, dass er sich stark fühle, wie es seinem Namen gebührte. Er glaubte, tun zu können, was ich vorgeschlagen hatte. »Das glaube ich auch, Gabriel«, sagte ich lächelnd. Ich meinte es ernst. Er war so weit. Aber da war noch etwas anderes. »Ich frage mich gerade, was es für Sie bedeutete, als Sie eben Ihre Mütze vor mir abgenommen haben. Es war das erste Mal.« Er zuckte mit den Achseln. »Vorher war mir kalt.«

Gabriel hatte noch einen langen Weg vor sich, aber ich war mir sicher, dass eine EMDR-Therapie seine Symptome lindern und man ihn sogar in eine offene Einrichtung verlegen könnte, wo Menschen untergebracht werden, von denen keine »schwere oder unmittelbare Gefahr« für die Öffentlichkeit ausgeht. Wie sich herausstellte, blieb er jahrelang in der Klinik und wurde zu einer Art Ältester, der versuchte, neu aufgenommene Patienten zu unterstützen, vor allem junge schwarze Männer. Möglicherweise hatte die EMDR-Therapie ihn von den Schmerzen seines vergangenen Traumas befreit, doch schien er in Broadmoor festzustecken, weil es keine Plätze in den offenen Anstalten gab, die grundsätzlich überbelegt waren – und es nach wie vor sind. Ich sah ihn gelegentlich irgendwo, noch lange nachdem unsere Therapie beendet war. Er winkte mir immer zu, und mir fiel auf, dass er jetzt meistens ohne seine Mütze herumlief.

KAPITEL 3

KEZIA

Ich hasse es, zu spät zu kommen, vor allem, wenn ich einen vollen Tag vor mir habe. Meine Gedanken kreisten um einen neuen Fall, während ich auf dem Klinikgelände hin und her fuhr und vergeblich nach einem Parkplatz suchte. Inzwischen arbeitete ich Vollzeit im Broadmoor Hospital, nachdem ich einige Jahre zuvor meine Ausbildung als forensische Psychotherapeutin abgeschlossen hatte. Meine Aufgabe in der Rehabilitationsabteilung bestand darin, mit fünfzehn bis zwanzig männlichen Klienten zu arbeiten, die unterschiedliche psychische Probleme hatten, doch diesmal war ich gebeten worden, mich auf der Frauenstation um eine junge Patientin namens Kezia zu kümmern. Da die allgemeine Gefängnisbevölkerung überwiegend männlich ist und viel mehr Männer als Frauen gewalttätig werden, gab es in Broadmoor weit mehr Männer als Frauen, und ich bekam dort nicht oft die Chance, mit Frauen zu arbeiten.

Während meiner Zeit in der Trauma-Klinik hatte ich mich mit der Frage auseinandergesetzt, ob bei weiblichen Tätern traumatische Erlebnisse ein Risikofaktor für Gewalt sein könnten. Ich hatte ein oder zwei Aufsätze zu diesem Thema veröffentlicht, und Kezias Fall klang so, als würde er einige meiner Thesen untermauern. Aber soweit ich erfahren hatte, war ihre Situation für das Pflegepersonal ebenso wie für sie selbst schwierig. Offiziell ist eine Supervision nur während der Ausbildung vorgeschrieben, trotzdem wollte ich mich im Vorfeld des Treffens mit einer Kollegin unterhalten, um mir ihrer Unterstützung sicher zu sein, falls ich Kezia therapieren sollte.

Gerade, als es heftig zu regnen begann, fuhr ich den Wagen in eine Parklücke, die mindestens zehn Minuten zu Fuß vom Personaleingang entfernt war. Da ich keinen Schirm bei mir hatte, musste ich rennen. Als ich die Sicherheitskontrolle passierte, machte ich mit meinen nassen Haaren keinen besonders eleganten Eindruck und war dankbar, dass ein Mitarbeiter sich die Zeit nahm, mir ein Bündel Papiertücher zu holen. Er gab sich Mühe, Haltung zu bewahren, überprüfte meinen Ausweis und ließ mich mit einem aufmunternden »Da haben Sie sich ja den richtigen Tag ausgesucht, Frau Doktor!« passieren.

Auf dem Weg zum Verwaltungsgebäude versuchte ich, die Haare zu trocknen, und jonglierte mit Schlüsseln und Taschen, während ich durch unzählige mit Türen und Toren gesicherte Gänge in mein Büro lief. Dort warf ich einen Blick in den Terminkalender und meine Mails und erwischte noch den letzten Teil der morgendlichen Teambesprechung, bei der wir über alle wichtigen Ereignisse der vergangenen Nacht informiert werden und den aktuellen Stand der Dinge in den verschiedenen Abteilungen der Klinik erfahren. Ich kam gerade rechtzeitig, um das Ende einer Diskussion über »einen Löffel, der in der Aufnahmestation abhandengekommen war«, mitzubekommen, was sich vielleicht amüsant anhört, wenn man nicht weiß, dass ein Löffel in den falschen Händen und in der falschen Stimmung zu einer Waffe werden kann. Dann schnappte ich mir mein Notizbuch und einen Stift und machte mich auf den Weg zur Frauenstation, um meine neue Patientin kennenzulernen.

Heutzutage ist Broadmoor eine reine Männereinrichtung, aber damals gab es noch etwa hundert Klientinnen. Man hatte begonnen, einige Hochsicherheitstrakte zu schließen und im ganzen Land mehr psychiatrische Einrichtungen mit mittlerer und niedriger Sicherheitsstufe für Männer und Frauen zu schaffen, die sowohl vom NHS als auch von privaten Trägern geführt wurden. Bevor ich nach Broadmoor kam, hatte ich in einer dieser ersten Einrichtungen im Süden Londons gearbeitet. Wegen des größeren Bedarfs waren zuerst Einrichtungen für Männer gebaut worden. Jetzt wurden schrittweise auch Abteilungen mit mittlerer Sicherheitsstufe für Frauen errichtet. Geplant war, dass alle in Broadmoor inhaftierten Frauen, von denen viele schon sehr lange dort waren, nach und nach verlegt wurden, sodass unsere Frauenabteilung in ein paar Jahren geschlossen werden konnte. Kezia gehörte zur ersten Gruppe, die verlegt werden sollte, aber kurz bevor es dazu kam, waren Bedenken über das ursprüngliche Motiv ihrer Straftat aufgekommen, und es war noch nicht klar, was das für ihr zukünftiges Risikopotenzial bedeutete. Ihr klinisches Team war der Meinung, dass jemand aus unserem psychotherapeutischen Dienst ein Gutachten erstellen sollte, um herauszufinden, ob eine Reihe von Therapiesitzungen sinnvoll wäre.

Ich kam ein paar Minuten zu früh in der Frauenstation an und meldete mich wie immer bei der diensthabenden Stationsschwester. Zum Glück war es Mary; wir kannten uns. Sie winkte mir zu, als ich mich auf der Wandtafel eintrug. In ihrer Funktion als psychiatrische Pflegekraft verkörperte sie das »alte Broadmoor«. Schon ihr Vater, ihre Mutter und andere Familienmitglieder hatten hier gearbeitet, sodass sie die Anlage wie ihre Westentasche kannte. Sie hatte ein Telefon zwischen Schulter und Ohr geklemmt und beendete gerade ein Gespräch, während sie mir einen Ordner zuschob – Kezias Krankenakte, in der jede:r aus dem Team den Kontakt zu ihr dokumentierte. Die Einträge verrieten nicht viel über Kezias Zustand, sie gewährten hauptsächlich kurze Einblicke in den Stationsalltag: »Kezia hat gut zu Abend gegessen«, »Kezia war heute Nachmittag beim Unterricht«, »Kezia hat die Medikamente gut vertragen«.

Ich wartete, bis Mary ihr Telefongespräch beendete, weil ich sie fragen wollte, was sie von meiner neuen Patientin hielt. Da wir nur gelegentlich in die Station kommen, sind wir auf die Kenntnisse unserer Kolleg:innen »an der Front« angewiesen und wissen sie sehr zu schätzen. Doch Mary hatte nicht viel zu bieten. Achselzuckend erklärte sie: »Nicht einfach zu durchschauen ... Eine vorbildliche Patientin, wissen Sie.« Ich verzog das Gesicht, und wir lachten beide über den Klinikjargon: Ein:e vorbildliche:r Patient:in ist jemand, auf den oder die man besonders gut achtgeben muss. Vielleicht aber wollte Mary mich gleichzeitig daran erinnern, diesen Kommentar nicht einfach unbesehen zu akzeptieren. »Ich persönlich hätte nicht gedacht, dass sie eine Therapie braucht«, sagte Mary. Ihr Tonfall war bewusst nichtssagend. »Aber sie ist ja auch nicht meine Patientin. Jean-Paul kennt sie besser.« Sie warf einen Blick auf den Kollegen an der Tür, einen großen, schlanken jungen Mann, der sich mit zwei älteren Patientinnen unterhielt. Ich hatte ihn noch nie gesehen. Mit ihm würde ich mich später unterhalten. Jetzt war es an der Zeit, Kezia kennenzulernen.

Sie erwartete mich im Gang. Ich ging auf sie zu und streckte ihr lächelnd die Hand entgegen. Sie lächelte zurück und suchte sofort Blickkontakt. Ich stellte mich vor und führte sie in den Therapieraum, den ich reserviert hatte. Er war zwar klein, aber die Stühle wirkten bequem, und man sah durch das Fenster über die Bäume und auf die Hügel dahinter. Die hohe Decke vermittelte ein Gefühl von Weite. Ich hatte ihr Aufnahmefoto gesehen, entstanden vor etwa zehn Jahren zur Zeit ihres Prozesses, als sie Anfang zwanzig war. Es erinnerte mich an das Klassenfoto eines zappeligen Kindes, das gezwungen wird, still zu sitzen. Das Haar war ordentlich gekämmt, und sie trug eine weiße, bis zum Kragen zugeknöpfte Bluse. Jetzt standen Kezias wilde Locken wie ein ungleichmäßiger schwarzer Heiligenschein um ihren Kopf, und auf dem verblichenen T-Shirt war ein lustiges Cartoon-Einhorn zu sehen. Die schlabberigen Leggings hatten Löcher und Flecken, dazu trug sie flauschige knallrosa Hausschuhe. Sie wirkte ein bisschen weggetreten, wie jemand, der gerade erst aufgestanden ist, doch für mich zählte lediglich, dass sie pünktlich und bereit war, an unserer Sitzung teilzunehmen. Das konnte bedeuten, dass sie gewillt war, mit jemandem wie mir zusammenzuarbeiten, und wusste, weshalb ich gekommen war.

Kezia war vor zehn Jahren hier eingeliefert worden, kurz nachdem man sie verhaftet und des Mordes an einem Pfleger namens Mark angeklagt hatte. Er hatte in der Reha-Einrichtung für Menschen mit psychischen Erkrankungen gearbeitet, in der sie damals lebte. Ihre Diagnose lautete paranoide Schizophrenie mit starken auditiven und visuellen Halluzinationen. Als die Polizei eintraf, erzählte sie ihnen, Mark sei ein Dämon und »habe versucht, ihr Gehirn in Besitz zu nehmen«, deshalb habe sie ihn töten müssen. Bei ihrer Festnahme hatte Kezia darauf beharrt, dass die Stimme des Dämons sie noch immer verhöhnte. Sie schlug um sich und schrie eine unsichtbare Gestalt an, sodass die Polizei sie schnell in die Obhut eines örtlichen Psychiaters übergab, der sie ins Broadmoor Hospital zwangseinweisen ließ. Dort war sie geblieben, während sie auf ihren Prozess wartete, und dann hatte sie es nie mehr verlassen.

Vor Gericht waren sich die psychiatrischen Gutachter:innen einig, dass Kezia zum Zeitpunkt des Mordes einen akuten psychotischen Schub gehabt hatte. Augenzeug:innen berichteten von ihrem gestörten Geisteszustand; dazu wurde eine lange Geschichte ihrer wiederholten stationären und medikamentösen Behandlungen vorgebracht. Sie bekannte sich schuldig und wurde wegen Totschlags verurteilt, einer Straftat, die sich hinsichtlich der Tötungsabsicht von Mord unterscheidet. Man ging davon aus, dass Kezia wegen ihrer psychischen Erkrankung zum Zeitpunkt der Tat teilweise schuldunfähig gewesen war, deshalb verurteilte man sie für ein etwas weniger schweres Verbrechen. Viele Menschen wie Kezia gehen ins Gefängnis und verbüßen dort trotzdem lange Haftstrafen. Weil es aber gute Beweise dafür gab, dass sie wie Gabriel zum Zeitpunkt der Tat psychisch krank gewesen war, entschied sich das Gericht, sie stattdessen in eine geschützte Einrichtung einzuweisen, und folgte somit der Empfehlung der Gutachter:innen.

Das psychiatrische Gutachten, also die medizinische Beurteilung des Falles, war ziemlich eindeutig. Kezias tödlicher Gewaltausbruch war von paranoiden Wahnvorstellungen ausgelöst worden, ein anerkanntes Symptom ihrer schweren psychischen Erkrankung. Sie hatte kein nachvollziehbares Motiv gehabt, Mark zu töten: An dem Mord war ihre Krankheit schuld, nicht Kezia selbst. Die Psychiater:innen, die sie über Jahre hinweg betreut hatten, bestätigten diese Darstellung. Sie versicherten ihr, dass sie selbst keine Schuld trage, dass ihre psychische Krankheit nicht wieder auftreten und sie keine Gefahr für andere darstellen würde, wenn sie weiterhin ihre Medikamente einnahm. Nach allem, was man hörte, war sie einsichtig, hatte diese Erklärung akzeptiert und war überhaupt nie schwierig oder störrisch gewesen. Als ein Platz frei wurde, beantragte das klinische Team beim Innenministerium die Erlaubnis, Kezia aus der geschützten psychiatrischen Anstalt in eine der neuen offeneren Einrichtungen zu verlegen. Es bestand die Möglichkeit, dass sie mit der Zeit weitere Fortschritte bei ihrer Rehabilitation machen und sogar wieder in das normale gesellschaftliche Leben eingegliedert werden konnte.

Dann schlug Jean-Paul Alarm. Er kam aus der allgemeinen Psychiatrie und war noch nicht lange in Broadmoor, aber er hatte in kurzer Zeit eine gute Beziehung zu Kezia aufgebaut und wurde ihr Bezugspfleger. Diese Erstbetreuer:innen sind wichtige Stützen und Fürsprecher:innen für ihre Patient:innen, und Jean-Paul stand der geplanten Verlegung zunächst positiv gegenüber. Bei einer Teambesprechung ihres Falles äußerte er jedoch die Sorge, dass Kezia »zu sehr an ihm hing«. Er hatte den Eindruck, dass sie eifersüchtig reagierte, wenn er Zeit mit den anderen Patientinnen auf der Station verbrachte, und das hatte ihn schließlich veranlasst, Kezia nach ihrer Beziehung zu Mark zu fragen, ihrem Opfer, das ebenfalls ihr Betreuer gewesen war. Nicht alle Pflegekräfte würden das tun, aber man entmutigt sie auch nicht oder verbietet es. Ich ging davon aus, dass Jean-Paul neugierig war und ihr helfen wollte.

Er berichtete dem Team, Kezia hätte ihm gegenüber durchblicken lassen, dass sie in Mark verliebt und möglicherweise auch eifersüchtig gewesen sei. Ihm sei nicht wohl bei dem Gedanken, dass dieser Eifersuchtsimpuls wieder aktiviert werden könnte, wenn sie sich allzu sehr an ihn oder andere männliche Betreuer band. Was, wenn sie tatsächlich »böse und nicht verrückt« war? In Anlehnung an eine Beschreibung des britischen Dichters Lord Byron (»verrückt, böse und gefährlich«) ist dies die etwas klischeehafte Kurzform für eine wichtige akademische Debatte in meinem Fachgebiet. Es handelt sich um die Art von dualistischem Denken, das wir auch aus anderen komplexen philosophischen Kontexten kennen: etwa die altbekannte Frage »Veranlagung oder Umwelt«, wenn es um psychische Gesundheit oder Sex und Gender geht. Ich finde, dass solche binären Argumente der Komplexität nicht gerecht werden. Stattdessen verhindern sie, dass wir mit Blick auf unsere Kultur, unseren Lebensraum und unsere Normen über die Voraussetzungen für das Zusammenleben in einer Gruppe nachdenken. »Denken ist schwer, deshalb urteilen die meisten« ist eine weise Beobachtung, die häufig Carl Jung zugeschrieben wird.[1] Ich kannte diese Versuchung. Wie Jean-Paul hatte auch ich den Beruf mit viel angelernter Theorie und jugendlicher Selbstsicherheit angetreten. Das hatte zu einem ziemlich grobkörnigen Urteilsvermögen geführt, das nach und nach verfeinert werden musste. Die Arbeit mit Kezia war ein wichtiger Meilenstein auf dieser Reise.

In dem Überweisungsantrag, den ich gelesen hatte, wurde die Kontroverse erwähnt, die Jean-Pauls Bericht innerhalb des Teams ausgelöst hatte: Einige Mitglieder tendierten dazu, seine Bedenken abzutun, andere machten sich Sorgen, Kezia könne ein Risiko darstellen, das man mit Medikamenten nicht in den Griff bekommen würde. Möglicherweise hätten sie in den letzten zehn Jahren etwas Wichtiges übersehen, was am Ende dazu führen könnte, dass das alte Urteil angefochten und ein weiterer Prozess angestrengt werden musste. Der Psychiater, der ihre Behandlung koordinierte (der sogenannte »verantwortliche Facharzt«), erklärte mir, er sei skeptisch, aber die Angst reichte aus, um Kezias Verlegung zu verschieben und ein psychotherapeutisches Gutachten anzufordern.

Aufgrund meiner eigenen Forschung hatte ich Zweifel.[2] Weit öfter als bei Männern scheint es ein gesellschaftliches Bedürfnis zu geben, weibliche Gewalt als Folge eines Traumas »wegzuerklären«, obwohl die meisten gewalttätigen Männer ebenfalls eine Trauma-Geschichte vorzuweisen haben und die meisten traumatisierten Frauen (von denen es eine Menge gibt) niemals gewalttätig werden. Ich fragte mich auch, ob Kezia ihre Eifersucht wirklich so viele Jahre lang hatte verbergen können. Allerdings hatte ihr verantwortlicher Facharzt mir gegenüber erwähnt, dass es sehr lange gedauert hatte, bis sich ihr psychischer Zustand nach der Einweisung stabilisierte, und es durchaus möglich war, dass es ihr einfach zu schlecht gegangen war, um es frühzeitiger erkennen zu können. Ebenso war es denkbar, dass sie nie über ihre Gefühle für

Mark – oder jemand anderen – gesprochen hatte, weil sie nie Gelegenheit dazu gehabt hatte. Denn aufgrund der damals herrschenden diffusen Vorstellungen zur Gewalttätigkeit von Frauen erhielten nur wenige weibliche Straftäter eine Gesprächstherapie, vor allem, wenn sie psychische Probleme hatten. Es überraschte mich nicht, dass Kezia seit ihrer Ankunft keine Therapie angeboten worden war. Zwar konnte dies auch auf einen Mangel an Ressourcen oder die Besonderheit ihrer Tat zurückzuführen sein, trotzdem fragte ich mich, ob von Frauen ausgeübte Gewalt allgemein ein Thema war, dem man lieber aus dem Weg ging, selbst in einer Klinik wie Broadmoor. Diese Frage hatte mich zu Beginn meiner Karriere motiviert, über geschlechtsspezifische Vorurteile im Bereich Gewalt zu forschen. Während der Ausbildung hatte ich nicht viel darüber gehört, obwohl ich einige Frauen behandelte, die mir Angst machten. Während eines Praktikums in einer Gemeindepsychiatrie hatte eine Frau einmal in einer Therapiesitzung einen männlichen Therapeuten bedroht. Ich hörte Schreie aus seinem Büro und rannte durch den Gang, um nachzusehen, was los war. Als ich um die Ecke bog, sah ich, dass er sich in seinem Büro verbarrikadiert hatte, während die Patientin, die ich nur als »kochend« vor Wut beschreiben kann, versuchte, mit einem scharfen Gegenstand seine Holztür zu demolieren. Feige, wie ich war, verzog ich mich hastig in eine nahegelegene Abstellkammer und schloss mich dort ein. Was im Nachhinein auf düstere Art komisch wirkte, erledigte sich von selbst, als die Patientin aufgab und unter einem Schwall von Flüchen und Schimpfwörtern die Treppe hinab verschwand, ohne dass Schaden entstanden war oder Polizei und Justiz eingeschaltet werden mussten. Aber die Wut und die Brutalität dieser Frau hatten meine Neugier geweckt. Wäre sie ein Mann gewesen, hätte man sie verhaftet und höchstwahrscheinlich eingesperrt. Das veranlasste mich zu der Frage, ob in unserer Gesellschaft die

Fähigkeit von Frauen zu Gewalt und Brutalität tabuisiert wird. Die Erinnerung daran ist mir in einer Weise im Gedächtnis geblieben, wie es bei einem ausgerasteten männlichen Patienten nicht möglich gewesen wäre, weil männliche Gewalt einem so vertraut erscheint. Die andere interessante Frage lautet, ob ich eingegriffen hätte, wenn ich ein Mann gewesen wäre, statt in einer Abstellkammer zu verschwinden. Darauf habe ich keine Antwort.

Bei Kezias Diagnose spielte vermutlich auch ihr mangelnder Kontakt mit Gesprächstherapien eine Rolle. Als sie in den frühen 1990er-Jahren als Teenager zum ersten Mal wegen paranoider Schizophrenie behandelt wurde, lag der Schwerpunkt auf Medikamenten, nicht auf Gesprächstherapien. Das hing zum Teil mit dem damals weit verbreiteten Glauben zusammen, Therapien seien für Menschen mit einer Psychose ungeeignet, wie ich schon in Gabriels Fall angedeutet habe; der Versuch galt im Allgemeinen als Verschwendung von knappen Ressourcen. Leider spielte wahrscheinlich auch Diskriminierung eine Rolle. In der Vergangenheit hat die psychiatrische Versorgung in Großbritannien People of Colour viel weniger Therapien angeboten als weißen Klient:innen. Zum Glück hat sich die Situation heute etwas gebessert, aber wir haben noch einen weiten Weg vor uns. Diese Einstellung ist ein tief verwurzeltes systemisches Problem und Teil eines umfassenden institutionellen Rassismus. People of Color sind nach wie vor als Therapiepatient:innen unterrepräsentiert, sowohl in Gemeindepsychiatrien als auch in forensischen Einrichtungen.[3] Ein ethisches Problem machte den Fall noch komplizierter. Man hatte mich gebeten, die Angst aus den Köpfen des klinischen Teams zu vertreiben statt aus dem Kopf der Patientin, eine Situation, die mir damals fremd war, später aber noch viele Male auftrat. Ich war unsicher, ob ich mich auf eine Therapie einlassen sollte, die die Art und Weise verändern könnte, wie Kezia »gesehen« wurde. Ich würde mir sehr genau überlegen müssen, wie ich vorgehen sollte. Das war ein wesentlicher Grund, warum ich die Supervision vereinbart hatte. Als ich an diesem Morgen nach einem Parkplatz suchte, war mir ein gewagter Gedanke gekommen: Man hatte mich aufgefordert, Detektivin zu spielen, eine Mischung aus Therapeutin und Sherlock Holmes, die die Psyche eines Menschen unter die Lupe nahm – als wäre das überhaupt möglich.

—

»Ich habe Ihre Nachricht erhalten«, sagte sie. Ihre Stimme war weich und tief, Südlondon mit einem leichten karibischen Akzent. Sie streckte mir den Brief mit dem Termin entgegen, der aussah, als wäre er schon viele Male gelesen und immer wieder zusammengefaltet worden. Gerade als ich etwas dazu sagen wollte, setzte sie wieder an. »Sorry, sorry«, sagte sie. Ich forderte sie auf, fortzufahren, aber sie murmelte nur: »Nichts, nein – sprechen Sie«, eher schüchtern als unhöflich. Ich begann mit meiner üblichen Ansprache, bedankte mich, dass sie bereit war, sich mit mir zu treffen, und erklärte ihr die Rahmenbedingungen unserer Arbeit. Ich hatte das Gefühl, dass sie aufmerksam zuhörte, ihr Kopf bewegte sich auf und ab, als hätte sie jedes Wort verstanden, aber der Blick ihrer braunen Augen war unkonzentriert. Ich musste sie fragen, ob ihr bewusst war, weshalb man sie zu mir in die Therapie geschickt hatte. Sie nickte eifrig, wie eine brave Schülerin, die die richtige Antwort wusste. »Sie haben gesagt, ich soll darüber reden, was ich getan habe ... Aber das ist schon so lange her. Ich muss es hinter mir lassen und nach vorn schauen.« Ich wiederholte es, um sie wissen zu lassen, dass ich sie gehört hatte, aber auch um sicherzugehen, dass ich verstand, was sie meinte. »Sie müssen es hinter sich lassen?« »Hinter mir lassen, nach vorn schauen, ja«, sagte sie.

»Aber zuerst soll ich darüber reden, haben sie gesagt. Es ist zehn Jahre her, wissen Sie. Fast auf den Tag genau.« Ich erinnerte mich an das Datum der Tat, da ich den Bericht gerade gelesen hatte. Sie hatte recht. Als sie den Blick senkte, folgte ich ihm. Sie hatte die Hände auf dem Schoß liegen, unter ihrem Bauch, als wäre er eine große Katze. Es wirkte so, als wollte sie sich selbst beruhigen. Ich versicherte ihr, dass wir an diesem Tag nicht über die Tat sprechen mussten. Sie hob verwirrt den Kopf. »Aber ich glaube, das wollen sie, Doktor.« Sie war so erpicht darauf, es »ihnen« recht zu machen, dass ich an Marys rätselhafte Bemerkung von der vorbildlichen Patientin denken musste.

Vielleicht könnte sie mir erzählen, worüber sie mit ihren anderen Ärzten gesprochen hatte, schlug ich vor. Sie antwortete ähnlich wie zuvor: »Ich war psychisch krank, deshalb habe ich das getan. Sie haben gesagt, es läge an meiner Krankheit, aber ich sollte meine Medikamente nehmen, dann würde es mir besser gehen, und ich könnte alles hinter mir lassen und nach vorn schauen.« Sie hielt inne, dann fügte sie hinzu: »Reicht das? Ich glaube, die anderen wollen, dass ich über Mark spreche, stimmt's?« Ich fand es interessant, dass sie Mark erwähnte, ging aber nicht darauf ein. In der Ausbildung hatte ich durch viel Ausprobieren – und eine Menge Feedback von Supervisor:innen – gelernt, dass es kontraproduktiv ist, die jeweilige Straftat zu früh zu erörtern, auch wenn der oder die Betreffende selbst sie anspricht. Wichtiger war es, zuerst Vertrauen aufzubauen, deshalb forderte ich Kezia auf, mir über das Leben in unserer Einrichtung und ihre Interessen außerhalb der Station zu erzählen.

Sie habe an den Kursen des Bildungszentrums in der Klinik teilgenommen, sagte sie, und eine Beschäftigungstherapie gemacht. Sie erzählte von Bildern, die sie gerahmt hatte, damit sie im Klinikshop verkauft werden konnten. Sie ging sehr gern und regelmäßig in die Kapelle und traf sich gelegentlich mit dem Seelsorger, was mich an ihren tiefen Glauben und den evangelisch-christlichen Hintergrund ihrer Familie erinnerte. Schon zu Beginn unserer Karriere werden wir Psychiater:innen darin geschult, uns der Vielfalt von Glaubensvorstellungen in den verschiedenen Kulturen bewusst zu sein und sensibel damit umzugehen, denn sie ist von entscheidender Bedeutung, wenn man herausfinden will, ob die Gedanken oder Überzeugungen einer Person »normal« sind oder auf eine psychische Erkrankung hinweisen. Religiöse Überzeugungen der Klient:innen sind ein gutes Beispiel für die Art seelischer Erfahrungen, die Psychiater:innen einordnen und berücksichtigen müssen. Akademiker:innen, Philosoph:innen und Gelehrte mögen sich über ihre Gültigkeit streiten, aber im psychiatrischen Sinne ist Glaube keine Wahnvorstellung, weil er auf Vernunft und einem Bewusstsein für Zweifel beruht und der jeweiligen Kultur entspricht, während Wahnvorstellungen starr sind und in einem gesellschaftlichen Kontext als fremdartig gelten.

Ich fragte, ob sie mich ganz zum Anfang zurückführen könnte. »Wovon? Meiner Tat?« »Nein, ich meinte die Zeit nach Ihrer Geburt, den Anfang Ihres Lebens.« »Oh …« Sie schenkte mir ein strahlendes Lächeln und war selig, dass sie über ihre frühe Kindheit in Jamaika sprechen konnte. Sie sei im Haus ihrer Großmutter zur Welt gekommen, in einem kleinen Dorf weit entfernt von der Hauptstadt, und habe dort mit ihrer Mutter und zwei jüngeren Geschwistern gelebt, bis sie sechs war und ihre Mutter sie verließ, um in Großbritannien Arbeit zu suchen. Die Kinder blieben in Obhut der Großmutter. Es war nicht zu übersehen, dass Kezia sie über alles liebte. Ihre Augen leuchteten, als sie erzählte, wie sie gespielt hatten, barfuß in der Sonne herumgelaufen und mit Riesenschildkröten im Meer geschwommen waren. Zu ihren schönsten Erinnerungen gehörten die gemeinsamen Besuche mit der

Großmutter in der Kirche, wo man so wundervoll singen konnte. Zu meiner Überraschung schloss sie unaufgefordert die Augen und rezitierte in einer Art Sprechgesang ein paar Verse aus einem Kirchenlied nach dem 23. Psalm: »Er weidet mich auf einer grünen Aue und führet mich zum frischen Wasser. Er erquicket meine Seele.«

Ich dachte an ihre Wahnvorstellung, von Dämonen besessen zu sein, und fragte mich, ob sie neben dem christlichen Glauben auch andere Arten religiösen Denkens kennengelernt hatte. Ich kannte mich ein wenig damit aus, was das beinhalten könnte: Ich hatte Patienten und Patientinnen gehabt, die mir erzählten, dass sie an Obeah und Voodoo glaubten, wollte aber keine voreiligen Vermutungen anstellen. Stattdessen versuchte ich, mir einen offenen Geist zu bewahren, »im Bardo« zu bleiben. Der englische Dichter John Keats bezeichnete diese Qualität des Denkens als »Negative Capability« (negative Fähigkeit), eine geistige Stille, die Zweifel gelten lässt und sich nicht auf offensichtliche Antworten festlegt. Dies bleibt eine lebenslange Herausforderung für mich, eine Fähigkeit, die in meiner therapeutischen Praxis immer wieder neu trainiert und erlernt werden muss. In Kezias Fall war es wichtig, innezuhalten und darüber nachzudenken, was die Dämonen, die ihr zufolge von Mark Besitz ergriffen hatten, für *sie* bedeuteten, nicht für mich. Möglicherweise entpuppten sie sich als ein entscheidendes Symbol in ihrem Leben. Damals hatte ich bereits viele Wahnpatient:innen behandelt, doch diese Art von Besessenheit war nicht üblich. Häufiger litten die Menschen an Größenwahn oder übertriebener Selbstüberschätzung. »Ich kann dich mit einem Schlag töten.« »Ich bin ein Top-Spion des MI5.« »Ich kann deine Gedanken lesen, ich weiß, was du denkst.« Oder ihre Wahnvorstellungen waren paranoid: Sie glaubten, dass andere Menschen ihnen etwas antun wollten oder sie kontrollierten. Ich hatte gelernt, dass Wahnvorstellungen nie einfach aus der Luft gegriffen sind, sondern meistens aus individuellen Überzeugungen und Erfahrungen heraus entstehen, wie bei Gabriel, dessen paranoide Fantasien seine Ängste und unverarbeiteten traumatischen Erinnerungen widerspiegelten.[4] Kezia war so aufgekratzt, dass ich sie einfach weitermachen ließ, ich lächelte ihr aufmunternd zu und nickte, ohne sie zu unterbrechen. Ich wartete auf das, was ich als nächstes Kapitel ihres Lebens bereits kannte. Es fing damit an, dass ihre Mutter nach Jamaika zurückkehrte, als Kezia zehn Jahre alt war, um sie alle nach Großbritannien zu holen. Eine Vaterfigur wurde zu keinem Zeitpunkt erwähnt, und ich hakte nicht nach, in der Hoffnung, dass dieses Thema irgendwann von selbst zur Sprache kommen würde. Als sie zu ihrer Ankunft in London kam, hielt sie inne, als gäbe es nichts mehr zu sagen. Ihr Gesicht verdüsterte sich.

»Kam es Ihnen nach Jamaika hier nicht sehr grau vor?«, fragte ich. Sie deutete auf das regennasse Fenster und den verhangenen Himmel dahinter, als wollte sie sagen: »Was glaubst du wohl?« Ihr sei noch nie so kalt gewesen und sie sei auch noch nie so nass geworden wie in diesem ersten Winter. »Es war wie auf einem anderen Planeten!« Wir lachten beide über ihren Tonfall, und sie erzählte mir von der Schule, wie schwierig der Unterricht für sie gewesen war, aber wie sie immer gehofft hatte, Krankenschwester zu werden, wenn sie groß war. Die Familie besuchte die Kirche in ihrer neuen Nachbarschaft, wo ihre Mutter einen Freund fand. Er sei einer von vielen gewesen, sagte Kezia. Das Bild, das sie zeichnete, war das eines Lebens ohne eine feste männliche Präsenz, aber mit einer Reihe von unangenehmen Männern, von denen einige ihrer Mutter und den Kindern gegenüber gewalttätig gewesen waren. Das Sozialamt schaltete sich ein paarmal ein, holte die Kinder aber nicht aus der Familie heraus.

Mit achtzehn erfuhr sie, dass ihre geliebte Großmutter gestorben war. Als sie mir das erzählte, stockte ihre Stimme, und ich spürte ihren Kummer wie eine weitere Anwesenheit im Raum, die sich kalt über uns senkte wie ein tiefer Schmerz. Sie hatte Mühe fortzufahren. »Dann wurde ich krank. Man schickte mich zu Ärzten und Schwestern und ins Krankenhaus und gab mir Medikamente, aber ich hasste sie. Ich wurde entsetzlich dick. Ich wollte aufs College gehen. Das hatte ich meiner Oma versprochen.« Ihre Stimme klang gebrochen vor Schrecken und Kummer. Ich konnte ihr nur sagen, dass es sich fürchterlich anhörte. Gleichzeitig dachte ich – sprach es aber nicht aus –, dass es eine große Belastung gewesen sein musste, und das in einer Zeit, in der die meisten jungen Leute voller Träume für ihr Leben sind. Stattdessen hatte sie nicht nur ihre Großmutter, sondern auch den Bezug zur Realität verloren.

Mit einem Mal wurde ich furchtbar müde. Das war mir noch nie während einer Sitzung passiert. Vielleicht lag es an Rhythmus und Tonfall von Kezias Stimme. Ich schüttelte mich ein bisschen, in der Hoffnung, dass sie es nicht bemerkt hatte, und unterdrückte ein Gähnen. Es war fast Zeit, die Sitzung zu beenden, aber ich wollte noch das weitere Vorgehen mit ihr besprechen. Ich erklärte, dass wir uns in der nächsten Woche wieder treffen könnten, wenn sie wollte, und sie stimmte zu und fragte mich rundheraus, ob wir dann auch über »ihr Verbrechen« sprechen würden. Ich versicherte ihr, dass wir noch dazu kommen würden, dass ich aber zuerst noch mehr über ihr Leben erfahren wollte. Wir würden gemeinsam entscheiden, wann sie so weit war, und ich versprach ihr, dass ich sie nicht damit überraschen würde. Sie rieb nervös die Hände an den Oberschenkeln und stand auf, als hätten wir eine Abmachung getroffen. »Ich will es einfach hinter mir lassen und nach vorn schauen.« Wir waren wieder da, wo sie angefangen hatte. »Glauben Sie mir, Kezia, das verstehe ich.«

Vor unserer nächsten Sitzung nahm ich mir Zeit, um mit Jean-Paul zu sprechen. Ich fragte, ob er mir Einzelheiten nennen könnte, die mir helfen würden. Was hatte Kezia gesagt, und was hatte ihn darauf gebracht, dass sie in Mark, den Mann, den sie getötet hatte, verliebt gewesen sei? Ob er sich an den genauen Wortlaut erinnerte? Er wich ein wenig aus und sagte, es sei »eher ein Gefühl« gewesen, das auf ihren Äußerungen ihm gegenüber basierte. Zum Beispiel hatte sie ihm von einem Lied erzählt und gesagt, es würde sie immer an Mark erinnern. Es war ein Liebeslied gewesen. Er sprach auch über seine Befürchtung, dass sie Gefühle für ihn entwickeln könnte, und beschrieb, wie sie einen Wutausbruch hatte, als sie beobachtete, wie er sich mit einer anderen Patientin auf der Station unterhielt.

Später sprach ich noch mit meiner Supervisorin über die Bedeutung von Eifersucht als Tatmotiv. Ein Gefühl, das keinem von uns fremd ist. Die meisten Menschen kennen diese aufwühlende Mischung aus Wut, Angst und Trauer, obwohl nur wenige jemals deswegen töten oder dies auch bloß in Erwägung ziehen. Eifersucht ist seit Langem ein beliebtes Motiv in tragischen Narrativen, egal ob sie real oder fiktiv sind, und auch Jean-Paul hatte auf diese Tradition zurückgegriffen. Meine Aufgabe war es herauszufinden, ob diese Erklärung in irgendeiner Weise auf Kezia zutraf.

Ich erinnere mich, dass ich während meiner Ausbildung einmal einen ähnlichen Fall mit einer Gruppe von forensischen Psychiatern besprochen hatte – alle männlich, wie es damals oft der Fall war. Jemand hatte auf das »Othello-Syndrom«[5], eine Form von »krankhafter Eifersucht«, als potenzielles Motiv für die Gewalttätigkeit unseres männlichen Patienten verwiesen. In *Othello* führt Shakespeare uns vor Augen, wie ein guter Mann von einem »grünäugigen Ungeheuer« überwältigt wird. Hier ist Eifersucht eine fantasievolle und mächtige Kraft von tödlicher Gewalt. Ich war nicht überzeugt, dass das Tötungsdelikt unseres Klienten mit seiner Eifersucht hinlänglich erklärt werden konnte, denn es gab viele eifersüchtige Männer, die nicht auf diese Weise reagierten. Zu meiner Überraschung antwortete einer der erfahrensten Männer gereizt: »Nur eine Frau würde die Eifersucht eines Mannes dermaßen abtun.« Das brachte mich wie beabsichtigt zum Schweigen, aber später schrieb ich ihm, um zu erklären, dass mein Einwand auf psychologischen und rechtlichen Argumenten beruhte und nicht auf meinem Geschlecht. Ich halte das nach wie vor für richtig, aber ich sehe auch ein, dass es vielleicht etwas typisch Männliches gibt, das ich nie ganz begreifen werde, weil ich nie ein Mann war.

Das Othello-Argument wird fast immer von Männern vorgebracht, aber sie sind auch diejenigen, die die meisten Morde begehen. Von dem kleinen Bruchteil der weiblichen Insassen (etwa fünf Prozent von der gesamten Gefängnispopulation, Tendenz steigend) verbüßt die Mehrheit kurze Haftstrafen für gewaltlose Verbrechen. Nur fünf Prozent aller Tötungsdelikte in Großbritannien werden von Frauen begangen, eine Zahl, die überall auf der Welt ähnlich ist, wie UN- und andere globale Studien immer wieder belegen.[6] Über den Grund für diesen großen Unterschied zwischen den Geschlechtern herrscht Uneinigkeit, aber wahrscheinlich sind mehrere Faktoren beteiligt. Möglicherweise erhöht das männliche Y-Chromosom das Gewaltrisiko. Das erklärt jedoch nicht, warum die Mehrheit der Menschen mit Y-Chromosom nie gewalttätig wird. Einige Theoretiker:innen haben (meiner Meinung nach plausibler) argumentiert, dass männliche Rollenerwartungen die Hemmschwelle für die Ausübung von Gewalt senken, sodass viele Männer Gewalt als »normal« betrachten. Ein ähnliches Argument wurde für Frauen vorgebracht: Sie töten nicht so schnell, weil es den Stereotypen und sozialen Normen von weiblichem Verhalten nicht entspricht. Die gesellschaftlich geprägte mütterliche und fürsorgliche Rolle von

Frauen kann sogar vor Gewaltanwendung schützen, weil sie Frauen »prosozialer« macht. Dieser Begriff beschreibt Verhaltensweisen, die als hilfreich für andere Menschen angesehen werden, denn sie schließen Teilen, Zusammenarbeiten und Trösten ein.

Die Vermutung, dass hinter einem Mord, der von einer Frau begangen wird, eine psychische Erkrankung stecken könnte, ist wahrscheinlich die einfachste Antwort in einer Gesellschaft, die der Gewaltbereitschaft von Frauen ambivalent gegenübersteht und sie anders als bei Männern zwar verurteilen, aber gleichzeitig entschuldigen will. Mir fiel auf, dass die Psychiater:innen, die Kezia nach ihrer Verhaftung begutachtet hatten, sich eher auf ihre offensichtlichen Symptome für eine psychische Erkrankung konzentriert hatten als auf die psychologischen Erfahrungen einer jungen Frau, die aus einem anderen Land und einer anderen Kultur eingewandert war. Vielleicht hatten sie sich auch deshalb auf die Erkrankung fokussiert, weil Kezia schon früher gewalttätig geworden war, als es ihr nicht gut ging. Ich hatte gelesen, dass sie mit neunzehn Jahren während eines psychotischen Schubs ihre Mutter körperlich angegriffen hatte, was zu einer Zwangseinweisung in eine nahegelegene psychiatrische Klinik geführt hatte. Ihre Mutter war nicht verletzt worden, aber sie war verängstigt und hatte dem Ärzteteam erklärt, sie wolle nicht, dass Kezia nach ihrer Entlassung wieder nach Hause zurückkehrte, um bei der Familie zu leben. Daraufhin wurde sie in der Reha-Einrichtung untergebracht, in der Mark arbeitete. Ich wollte mehr über all das erfahren, aber mir war auch klar, dass wir zuerst Vorarbeit leisten mussten.

Während der nächsten sechs Monate trafen wir uns regelmäßig und gingen allmählich in einen entspannteren Gesprächsmodus über, in dem ich keine Fragen stellte, sondern sie die Sitzung mit dem beginnen ließ, was an diesem Tag gerade wichtig für sie war. Wir sprachen mehr über ihre Kindheit in Jamaika, über ihre

Freundschaften und Hobbys und über die Höhen und Tiefen ihrer Familienbeziehungen. Bislang habe sich niemand für diese Seite ihres Lebens interessiert, sagte sie. Ich langweilte mich nicht, bemerkte aber, dass die seltsame Schläfrigkeit, die mich in unserer ersten Sitzung plötzlich befallen hatte, gelegentlich zurückkehrte. Ich musste ständig auf der Hut sein, ein Gähnen unterdrücken oder mich notfalls in den Arm kneifen. Das Phänomen trat immer dann auf, wenn Kezia über Trauer oder Verlust sprach oder ihre bekannte Litanei – »alles hinter sich lassen, die Scherben aufsammeln und nach vorn schauen« – wiederholte. Wie hypnotisiert von ihren Worten fühlte ich eine tiefe Müdigkeit in mir aufsteigen. Ich kann es nur als »K.-o.-Gefühl« beschreiben, gegen das ich mich wehrte und das ich so gut ich konnte vor Kezia verbarg. Ich musste unbedingt mit meiner Supervisorin darüber sprechen.

Man bat mich, an einer der Fallbesprechungen teilzunehmen. Das Team wollte ein Feedback, vielleicht auch ein paar Antworten. Ob ich schon welche hätte? Bevor ich zustimmte, wollte ich mit Kezia besprechen, was mit Mark passiert war. Bei unserer nächsten Sitzung erinnerte ich sie an etwas, das uns beiden nicht entfallen war: Jean-Paul hatte die Debatte angestoßen, die uns zusammengeführt hatte, und auch eine neue Erklärung für ihre Tat vorgeschlagen. Dann kehrte ich zu unserem ersten Treffen zurück und fragte, ob wir noch einmal auf den Zusammenhang zwischen ihrer psychischen Erkrankung und der Tat zurückkommen könnten. »Ich glaube, es war damals schwer für Sie, darüber zu sprechen, nicht wahr? Wäre es okay, wenn wir es jetzt noch mal versuchen?« Sie willigte ein, fragte aber: »Wo soll ich anfangen?« Ich schlug vor, dort anzusetzen, wo sie Mark zum ersten Mal getroffen hatte. Sobald sie zu erzählen begann, verschmolz ihre Schilderung mit den Berichten und Zeug:innenaussagen, die ich gelesen hatte, und die Ereignisse wurden vor meinem geistigen Auge wieder lebendig.

Nachdem sie ihre Mutter angegriffen hatte und nicht aus der Klinik nach Hause zurückkehren durfte, war Kezia ein schreckliches Jahr »dort eingesperrt« gewesen, während man eine anderweitige Unterbringungsmöglichkeit für sie suchte. Als schließlich ein Bett in der Reha-Einrichtung frei wurde, hatte Mark sie in der Klinik besucht. Er kam ein paar Wochen vor ihrer Verlegung vorbei, um sich vorzustellen, und erklärte ihr, dass er ihr Betreuer sein würde. Er war ebenfalls afrokaribischer Herkunft – sein Vater war Jamaikaner. Er beantwortete ihre Fragen und sprach mit ihr über das Leben in der Einrichtung, damit sie das Gefühl hatte, dort willkommen zu sein. Am Tag ihrer Entlassung half er, ihre Sachen zu packen, und fuhr sie zu ihrem neuen Wohnheim. Sie hatten von Anfang an eine gute Beziehung zueinander. Er war ein sehr gläubiger Mann und sprach mit ihr über einen versöhnlichen Gott, ein Konzept, das ihr fremd war, von dem sie aber gern hörte. »Er gab mir ein Gefühl von Zuhause«, sagte sie, und ich fand, dass diese Bemerkung wichtig sein könnte. In der Therapie sind Worte immer wichtig, egal wie banal sie einem erscheinen mögen. Wir alle kennen Situationen, in denen wir etwas sagen, was wir eigentlich gar nicht sagen wollten – oder, wie es in einem alten Witz heißt: »Ein Freudscher Versprecher ist, wenn man das eine sagt, aber eigentlich seine Mutter meint.« Vielleicht hatte Kezia genau das gesagt, was sie meinte. In diesem Satz könnte die Bedeutung von »Zuhause« für sie liegen, ganz gleich, ob Mark für sie Jamaika, die Vorstellung einer Vaterfigur oder ein abstrakteres Konzept von Geborgenheit und Liebe bedeutete.

Es war schwierig herauszufinden, was als Nächstes zwischen Kezia und Mark geschah oder ob sich in den Wochen nach ihrem Einzug etwas veränderte. Sie fügte nicht viel zu dem hinzu, was ich bereits wusste. Es ging ihr gut, als sie mit Mark das Krankenhaus verließ, auch wenn sie sich wegen der Ablehnung durch ihre

Mutter noch immer schuldig und verletzt fühlte. Sie nahm an den Aktivitäten des Wohnheims teil und richtete sich in ihrem neuen Zimmer ein. Sie erzählte, dass sie jeden Tag ihre Medikamente genommen hatte, auch wenn nach ihrer Verhaftung einige Leute behaupteten, dass dies möglicherweise nicht stimme. Ich seufzte, wie immer, wenn ich dieses vertraute Klischee über Leute höre, die »ihre Medikamente nicht mehr nehmen«, als wäre das die bequeme Erklärung für alles. Bei einem meiner Ausflüge ins Archiv auf der Suche nach weiteren Erkenntnissen zu Kezias Fall war ich auch auf ein paar Fotokopien von Polizeiberichten gestoßen. Sie enthielten unter anderem handschriftliche Notizen von Mark, die bestätigten, dass Kezia ihre Medikamente nahm. Ich war gerührt, als ich die große, runde Handschrift dieses freundlichen Mannes auf dem Blatt sah, der, kurz bevor er sich ins Wochenende verabschiedete, geschrieben hatte, Kezia sei zwar »stabil, aber ein wenig niedergeschlagen«.

Am Ende einer früheren Sitzung hatten Kezia und ich darüber gesprochen, dass viele nicht »Goodbye« sagen, wenn sie sich verabschieden. »Sie auch nicht, Dr. Gwen«, sagte sie. »Die Leute sagen ›Bis nächstes Mal‹ oder ›Bis dann‹ oder gar ›Tschüss‹, obwohl sie eigentlich ›Goodbye‹ sagen sollten.« Ob ich wisse, dass es so viel wie »God be with you«, »Gott möge dich beschützen«, hieße. Ich hatte mir das gemerkt, weil es ihr so wichtig zu sein schien, und als wir auf ihre Tat zu sprechen kamen, erinnerte ich sie daran. Sie sagte, sie habe Mark am Freitagnachmittag vor dem Mord gesehen, der am folgenden Montag passierte. »War es das letzte Mal, dass Sie miteinander sprachen, bevor Sie ihn getötet haben?« Kezia zuckte zusammen, aber ich vertraute darauf, dass sie inzwischen wusste, dass ich sie mit meinen Worten nicht verletzen wollte. Solch eine direkte Sprache im richtigen Moment zu benutzen, kann Menschen helfen, offen über ihre Tat zu sprechen, weil es zeigt, dass ich bereit bin, zuzuhören. Ich dachte an das Beispiel des Zahlenschlosses und an die Gewaltrisikofaktoren. Ich war gespannt auf die letzte »Zahl«, die für Kezia an dem Tag eingerastet war, an dem sie Mark getötet hatte. Hatte es etwas mit seinem letzten Abschiedsgruß zu tun? Schon ein winziger Hebel konnte reichen, um die verhängnisvolle Schleuse zu öffnen.

Sie saß ganz still da, presste die Lippen fest zusammen und senkte den Kopf, vielleicht um Mut zu fassen. Ich bemerkte, dass sich ihr Äußeres seit Beginn unserer Zusammenarbeit deutlich verändert hatte. Sie trug einen sauberen Trainingsanzug, und ihr Haar war jetzt ordentlich zu Cornrows geflochten. Ich sagte, mir sei bewusst, wie schwer es war, an Marks Tod zu denken, aber vielleicht könnte sie die Tat leichter verstehen, wenn sie sie in Worte fasste. »Ich glaube nicht, dass ich noch mehr verstehen will.« Sie sprach so leise, dass ich mich zu ihr vorbeugen musste, um sie zu hören. »Ich weiß, dass es passiert ist, weil ich ein böser Mensch bin.« Sie hatte diesen Gedanken noch nie geäußert, und ich wiederholte ihn, weil ich ihn für bedeutsam hielt: »Ein böser Mensch?« Die ganze Zeit über schien sie das offizielle Urteil akzeptiert zu haben, wonach sie »wegen ihrer Krankheit« so gehandelt hatte. Diese Idee von Schuld oder Handlungsfähigkeit schien neu zu sein.

Als sie ihren Kommentar nicht weiter ausführte, kehrte ich zu meiner ursprünglichen Frage zurück und erkundigte mich, ob Mark sich von ihr verabschiedet hatte. Hatte er »Goodbye« gesagt? »Nein! ›Mach's gut‹, hat er gesagt. Zweimal hintereinander.« Sie erzählte, dass diese beiden Worte und die Art, wie er sie sagte, ihr große Angst gemacht hätten. Plötzlich hätte sie erkannt, dass in diesem Abschiedsgruß eine versteckte Botschaft lag: Es war ein Hinweis darauf, wie lange sie vielleicht noch zu leben hatte. Mark hatte ihr die verschlüsselte Botschaft übermittelt, dass er von einem Dämon besessen war, der sie töten würde, und zwar sehr bald. Als sie über den Schrecken dieses Augenblicks sprach, standen ihr Schweißperlen auf der Stirn, und ihr Gesicht war erhitzt. »Ich bin das ganze Wochenende in meinem Zimmer geblieben und habe mir seine Worte immer und immer wieder vorgesagt. Mach's gut. Mach's gut. Mach's gut. Ich bin auf und ab getigert, hab fast eine Furche im Teppich hinterlassen und konnte nicht schlafen. Mein Herz fühlte sich an, als würde es mir aus der Brust springen. Ich wusste, dass ich sterben würde, sobald Mark wieder ins Wohnheim zurückkam. Ich wusste, dass ich dann nicht mehr sehr lange auf dieser Welt sein würde.«

Sie habe darüber gegrübelt, was sie tun sollte, und da sei ihr der Gedanke gekommen, ihn umzubringen. »Ich dachte, es wäre das Richtige«, sagte sie mir. »Es fühlte sich an, als hätte ich keine andere Wahl.« Ich wartete, ob sie weitersprach, dann fragte ich leise: »Und Sie konnten mit niemandem darüber reden?« Blöde Frage. Mit wem hätte sie reden sollen? Sie schüttelte den Kopf und fing an, zu weinen, nahm sich aber schnell wieder zusammen und wischte sich wütend über die Augen. Sie war so weit. Dann fing sie an, mir den Tag des Mordes zu schildern.

»Endlich war es Montagmorgen. Ich hörte die Tür zuschlagen, und ich hörte Mark rufen, als er von draußen hereinkam. Ich konnte ihn aus meinem Zimmer im oberen Stockwerk sehen. Er ging in die Küche, und ich wusste, dass er ein Messer holte. Er würde mich abstechen, sobald ich dort reinging. Ich musste verschwinden. Ich zog die Schuhe aus, damit ich auf der Treppe keinen Lärm machte. Ich konnte die Eingangstür sehen, sie war nur ein paar Meter von mir entfernt. Die Sonne fiel durch die Glasscheiben, rosa, grüne und gelbe Quadrate. Ich dachte, ich könnte die Vordertreppe runter und auf die Straße laufen, weg von der Gefahr. Er würde es nicht wagen, mich draußen zu töten. Dann rief Mark meinen Namen und fragte, ob ich eine Tasse Tee wollte. Ich musste mich ihm stellen, denn einem Dämonenmann wäre ich nie entkommen. Ich würde es nur schaffen, wenn ich ihm zuvorkam, also ging ich in die Küche, schnappte mir ein Messer von der Arbeitsfläche, dann noch eins und stürzte mich auf ihn. Ich zielte auf die Augen und die Kehle des Dämons, und dann stach ich in sein böses Herz.« Sie hielt erschöpft inne, als wäre sie gerade eine Meile gerannt, dann sackte sie auf ihrem Stuhl zusammen und vergrub das Gesicht in den Händen. Ich wartete und ließ sie so lange dort sitzen, wie sie brauchte.

Das Schockierende an dieser Tragödie war für mich die Gegenüberstellung von bizarren Wahnvorstellungen und verschlüsselten Botschaften mit so vertrauten menschlichen Reaktionen wie Angst und übersteigertem Grübeln. Ich bin sicher, dass die meisten von uns sich an Situationen erinnern können, in denen wir aus Unruhe und Unsicherheit, die auf unseren Ängsten basierten, irrsinnige Erklärungen für Ereignisse erfanden, an denen uns nahestehende Personen beteiligt waren. Zum Beispiel der Partner, der eine SMS von einer fremden Nummer erhält und deshalb eine heimliche Affäre haben muss, oder das Kind, das zu spät nach Hause kommt und wahrscheinlich entführt oder überfallen worden ist. Diese instinktiven Schlussfolgerungen vermischten sich mit Kezias Psychose und hatten verheerende Folgen. Es war eine Katastrophe im doppelten Sinne des Wortes: ein plötzlicher Wendepunkt und ein schreckliches Ende.

Was dann folgte, kannte ich aus den Zeugenaussagen der Verhandlung und den detaillierten Aussagen der Polizei. An einem winterlichen Montagmorgen gegen neun Uhr wurden Polizei und Rettungsdienst zum Wohnheim gerufen. Das vor Schreck erstarrte Pflegepersonal und die Heimbewohner:innen drängten sich draußen in der Kälte zusammen und trotzten lieber den Elementen, als mitzuerleben, was im Haus vor sich ging. Die Polizist:innen betraten vorsichtig das Wohnheim und gingen um die blutverschmierten Abdrücke derer herum, die vom Tatort geflüchtet waren. Eine junge Frau streckte den Kopf aus einem der Zimmer am Gang, ihr Namensschild wies sie als Pflegekraft aus. Sie deutete in Richtung Küche. Hinter ihr lugten ein paar andere blasse Gesichter hervor: zwei ältere Frauen und ein Mann mittleren Alters, Bewohner:innen, die sie zu schützen und zu trösten versuchte. »Überall Blut!«, krächzte der Mann.

Die Doppeltür zur Küche war nur angelehnt. Als die Polizist:innen hineinstürmten, bot sich ihnen ein Bild des Grauens. Ein großer Mann um die dreißig, schwarz, bekleidet mit Jeans und T-Shirt, lag rücklings in einer sich ausbreitenden Blutlache vor dem Herd, die leeren Augen zur Zimmerdecke erhoben. Neben ihm kniete Kezia, blutverschmiert, aber offensichtlich unverletzt. Sie schaukelte vor und zurück und rief: »Das war falsch. Das war falsch.« Ein Küchenmesser, dessen lange Klinge bis zum Griff rot verfärbt war, lag neben ihr, und als eine Beamtin sie überredete aufzustehen, fand man noch ein kleineres Messer, halb unter der Leiche verborgen. Mark hatte mehr als ein Dutzend Stiche abbekommen und starb, noch ehe die Sanitäter:innen eintrafen. Ich spürte Kezias Qual und stellte mir vor, wie sie irgendwo jenseits aller Vernunft verloren und von Uniformierten umgeben in der Blutlache kauerte. Ein echter Albtraum.

Die Pflegekräfte und Bewohner:innen berichteten, Kezia habe geschrien und immer wieder auf ihn eingestochen. Es kam ihnen vor wie ein erbitterter Streit mit einem unsichtbaren Gegner. »Komm raus, komm raus«, hatte sie gerufen, und: »Im Namen Jesu!« Mark hatte versucht, ihr auszuweichen, während andere versuchten einzugreifen, aber sie sei »wie besessen gewesen«, wie ein Bewohner es ausdrückte, »nicht zu stoppen«. Als sie unmittelbar nach der Tat in Gewahrsam genommen wurde, »war die Verdächtige nicht bei

Sinnen«, so das Protokoll, »sie faselte von Dämonen und dass Gott sie bestrafen würde, dass sie in die Hölle käme usw.«. Ironischerweise deutete dies für mich darauf hin, dass sie innerhalb ihrer eigenen Realität zu dem geworden war, wovor sie sich am meisten gefürchtet hatte: einem schrecklichen, mordenden Ungeheuer.

Es wurden unzählige psychiatrische Gutachten erstellt: eins bei ihrer Einweisung ins Krankenhaus und mehrere für ihren Prozess und die anschließende Verurteilung. Kolleg:innen, die sie bei ihrer Ankunft in Broadmoor zum ersten Mal gesehen hatten, berichteten, wie akut krank sie war, wie sie von ihren Halluzinationen, den leuchtenden »Dämonenaugen« in Marks Gesicht gesprochen hatte und sich in schrecklicher Gefahr glaubte, solange sie den Dämon nicht »aus ihm herausbekam«. Ich bezweifelte, dass sie sich an irgendetwas davon erinnerte, fragte aber trotzdem: »Erinnern Sie sich daran, was Sie gesagt oder empfunden haben, als Sie hier ankamen?« Sie schaute mir in die Augen. »Ich war böse. Ein böser Mensch. Ich hätte bestraft werden müssen. Ich hätte sterben sollen.« Ich versuchte nicht, sie zu beruhigen, wies aber leise darauf hin, dass das Gericht zu dem Schluss gelangt sei, ihre Tat sei der Krankheit geschuldet. Dann erinnerte ich sie noch einmal daran, dass sie mir das bei unserem ersten Treffen erzählt hätte.

»Ich weiß«, sagte sie. »Aber ich kann nicht – ich muss es einfach hinter mir lassen und nach vorn schauen …« Sie verschränkte die Arme um ihren Körper, schaukelte hin und her und wiederholte immer wieder ihr Mantra. In diesem Moment spürte ich, wie die Schläfrigkeit zurückkehrte und mich nun gänzlich überwältigte, als legte sich etwas Schweres, Erstickendes über mein Bewusstsein. Ich kämpfte vergeblich dagegen an und bin sicher, dass ich für mindestens eine Minute einschlief. »Alles in Ordnung, Dr. Gwen?« Kezia tippte mir auf die Schulter. Sie schaute mich leicht besorgt an. Bildete ich mir das nur ein oder war ihr Gesichtsausdruck kritisch? Ehrlichkeit ist in solchen unangenehmen Momenten immer die beste Politik, denn sie zeigt die Bereitschaft, sich alles anzusehen, was im Raum passiert. Ich sagte, dass ich keine Ahnung hätte, was über mich gekommen sei, aber es fühle sich an, als hätte mein Verstand für eine Minute ausgesetzt.

»Ich wünschte, ich könnte meinen auch einfach so abschalten«, sagte sie. »Ich will nicht daran denken, was ich Mark angetan habe.« »Sie haben Angst, daran zu denken?«, fragte ich, wobei ich wieder an Macbeth und seine selbstquälerische Zeile denken musste: »Ich bin entsetzt, denk' ich, was ich getan.« »Ja«, sagte sie. »Wenn ich daran denke, erkenne ich die Wahrheit. Ich bin ein böser Mensch. Es war nicht meine Krankheit, sondern das Böse in mir.« Was meinte sie mit »das Böse«? Ich musste es fragen. Sie wirkte ein wenig verwirrt. »Jean-Paul glaubt, ich hätte Mark umgebracht, weil ich Gefühle für ihn hatte. Ich meine ... Liebesgefühle. Und wenn ich das getan habe, dann ist das böse, das ist der Dämon in mir, ganz sicher. Oder nicht?« An diesem Gedanken war vieles interessant, doch zuerst wollte ich den Begriff »Liebesgefühle« erforschen. Ich fragte, ob Jean-Paul ihrer Ansicht nach recht hätte. Sie runzelte die Stirn. »Ich glaube nicht. Aber ich hatte ja noch nie einen Freund, daher weiß ich es eigentlich nicht.«

Dieser Kommentar und seine schlichte Traurigkeit schockierten mich, obwohl ich glaube, dass ich mir nichts anmerken ließ. Ich war jetzt hellwach und erkannte, dass sich in Kezias Kopf ein neuer Gedanke formte, auf den ich achten und den ich zusammen mit ihr auspacken musste. Ein wenig stockend, aber entschlossen fuhr sie fort: »Ich habe darüber nachgedacht, ob Mark ... Ich meine, Mum hat mir niemals etwas über meinen Vater erzählt, also dachte ich, vielleicht ... hat er so ausgesehen wie Mark. Vielleicht hatte Mark ja sogar denselben Vater gehabt wie ich, damals in Jamaika, und wir waren irgendwie verwandt?« Also eher eine familiäre als romantische Bindung. Ich hakte nach: »Glauben Sie, dass Sie eifersüchtig auf Mark waren?« Sie dachte darüber nach und sagte dann nur: »Ich war traurig, als er wegging.« »Wegging?«, wiederholte ich, weil ich glaubte, sie meinte seinen Tod. »An den Wochenenden ... Er ging an den Wochenenden nach Hause, und ich hatte niemanden zum Reden.«

Damit zeichnete sich eine weitere mögliche Bedeutung für ihre Bindung zu Mark ab. Das Gefühl, abgelehnt zu werden, wenn er an den Wochenenden zu seiner Familie nach Hause fuhr, hatte alte Erinnerungen wachgerufen. Sie war als Kind verlassen worden, als ihre Mutter nach Großbritannien ging. Später kamen andere erschütternde »Abschiede« hinzu – der Verlust ihrer Heimat, der Verlust ihrer Großmutter und die tief sitzende Sehnsucht nach einer Vaterfigur, die sie nie gekannt hatte und sich als einen freundlichen Jamaikaner wie Mark vorstellen wollte. Der seelische Schmerz über Trennung, Migration und Verlust kann eine Qual sein, aber all diese Aspekte ihres Lebens wurden übersehen oder zumindest unterschätzt, als Kezia zum ersten Mal psychisch erkrankte.[7] Der regelmäßige, krankheitsbedingte »Verlust ihres Verstandes« (Bruch mit der Realität) war eine zusätzliche psychologische Belastung: Für sie bedeutete Verlassen und Verlassenwerden sowohl Liebesentzug als auch geistiges Chaos.

Irgendwann verwandelte sich die innere Angst, alleingelassen zu werden, in eine äußere, nämlich angegriffen zu werden. Wer weiß, wie lange sie schon mit diesem Schreckgespenst gekämpft hatte. Es muss eine überwältigende Last für sie gewesen sein. In den letzten Minuten dieser Sitzung saßen wir wortlos zusammen. Das kann genauso wichtig sein wie jedes Gespräch. Es war ein kameradschaftliches Schweigen, als hätten wir etwas gemeinsam durchgestanden und überlebt, und genauso war es vermutlich auch. Als ich sie an diesem Tag verließ, sagten wir beide »Goodbye«. Wir waren so förmlich und vorsichtig mit dem Wort, als machten wir uns gegenseitig ein Geschenk.

Ich hatte eine Menge mit meinem Supervisor zu besprechen, angefangen bei meinem rätselhaften Bewusstseinsverlust. Auch er hatte bisher keine direkte Erfahrung damit gemacht, und ich kann sagen, dass es mir in den dreißig Jahren seither nur noch ein einziges anderes Mal passiert ist, und das war bei einem Mann, der an Depressionen litt und Selbstmordgedanken hatte. Es ist ungewöhnlich für Therapeut:innen, in Sitzungen schläfrig zu werden, denn im Allgemeinen ist es keine langweilige oder einschläfernde Arbeit. Doch für den Fall, dass so etwas passiert, haben wir gelernt, es nicht zu ignorieren. Man riet mir, das Gefühl zu hinterfragen, wie alle Emotionen, die in den Sitzungen auftauchen können.

In den Wochen nach Marks Tod hatte Kezia mehrmals den Wunsch geäußert zu sterben, und das brachte meinen Supervisor und mich auf die Idee, dass Selbstmordgedanken für unsere »vorbildliche Patientin« mittlerweile vielleicht zu schrecklich waren, um sie in ihr Bewusstsein aufzunehmen. Wir überlegten, ob sie diese Gefühle auf mich projiziert haben könnte. Wenn die Psyche des Therapeuten oder der Therapeutin mit den verdrängten Gefühlen des Patienten oder der Patientin derart in Wechselwirkung tritt, nennt man das »projektive Identifikation«. Oberflächlich betrachtet ist es vergleichbar mit einer ansteckenden Stimmung. Wenn wir versuchen, eine empathische Verbindung mit unseren Patient:innen aufzubauen, können einige der eher untypischen Aspekte ihrer psychischen Erfahrungen auf uns übertragen werden. Im Gespräch mit meiner Supervisorin ertappte ich mich bei der Aussage, dass ich beim Versuch, die Psyche meiner Patientin zu verstehen, das Gefühl gehabt hätte, »zu ertrinken«. Nach einigem Hin und Her erkannten wir beide, dass dies eine Reaktion auf Kezias »Lebensmüdigkeit« sein könnte. Möglicherweise versuchte ihr Bewusstsein, ihre Lebendigkeit und damit ihren Schmerz auszublenden, wie in einem »großen Schlaf«, um Raymond Chandlers treffenden Euphemismus für den Tod zu verwenden.

In unserer nächsten Sitzung versuchte ich, Kezia etwas davon zu erklären, doch sie verstand mich nicht, deshalb fragte ich sie geradeheraus, ob sie jemals Selbstmordgedanken gehabt hatte, was sie prompt abstritt. Ich wusste um ihren evangelikalen christlichen Hintergrund. Womöglich war sie in der Überzeugung aufgewachsen, dass Selbstmord eine Todsünde war, sodass es ihr doppelt schwerfallen würde, darüber zu sprechen. Doch nachdem ich das Thema jetzt angesprochen hatte, fiel mir auf, dass sich die Atmosphäre im Raum veränderte, als wäre die Luft plötzlich frischer. In späteren Sitzungen schlief ich immer noch gelegentlich ein, und Kezia weckte mich dann auf. Jedes Mal fragte sie, woran sie meiner Meinung nach an diesem Tag nicht denken wollte. Es schien, als hätte sie die Idee der projektiven Identifizierung nicht nur begriffen, sondern sogar Gefallen daran gefunden. Irgendwann kam ich auf das Thema Selbstmord zurück, und diesmal konnten wir besser darüber reden. Meine kurzen Bewusstseinsausfälle ließen nach. Gemeinsam erforschten wir die Metapher des »Abgleitens«, als würden wir von einer Klippe des Bewusstseins rutschen, und überlegten, ob wir in dieser Hinsicht jetzt beide weniger gefährdet wären. Wir waren uns einig, dass ich wach und sie am Leben bleiben könnte, wenn wir offen über Selbstmordgedanken sprachen. Für mich war es eine enorm wertvolle Lektion darüber, wie subtil und überraschend Menschen starke Emotionen, insbesondere schmerzhafte Emotionen wie Trauer oder Verlust, projizieren oder übernehmen können.

Als sich der elfte Jahrestag ihrer Tat näherte, reflektierten wir gemeinsam die emotionale Tragweite des Ereignisses. In diesen Sitzungen weinte sie oft, und auch mir war nach Heulen zumute.

Aber ich glaube nicht, dass es eine Projektion meinerseits war, sondern eher eine natürliche menschliche Reaktion auf die tragischen Dinge, die sie erlebt hatte. Meine Arbeit macht mich oft traurig. Ich glaube, es gab kaum Klient:innen, mit denen ich nicht irgendeine Art von Traurigkeit erlebt habe, besonders in Langzeittherapien, in denen man sich näher kennenlernt. Es gibt keine »Regeln« für Therapeut:innen, wie sie mit diesen Gefühlen umgehen sollten. Wichtig ist nur, dass man eine für den Patienten oder die Patientin spezifische Beurteilung vornimmt und darauf achtet, Vertrauen aufzubauen, bevor bestimmte Arten von Kommunikation möglich werden. Als ich mit Kezia arbeitete, hatte ich genügend Erfahrung gesammelt, um zu wissen, dass gemeinsame Trauer bei der Behandlung von Patient:innen hilfreich sein kann. Aber es gehört zur Kunst dieser immer wieder neuen Aufgabe, genau zu wissen, wann der richtige Zeitpunkt dafür ist.

Letztendlich steht alles, was ich in der Therapie tue, im Dienst der Klient:innen und der Arbeit. Es geht nicht um Gegenseitigkeit, und es geht nicht um mich. Das bedeutet trotzdem, dass es für die Patient:innen wichtig sein kann, meinen Kummer zu sehen: Mehr als Empathie ist es eine Form von Bestätigung und Respekt vor ihrer Trauer oder dem, was sie durchgemacht haben. Bei Kezia ermöglichte uns das, tiefer in die Bedeutung von Gefühlen einzutauchen. Ich fragte sie nach dem Dämon, der in ihrer Vorstellung von Mark Besitz ergriffen und ihr Leben bedroht hatte, und was sie jetzt dazu meinte. Sie antwortete, sie glaube inzwischen, dass er vielleicht in ihr sei, nicht in Mark, wie ein »gewöhnlicher Dämon«. »Ein gewöhnlicher Dämon?«, fragte ich. »Ja, wie ... Schmerz oder Wut oder Traurigkeit ...« Sie seufzte. »Sie wissen schon ... einer von denen, die wir alle haben.«

Jetzt war ich so weit, dem klinischen Team Bericht zu erstatten. Unsere gemeinsame Arbeit hatte mich davon überzeugt, dass die ursprüngliche Diagnose tatsächlich korrekt gewesen war: Es war ihr psychisch nicht gut gegangen, als sie Mark umgebracht hatte, und die Tat war eher durch ihre Wahnvorstellungen als durch Eifersucht motiviert gewesen. Ich betonte, wie wichtig es außerdem sei, zu berücksichtigen, dass Kezias Gewalttätigkeit von ihren anhaltenden Verlustängsten beeinflusst wurde. In Zukunft wäre es für Kolleg:innen, die mit ihr arbeiteten, von entscheidender Bedeutung, sorgfältig und nuanciert über ihr Bedürfnis nach engen Beziehungen nachzudenken und darüber, wie diese mit ihrem Überleben zusammenhingen. Sie reagierte so empfindlich auf Verlust, dass jedes Gefühl von Ablehnung oder die Möglichkeit, verlassen zu werden, erneut Selbstmordgedanken auslösen könnte, sogar wenn es ihr gelang, diese unter ihrem ruhigen, »vorbildlichen« Äußeren zu verbergen. Das konnte sie für sich selbst und andere gefährlich machen.

Ich war überzeugt, dass all das einen Sinn ergab, merkte aber in der Abschlusssitzung, dass einige Kolleg:innen irritiert waren. Es kam mir vor, als meinten sie, ich machte mir zu viele Gedanken, auch wenn sie es freundlicher ausdrückten. Jemand fragte, ob ich glaubte, dass wir sie trotzdem auf die halboffene Station verlegen könnten. Ja, sagte ich, aber es sei wichtig, dass die Psychotherapeut:innen, die dort mit ihr arbeiteten, ermuntert wurden, über die Schubladen »Schizophrenie«, »Psychose« oder »Mord« hinauszudenken, um Kezias Trauer zu erkennen. Vielleicht würde sie noch Hilfe brauchen, um weiter darüber zu reflektieren und sie zu verarbeiten. Es überraschte mich, dass Jean-Paul an diesem Treffen nicht teilnahm, obwohl er Kezias Bezugspfleger war, doch Mary erzählte, dass er gekündigt hatte. Er sei zu dem Schluss gekommen, dass Broadmoor nichts für ihn sei. »Zu stressig.« Sie schnaubte verächtlich angesichts des mangelnden Durchhaltewillens ihres Kollegen, als wäre er bei einem Loyalitätstest durchgefallen.

Ich war nicht sonderlich überrascht. Inzwischen wusste ich, dass diese Art von Fluktuation beim psychiatrischen Personal nicht ungewöhnlich ist. Es hat schon lange höhere Burn-out-Raten als alle anderen medizinischen Mitarbeiter:innen des Gesundheitssystems, und die wiederum sind deutlich höher als bei Angestellten anderer Branchen. Früher hatte sich das zumindest in ihrer Vergütung widergespiegelt, aber die Sparmaßnahmen haben dem ein Ende gesetzt.

Das war noch nicht ganz das Ende. Kezias Verlegung würde noch fast ein weiteres Jahr dauern, also bot ich an, sie weiterhin zu besuchen, nicht zuletzt, weil ich besorgt war, dass der Abschied von Broadmoor nach so vielen Jahren ein weiterer großer Verlust für sie sein könnte. In gewisser Weise war es ihr sicherstes Zuhause gewesen. Wir sprachen weiter über die langfristigen Auswirkungen von Verlust und Trauer auf die Psyche eines Menschen und darüber, dass wir manchmal um das, was wir getan oder was wir verloren haben, trauern müssen, damit wir neu beginnen können. Bei unserer letzten Sitzung überreichte mir Kezia eine Karte, die sie für mich gemacht hatte, und weinte beim Abschied. Dieses Mal gab ich mir Mühe, nicht dasselbe zu tun, sondern ihr nur meinen Respekt für ihre harte Arbeit und meine Hoffnung für die Zukunft zu vermitteln.

—

Fast ein Jahr verging, bis ich in die Frauenstation zurückkehrte, um eine andere Patientin zu sehen. Die Pläne für die Schließung der Frauenabteilung waren zu diesem Zeitpunkt schon weit fortgeschritten, und ich fragte Mary, die dort immer noch eine feste Größe war, ob sie wüsste, wie es einigen der bereits umgezogenen Patientinnen in ihrem neuen Zuhause ging, darunter auch Kezia.

»Ich war bei einer Fallbesprechung auf der neuen Station. Es geht ihr gut. Einfach nur gut. Sie hat sogar nach Ihnen gefragt. Sie hat mir erzählt, dass Sie manchmal in ihren Sitzungen eingeschlafen sind ... Stimmt das?« Ich musste es zerknirscht zugeben. »Nicht gerade eine vorbildliche Therapeutin, was?«, neckte sie mich. »Sie haben recht«, entgegnete ich, aber vielleicht war es so am besten. Ein Vorbild zu sein – egal für was – ist ein bisschen langweilig.

KAPITEL 4

MARCUS

Der Mann mir gegenüber beugte sich vor und stieß den Zeigefinger in die Luft. »Bei der erstbesten Gelegenheit bringe ich mich um. Kapiert?« Ich fragte mich, was er von mir erwartete – sollte ich ihn bitten, es nicht zu tun, oder ihn auffordern, sich es noch einmal zu überlegen? »Das ist mein Ernst. Bei der erstbesten Gelegenheit, die sich mir bietet, war's das!« Ich konnte mir immer noch nicht erklären, was ich seiner Meinung nach mit dieser Information anfangen oder dazu sagen sollte. Außerdem wusste ich es selbst nicht. Daher versuchte ich es so: »Können Sie mir einen Grund dafür nennen?« Er riss die Augen auf und schnaubte ungläubig, als hätte er noch nie eine dämlichere Frage gehört. »Einen Grund? Also jetzt mal im Ernst, gute Frau. Ich werde fast sechzig sein, wenn ich hier rauskomme. Falls ich es überhaupt so lange mache. Ein alter Mann. Bäh!« Allein diese Vorstellung jagte ihm einen sichtbaren Schauer über den Rücken.

Es war meine erste Sitzung mit Marcus. Neue Patient:innen sprechen mich meistens mit »Frau Doktor« an, daher merkte ich mir, dass er mich »gute Frau« genannt hatte. Es hatte fast etwas abschätzig geklungen und sagte viel aus über das, was er von mir oder von Frauen im Allgemeinen hielt. Noch neugieriger war ich darauf, weshalb das Alter für ihn eine so schreckliche Vorstellung war. Es hörte sich an, als wäre Altern schlimmer als die vielen Jahre, die ihm im Gefängnis bevorstanden, oder gar der Tod. Ich wartete, dass sich die Angst vor der Vorstellung seines gealterten Ichs ein wenig legte, und war nicht überrascht, als er eine ganze Weile schwieg. Viele Menschen in der Therapie verstummen, wenn die Sprache auf etwas Beunruhigendes oder Beängstigendes kommt. Dann fiel ihm noch etwas ein: »Außerdem macht es mich krank, was ich getan habe, wissen Sie. Ich meine Julia.«

Wir saßen in einem der angenehmeren Therapieräume der Aufnahmestation mit Blick auf die gepflegten Gärten. Durch das Fenster hinter ihm konnte ich die hohe Umzäunung jenseits der Bäume erkennen. Es war mitten am Vormittag, wenn die meisten Patient:innen nicht auf Station sind, weil sie eine Beschäftigungstherapie machen oder Sport treiben. Ich hatte mir eine Zeit ausgesucht, in der wir ein ruhiges Zimmer bekommen konnten. Dort würden wir nicht gestört oder abgelenkt, obwohl man im Hintergrund immer das Dröhnen des Fernsehers aus dem nahen Gemeinschaftsraum hörte. Marcus war vor Kurzem aus der Haftanstalt ins Broadmoor Hospital verlegt worden, weil man über sein Selbstmordrisiko beunruhigt war. Ich war jedoch nicht seine Therapeutin. Zu dieser Zeit, Mitte der Nullerjahre, betreute ich als leitende Psychiaterin eine Abteilung der Klinik und beaufsichtigte ein Team von Mitarbeiter:innen, darunter psychiatrische Pflegekräfte und Psychotherapeut:innen. Ich kümmerte mich weiter um einige meiner Einzeltherapie-Patient:innen, aber den Großteil meiner Zeit verbrachte ich inzwischen damit, die Mitarbeiter:innen als Supervisorin bei ihrer Arbeit zu unterstützen oder ihnen beim Ausprobieren von Therapien zu helfen – eine wichtige Funktion, die ich bis heute ausübe. Meine Rolle in Marcus' Fall war die einer verantwortlichen Fachärztin: Rechtlich gesehen bedeutete es, dass ich seine Behandlung koordinierte, solange er in Broadmoor untergebracht war. Ich würde hin und wieder Termine mit ihm wahrnehmen, aber andere Mitglieder des Teams würden die tägliche Arbeit erledigen und mir bei den regelmäßigen Fallbesprechungen Bericht erstatten.

Bei seiner Aufnahme im Broadmoor Hospital war Marcus gerade vierzig geworden und hatte ein Jahr seiner lebenslangen Haftstrafe für den Mord an Julia abgesessen, einer jungen Frau, die als Assistentin in seiner Firma gearbeitet hatte. Er war verheiratet und sie ledig gewesen, sie hatten eine kurze Affäre gehabt, die einvernehmlich endete, und waren freundschaftlich verblieben. Am letzten Abend ihres Lebens hatte Julia Marcus nach der Arbeit zu einem Drink in ihre Wohnung eingeladen. Seiner Aussage zufolge hatten sie sich bei Wein und Chips eine Weile unterhalten, und dann hatte sie ihm erzählt, dass sie es jetzt mit Onlinedating versuchte. Daraufhin hatte er sie mit seiner Krawatte erdrosselt. Anschließend war er zu seiner ahnungslosen Frau nach Hause gefahren und am nächsten Morgen auf der Polizeiwache erschienen, um die Tat zu gestehen. »Julia hat mich eifersüchtig gemacht«, erklärte er. Wie schon im Fall Kezia deutlich wurde, gilt Eifersucht in unserer Gesellschaft als ein seit Langem akzeptiertes Motiv für »Verbrechen aus Leidenschaft«. Es ist bemerkenswert, wie oft sie als Begründung angeführt wird, wenn Menschen wegen einer Gewalttat verhaftet werden. Ebenso ist bekannt, dass Tötungsdelikte innerhalb von Partnerschaften häufiger vorkommen als in anderen Beziehungsgefügen (zum Beispiel in der Familie). Zahlreiche Studien haben gezeigt, dass Frauen die Hauptopfer sind, obwohl ihre Peiniger keine homogene Gruppe bilden.[1] Tötungsdelikte innerhalb von Partnerschaften weisen auch das höchste Risiko für einen anschließenden Selbstmord auf, daher war Marcus in dieser Hinsicht kein Einzelfall.[2] Trotzdem glaubte ich, dass es für unser Team noch viel mehr zu entdecken gab. Warum hatte Marcus das Gefühl gehabt, dass Julia sterben musste? Und warum äußerte er jetzt den Wunsch, sich selbst umzubringen?

Zu diesem Zeitpunkt meiner Karriere beschäftigte ich mich intensiv mit dem Thema frühkindliche Bindungen und arbeitete mit einem deutschen Kollegen an einem Buch darüber.[3] Die Bindungstheorie ist ein psychologisches Modell, das auf Freuds Annahmen über die Bedeutung der frühen Kindheit aufbaut und von John Bowlby weiterentwickelt wurde, einem britischen Psychiater, der in den 1950er-Jahren mit emotional gestörten Kindern arbeitete. Er ging davon aus, dass Menschen, wie andere Primaten auch, über ihre gesamte Lebensspanne hinweg das Bedürfnis haben, sich an andere zu binden, und dass die Entwicklung einer stabilen Bindungsbeziehung in der Kindheit wichtig für die spätere psychische Gesundheit ist. Spätere Studien, die sich auf diese Theorie stützten, zeigten, dass Instabilität in solchen frühen Bindungen ein Risikofaktor für eine Reihe von psychologischen Problemen ist, darunter Affektlabilität, psychosomatische Störungen und Schwierigkeiten beim Aufbau enger Beziehungen zu Familie, Partner:innen und sogar Ärzt:innen.[4] Erst in den 1990er-Jahren, als ich noch studierte, nahm sich die empirische Forschung dieses Themas wirklich an. Während meiner Ausbildungszeit stand es noch nicht auf dem Lehrplan, inzwischen aber wurden Ideen, die auf der Bindungstheorie basieren, unter meinen Kolleg:innen breitflächiger diskutiert. Nach der Ausbildung machte ich das Thema zu einem Schwerpunkt meiner wissenschaftlichen Forschung und untersuchte die Zusammenhänge zwischen Kindheitstrauma, instabilen Bindungen und psychischen Erkrankungen im späteren Leben. Dabei wurde mir immer bewusster, dass es einen expliziten Zusammenhang zwischen Bindungserfahrungen und der sprachlichen Fähigkeit, eine wahrheitsgetreue Version der eigenen Geschichte zu erzählen, gibt. Ich hatte das schon bei anderen Patient:innen beobachtet, aber Marcus lieferte mir neue Einsichten – vor allem weil es ihm auf den ersten Blick nicht schwerfiel, über sich selbst zu sprechen.

Als ich ihn kennenlernte, war ich gerade Mutter geworden, was meinen Überlegungen über die Bindungsbeziehung zwischen Eltern und Kindern eine weitere »am eigenen Leib erlebte« Dimension verlieh. Wie in der Kunst erfordert die Arbeit auf meinem Gebiet den Einsatz von Herz und Verstand. Es bedeutet, dass Persönliches und Berufliches nie getrennt sind, was gleichermaßen problematisch und vorteilhaft sein kann. Die Mengendiagramme von »Gwen« (Mutter, Ehefrau, Tochter, Freundin) und »Dr. Adshead« weisen immer eine gewisse Überlappung auf, obwohl sie sich wie die Psyche unablässig verändern und verwandeln.

Bei unserer ersten Fallkonferenz hatte mein Team darüber gesprochen, dass Marcus' Situation besonders rätselhaft war, weil er nie gewalttätig gewesen war, ehe er Julia umbrachte. Einen anderen Menschen zu erdrosseln, erfordert eine gewisse Nähe, egal, ob der oder die Betreffende seinem oder ihrem Opfer mit einem Stück Stoff die Luft abschnürt oder mit bloßen Händen den Hals zudrückt. Beides setzt erhebliche Kraft und Entschlossenheit voraus. Der Mann, der mir gegenübersaß, schien beides zu besitzen, und meiner Meinung nach konnte das auch dafür sprechen, dass er fähig und konsequent genug war, sich das Leben zu nehmen. Ich sah ihn mir an: Er hatte die Schultern gestrafft, die Wirbelsäule aufgerichtet, die Handflächen auf den Knien ausgebreitet, die Füße auf dem Boden, er war sowohl geerdet als auch bereit zu handeln. Es war die Haltung eines Mannes, der seinen Raum beansprucht und sich seiner Männlichkeit bewusst ist. Dichtes dunkles Haar, blaue Augen und jugendliches Aussehen – ja, ich konnte verstehen, warum Frauen ihn attraktiv fanden.

Wie immer bei der ersten Begegnung fragte ich, wo seine Geschichte begonnen hatte und wie es dazu kam, dass wir uns jetzt gegenübersaßen. Die Reaktion auf diese scheinbar lapidare Eröffnungsfrage fällt bei jedem anders aus, und die Art, wie man die eigene Erzählung beginnt, ist aufschlussreich. Ich bemerkte, dass Marcus diese Frage zu gefallen schien, vielleicht war es eine willkommene Ablenkung vom Thema Selbstmord. Seine Körpersprache veränderte sich. Er sah nicht mehr mich an, sondern starrte an die Decke, verschränkte die Hände hinter dem Kopf und entspannte sich auf seinem Stuhl. »Wo soll ich anfangen?«, fragte er. Es war eine eindeutig rhetorische Frage. »Ich bin in der Finanzbranche tätig«, begann er, »Renten, Investmentfonds, Anleihen. Verstehen Sie?« Ich nickte kurz und spürte, dass es ihn nicht wirklich interessierte, ob ich verstand oder nicht. Es war klar, dass er nicht mit seiner Geburt oder frühen Kindheit anfangen würde. Die Erzählung, die dann folgte, enthielt zahlreiche Klischees einer selbst geschaffenen, außergewöhnlichen Persönlichkeit: Er sei »der Erste in der Familie, der auf die Universität gegangen war«, »so was wie ein Rohdiamant«, »der Außenseiter«. Mit dreißig, so seine Behauptung, hatte er bereits ein florierendes Unternehmen aufgebaut.

Die ganze Zeit über sprach er frei und mühelos, hielt Blickkontakt und setzte ausladende Gesten ein, wenn er die Größe eines Geschäfts oder das Ausmaß seiner diversen rasant wachsenden Unternehmen beschrieb. Mehrmals betonte er den phänomenalen Erfolg, den er gehabt hatte, und erzählte, wie er in der Presse gefeiert und als Redner neben Industriebossen eingeladen worden war, die doppelt so alt waren wie er. Wenn das alles stimmte, machte es ihn zu einem ungewöhnlichen Täter, denn ein solcher Erfolg im Geschäftsleben setzt normalerweise eine prosoziale Persönlichkeit und Eigenschaften wie Einfühlungsvermögen und Pflichtgefühl voraus. Ich machte mir eine mentale Notiz, um die Details seiner Schilderung mit den Unterlagen zu vergleichen, die ich über ihn finden konnte. Schon kleine Diskrepanzen können aufschlussreich sein, und falsche Selbstdarstellungen verstärken das Risiko für sich selbst und andere.

Während er immer weitererzählte und wie ein Sänger seine größten Hits aufzählte, dachte ich, dass die meisten wirklich erfolgreichen Menschen das nicht tun, sie haben es nicht nötig. Es war fast so, als versuchte Marcus, sich selbst davon zu überzeugen, dass dies alles der Wahrheit entsprach. Dann hielt er plötzlich inne. Einen Moment lang saß er da und musterte mich mit leicht zusammengekniffenen Augen, als wollte er abschätzen, was ich bislang von ihm hielt. Schließlich sagte er: »Übrigens habe ich gehört, dass Sie sehr gut sind.« Ich glaubte keine Sekunde, dass er so etwas wirklich gehört hatte, und ging nicht weiter darauf ein, aber es war interessant, dass er es erwähnt hatte. Im Kontext seines selbstverherrlichenden beruflichen Werdegangs hatte er vielleicht das Gefühl, für sich das Beste beanspruchen zu müssen. Es klang fast so, als hätte er ein Anrecht darauf.

Seit Beginn unserer Sitzung hatte er eine ganze Menge gesagt. Ich hoffte, er würde noch weiter in die Vergangenheit zurückgehen, in seine Schulzeit, wenn nicht sogar in seine frühe Kindheit, aber jetzt wechselte er plötzlich in die Gegenwart und fing an, sich zu beschweren. Er zählte mir alles auf, was er verloren hatte und aus seinem alten Leben vermisste, vor allem sein Geschäftsimperium, aber auch seine Frau, seine Freiheit, seine Besitztümer ... Er erwähnte mehrere Autos, die er besessen hatte, und lächelte zärtlich, als er von seinem Lieblingsauto sprach, einem Sportwagen, den er als »echte Schönheit« bezeichnete.

Zu diesem Zeitpunkt war ich bereits ein wenig ratlos. Im Gegensatz zu dem, was ich aus den Überweisungspapieren an uns verstanden hatte, schien Marcus nicht im Geringsten depressiv oder selbstmordgefährdet zu sein. Es war möglich, dass er eine Mauer aus Worten um sich herum errichtete, wie Menschen es manchmal tun, um sich gegen eine tiefe Verzweiflung abzuschirmen und nicht davon überwältigt zu werden. Schließlich hatte er eine lebenslange Haftstrafe vor Augen. Sich damit abzufinden, ist so ähnlich, wie eine Krebsdiagnose im Endstadium zu erhalten. Man verliert die Zeit, die man noch vor sich zu haben glaubte, um sein Leben zu leben, und es erfordert eine Menge Kraft, irgendwie weiterzumachen. Es ist, als würde man sich ohne Lampe durch einen dunklen Raum tasten.

»Wie kommt es, dass Sie hier bei uns gelandet sind?«, fragte ich, als er endlich schwieg. Er verdrehte die Augen. »Das wissen Sie doch alles, das hat man Ihnen doch bestimmt mitgeteilt.« Ich antwortete, dass ich es gern von ihm hören würde. Da war etwas in seinem störrischen Blick; ich spürte ein Aufflackern von Wut, als er zur ersten Aussage des Tages zurückspulte. »Weil ich versucht habe, mich im Gefängnis umzubringen, und es bei der erstbesten Gelegenheit wieder tun werde.« Ich nickte ruhig. »Und was hat Sie bisher davon abgehalten, es wieder zu tun?« Ich glaube nicht, dass er diese Frage erwartet hatte, jedenfalls musste er eine volle Minute über seine Antwort nachdenken. »Ehrlich gesagt« – ich fragte mich, was jetzt kommen würde, weil ich dachte, dass Marcus' Ehrlichkeit sich von der anderer Leute unterscheiden müsste – »habe ich es nur deshalb noch nicht getan, weil die Gefängniswärter mich Tag und Nacht kontrolliert haben.« Es lag kein Hauch von Schmerz oder Paranoia in seiner Stimme. Er wirkte stolz, wie ein Schauspieler, der sich ein treues Publikum erobert hat. »Also muss ich es wohl hier tun. Bei der erstbesten Gelegenheit, wie gesagt. Ich werde es tun.« Ich gab so was wie ein »Verstehe« als Antwort, was definitiv nicht das war, was er hören wollte. Er wirkte entwaffnet, als hätte er mehr von mir erwartet. Er hatte etwas Verletzliches an sich, etwas Zerbrechliches, fand ich, obwohl er sich aufführte wie ein Alphamännchen.

Ich hatte mit meinen Kolleg:innen im Gefängnis gesprochen, die seine Verlegung in die Klinik beantragt hatten, und sie hatten bestätigt, dass sie Marcus' Versuche, sich umzubringen, zwar vereitelt hatten, aber trotzdem glaubten, dass er es ernst meinte. Sie hatten einen Vorfall geschildert, bei dem er sie mit einer zerbrochenen CD in der Hand herausforderte, ihn daran zu hindern, sich mit der scharfen Kante die Kehle durchzuschneiden. Kein Wunder, dass sie ihn zu uns geschickt hatten. Er musste eine Riesenbelastung für sie gewesen sein, denn ich wusste, dass sie in den letzten zwölf Monaten in der Gefängnisanstalt bereits drei Selbstmorde zu verzeichnen gehabt hatten. Ich konnte sehr gut verstehen, weshalb sie ihn dort nicht haben wollten. Nun war sein Selbstmordrisiko in die Verantwortung von Broadmoor übergegangen.

Die verbliebene Zeit unserer Sitzung nutzte ich, um Marcus das Vorhaben unseres Teams zu erklären. Das Ziel sei, alle gemeinsam daran zu arbeiten, seine Depressionen zu behandeln, um sein Selbstmordrisiko zu verringern und ihn dann ins Gefängnis zurückzuverlegen, damit er dort seine Strafe verbüßte. Er spottete über die Vorstellung, dass er die Klinik jemals lebend verlassen würde, und behauptete, dass alle Bemühungen, ihn vom Selbstmord abzuhalten, zum Scheitern verurteilt seien. Bevor er ging, fragte er noch, wie groß das »Team Marcus« war, und ich spürte seine Genugtuung darüber, dass sich eine ganze Gruppe von hoch qualifizierten Fachleuten – nicht nur ich, eine einzelne Frau – um seine Bedürfnisse kümmern sollte. Ich wusste, dass es zu diesem Zeitpunkt voreilig war, zu schlussfolgern, dass er eine Depression vortäuschte, nur weil ich die Anzeichen dafür nicht sofort entdecken konnte. Laut Gesetz mussten zwei unabhängige Psychiater:innen seine Verlegung befürwortet haben, und ich hatte keinen Grund zu der Annahme, dass sie sich hatten blenden lassen. Es ist viel schwieriger, psychiatrisches Fachpersonal zu täuschen, als man gemeinhin annimmt.

Nach dieser ersten Sitzung verordnete ich Marcus Antidepressiva und regelmäßige Therapiesitzungen, die seine Persönlichkeit und seine Beziehungen durchleuchten und uns vielleicht helfen würden, zu verstehen, welche Bedeutung die Selbstmordpläne für ihn hatten. Ich schärfte dem Team ein, ihn unter ständiger Beobachtung zu halten, zu jeder Zeit, Tag und Nacht. Bis heute kann ich mich an bestimmte Details und die Gesichter von zwei Männern erinnern, die ich als junge Praktikantin begutachtet hatte. Sie hatten sich umgebracht, und ich mache mir immer noch Vorwürfe, dass ich irgendwie mit schuld daran war. Beim ersten Mal hatten sich meine Kolleg:innen um mich geschart und mich unterstützt. Mein Supervisor hatte mir versichert, dass niemand etwas hätte ahnen können – der Mann hatte auf alle, die mit ihm zu tun hatten, »unauffällig« gewirkt. In dem anderen Fall hatte die Wut des Klienten eine tiefe Verzweiflung überdeckt. Jede:r in meinem Arbeitsumfeld fürchtet sich vor dieser Möglichkeit, und ich wollte nicht, dass es noch einmal so weit kam. Wir durften nicht riskieren, dass menschliches Versagen es Marcus ermöglichte, sein Vorhaben in die Tat umzusetzen.

—

»Für mich sieht er nicht wie ein Selbstmörder aus«, murrte ein paar Wochen später eine der erfahrenen Fachpflegerinnen. Natürlich sind gestörte Verbindungen zwischen Körper und Gehirn keine Seltenheit, aber wenn jemand nicht auf Antidepressiva oder auch irgendeine andere Art medizinischer Behandlung anspricht, kann das bedeuten, dass er oder sie sie gar nicht braucht. Marcus hatte sich nur bitterlich über die Nebenwirkungen beklagt. Auch mit seiner Therapeutin und den Pflegekräften war er absolut unkooperativ gewesen, genau wie im Gefängnis. Das Team war sich nicht sicher, ob er wirklich depressiv oder auch nur verzweifelt war. »Er will uns bloß die ganze Zeit Angst machen«, sagte eine aufmerksame junge Krankenschwester. Ich teilte ihren Eindruck. Marcus hatte offenbar überhaupt kein Interesse daran, seine Selbstmordfantasien zu verstehen, drohte oder prahlte aber gern mit ihnen, nur für den Fall, dass wir die Botschaft nicht verstanden. Einen denkwürdigen Vorfall hatte es allerdings doch gegeben. Während des gemeinsamen Mittagessens hatte er sich vor den Augen der anderen Patienten Essen und Papierservietten in den Hals gestopft, was alle extrem verstörte. Ein anderes Mal hatte er versucht, sich im Beisein einer Krankenschwester mit einem verdrehten Strang Klopapier zu erdrosseln. Es war eine beängstigende Parodie auf die Art und Weise, wie er Julia umgebracht hatte.

Seine Mätzchen verärgerten allmählich jede:n auf der Station, obwohl sich das Personal alle Mühe gab, nicht darauf zu reagieren. Ausbildung, kollegiale Unterstützung und Supervision helfen uns, wenn wir mit jemandem konfrontiert werden, der so schwierig ist wie Marcus, aber die Leute an vorderster Front sind auch nur Menschen, und besonders für die jüngeren Mitarbeiter:innen stellt so ein Fall eine Herausforderung dar. Es gab viele gereizte Auseinandersetzungen und schwierige Momente. Jemanden tagelang ständig beobachten zu müssen, kann das reibungslose Funktionieren einer Station empfindlich stören, da mehrere Mitarbeiter:innen mit der Vollzeitbetreuung dieses einen Patienten oder dieser einen Patientin beschäftigt sind. Sie haben weniger Zeit für die übrigen Patient:innen und Behandlungen, und von daher ist es nicht ungewöhnlich, dass die zu beaufsichtigende Person den Unmut der anderen Patient:innen auf sich zieht. Dieser Zustand wurde durch Marcus' anhaltend negative Einstellung noch verschlimmert: Er beschwerte sich über die Pflegekräfte, die Patienten, das Essen und darüber, dass wir ihm nicht halfen. Ein Kollege erzählte mir, eines Morgens sei Marcus schrecklich schlecht gelaunt in seinem Büro erschienen und habe verlangt, »den Chef« zu sprechen. Er wollte melden, dass der Pfleger, der ihm in der Nacht zuvor zugeteilt worden war, einen Moment eingenickt war. Er müsse für seine Inkompetenz bestraft werden, sagte er. »Ich hätte sterben können, während er schlief!«

Ich selbst war einige Male Zeugin, als er mit der ihm zugewiesenen Aufpasserin durch die Station marschierte und jede:n in Hörweite wissen ließ, dass er es nicht gewohnt sei, mit so ungebildeten und unkultivierten Menschen zusammen zu sein. Er zeterte, weil er mit den anderen Patienten nichts gemein zu haben glaubte, übersah jedoch die Ironie der Tatsache, dass er nur deshalb in unserer Abteilung war, weil er genau wie sie anderen Menschen gegenüber extrem gewalttätig geworden war. Er provozierte und mischte sich in Privatgespräche ein, um die Aufmerksamkeit auf sich zu lenken. Mehr als einmal führte dies zu Drohungen und versuchten Übergriffen vonseiten verärgerter Mitpatienten.

Es war, als würden wir uns alle um ein großes, bösartiges Baby kümmern, das keinerlei Gespür für die Bedürfnisse oder Gefühle anderer hatte. Innerhalb des klinischen Teams begannen wir zu überlegen, ob Marcus narzisstischer war, als wir geglaubt hatten. In der Psychiatrie gilt Narzissmus als komplexer Begriff, der sich nicht auf eine bestimmte Krankheit bezieht, sondern auf einen Persönlichkeitstyp, bei dem Menschen fordernd, arrogant und auf den eigenen Vorteil bedacht sind. Er stützt sich auf den Mythos eines schönen jungen Mannes namens Narziss, der seine Bewunderer zurückwies und sich in sein eigenes Abbild verliebte, als er es auf der Oberfläche eines Sees gespiegelt sah. Seine Tragödie endete damit, dass er versuchte, der begehrten Person gegenüber näher zu kommen, sich selbst nicht erkannte und deshalb ins Wasser fiel und ertrank. Im wirklichen Leben haben Menschen mit einer pathologisch narzisstischen Persönlichkeitsstruktur Schwierigkeiten in Beziehungen und zum Teil ein relativ kurzes Leben. Gelegentlich lassen sie sich auf eine Behandlung ein, die aber selten zum Erfolg führt, weil eine Therapie Vertrauen und Verletzlichkeit voraussetzt, während eine narzisstische Person sich anmaßend und überheblich gibt, um ihre wahren Bedürfnisse zu unterdrücken. Andere zu kontrollieren und herabzusetzen, verschafft solchen Patient:innen oberflächliche Erleichterung, selbst wenn es bedeutet, Menschen, die ihnen vielleicht helfen könnten, vor den Kopf zu stoßen. Das hörte sich nach Marcus an.

Die narzisstische Persönlichkeitsstörung ist heutzutage eine weitverbreitete Diagnose, besonders für Männer in Machtpositionen. Vermutlich liegt das zum Teil daran, dass Darstellungen von pathologischem Narzissmus große Ähnlichkeit mit unserer gesellschaftlichen Vorstellung von »echter« Männlichkeit haben. In meinem Fachgebiet führt man Debatten darüber, ob jede Form von Narzissmus schädlich ist, und wenn nicht, wo die Grenzen zwischen normalen und anormalen oder möglicherweise sogar bösartigen Formen liegen. Es ist zum Beispiel klar, dass alle Heranwachsenden eine narzisstische Phase durchlaufen. Ich erinnere mich an eine solche Periode in meinem eigenen Leben: Sie manifestierte sich in grottenschlechten Gedichten über die Trostlosigkeit und Schönheit der Welt, die niemand außer mir ermessen konnte. Glücklicherweise finden die meisten von uns (mitsamt ihren schlechten unveröffentlichten Gedichten) am anderen Ende unversehrt wieder aus diesem Prozess heraus. Diejenigen, bei denen sich im Erwachsenenalter noch ein Hang zum Narzissmus erhalten hat, können dynamisch und charismatisch sein, und das mag ihnen helfen, Teams zu motivieren und zu inspirieren. Ich bemerkte diese Eigenschaft bei Marcus während der Patiententreffen auf der Station, wo er Diskussionen über Forderungen nach besseren Bedingungen anzettelte, auch das war ein Forum für Selbstdarstellung. Zu meiner Überraschung erklärten uns einige Kolleginnen, die von anderen Stationen kamen und die Details seines Falles nicht kannten, dass sie ihn charmant fanden und der Meinung waren, dass wir ein bisschen grob mit ihm umsprangen. Mir fiel auf, dass kein Mann darunter war, eine Tatsache, die später, als ich mehr über seine wahre Geschichte herausfand, eine größere Bedeutung erhielt.

Marcus widersetzte sich weiterhin jedem Versuch, ihm zu helfen. Er mäkelte an allem herum und mischte sich auf der Station ein, bis das Personal befürchtete, Mitpatienten könnten ihn tatsächlich angreifen. Wir beschlossen, ihn auf eine Rehabilitationsstation zu verlegen, wo die anderen Patienten weniger akute psychische Probleme hatten und Fortschritte in ihrer Genesung machten. Das bedeutete, dass sie die meiste Zeit außerhalb der Station verbrachten und an Beschäftigungstherapien und anderen Aktivitäten teilnahmen. Gut möglich, dass auch sie Marcus nervig fanden, wenn sie in seiner Nähe sein mussten, aber zumindest hätten wir so die Wahrscheinlichkeit eines Angriffs verringert. Seine Therapeutin versuchte geduldig, ihn dazu zu bringen, sich mit seinen Gefühlen auseinanderzusetzen, und ich verbrachte einige Zeit damit, die Kolleg:innen im Gefängnis ausfindig zu machen, die ihn zu uns geschickt hatten, oder seine Anwälte zu kontaktieren, in der Hoffnung, mehr über seine Vergangenheit zu erfahren. Es könnte uns helfen, ihn besser zu verstehen.

Wie sich herausstellte, konnte man sich nicht auf das verlassen, was er über sein Leben erzählt hatte. Er war zwar auf der Universität gewesen, hatte allerdings keinen Abschluss gemacht, sondern das Studium nach einem Jahr abgebrochen. Er hatte Unternehmen geführt, doch keins war erfolgreich gewesen – im Gegenteil, er hatte mit Schulden und Rechtsstreitigkeiten zu kämpfen gehabt. Er war nie wegen Gewaltanwendung aufgefallen, hatte aber zwei kurze Haftstrafen wegen Betrugs abgesessen. Außerdem war er vor langer Zeit wegen Belästigung einer Frau (darunter Verhaltensmuster, die das Gesetz heute als Stalking klassifizieren würde) verurteilt worden, mit der er als junger Mann verbandelt gewesen war.

Seine Betrügereien schlossen auch sein Familienleben ein. Außer mit seiner Frau und Julia hatte Marcus gleichzeitig noch mindestens zwei andere längere Liebesbeziehungen gehabt. Seine Ehefrau, mit der er zehn Jahre verheiratet gewesen war, hatte davon erst erfahren, als die Polizei vor der Tür stand und ihr mitteilte, dass ihr Mann unter Mordverdacht verhaftet worden war. Sie begegnete den »anderen Frauen«, als diese während der Verhandlung über Marcus aussagten. Sie waren genauso schockiert und verstört wie sie selbst. Beide sagten vor Gericht aus, sie hätten weder gewusst, dass er verheiratet war, noch wie seine finanzielle oder berufliche Situation in Wirklichkeit ausgesehen hatte. Beide hatten Marcus geglaubt, wenn er ihnen erzählte, dass seine häufige Abwesenheit mit wichtigen Geschäften im Ausland zu tun hatte – ein ziemlich überzeugender Beweis für seine Fähigkeit, Tatsachen zu leugnen und sein Umfeld zu kontrollieren.

Doch von meinen Kolleg:innen aus dem Gefängnis wusste ich, dass seine Frau ihn auch nach seiner Verurteilung regelmäßig im Gefängnis angerufen und besucht hatte – sie hielt zu ihm, was die anderen nicht taten. Unserem Therapie-Team hatte er erzählt, er werte ihre Loyalität als Beweis dafür, dass er ein guter Ehemann war, trotz seiner Beziehungen mit anderen Frauen – ganz zu schweigen von der Affäre mit und dem Mord an Julia. Ich musste an das Browning-Gedicht »Meine letzte Herzogin« denken. Der Erzähler, ein Herzog, wirbt um eine neue Braut, die er als »mein Objekt« beschreibt. Er lässt durchblicken, dass er seine ehemalige Frau hat umbringen lassen, weil sie sich bei anderen Männern freundlich und auf die gleiche Art und Weise bedankte wie bei ihm, statt ihn als »etwas Besonderes« zu behandeln. Ich konnte mir sehr gut vorstellen, dass Marcus eine ähnliche Sprache benutzte.

Bislang hatte er nur wenig über Julias Ermordung gesagt. Aus den Gerichtsakten erfuhr ich mehr über die Umstände ihres Todes, wobei ich mir vor Augen hielt, dass Marcus selbst der einzige lebende Zeuge gewesen war. Computeraufzeichnungen stützten seine Darstellung, dass sie sich online mit anderen Männern verabredete und ihm in der Mordnacht ihr Profil gezeigt hatte. Er behauptete, sie habe ihn mit ihren »anderen Männern« provozieren wollen. Ich versuchte, mir vorzustellen, welchen Grund sie dafür gehabt haben könnte, wenn das, was er sagte, wahr war. Wollte sie ihn verletzen? Wollte sie angeben? Oder beweisen, dass sie wirklich »nur noch Freunde« waren? Wenn ich mit Menschen arbeite, die andere verletzt oder getötet haben, muss ich die Opfer und ihre Sicht der Dinge fast ebenso sehr im Blick haben wie die Täter:innen. Ich finde es wichtig zu ergründen, wie sie die Person, mit der ich jetzt zu tun habe, wahrgenommen haben, und ich versuche, daran zu denken, dass auch sie eine Geschichte zu erzählen hatten, selbst wenn ihre Stimmen zum Schweigen gebracht worden waren.

An die Opfer zu denken, erinnert mich auch an das Risiko, das der oder die Täter:in damals für sie darstellte und vielleicht auch jetzt noch. Ich glaubte nicht, dass Marcus mir gegenüber gewalttätig werden könnte, solange er mein Patient war – dieses Risiko schien sich auf Frauen zu beschränken, die er anzog. Das schloss mich aus, aber wenn ich an die Kolleginnen dachte, die die Station besucht und erzählt hatten, wie sympathisch er war, könnte es theoretisch auch andere in seiner Umgebung betreffen. Wie ich in solchen Fällen immer wieder feststelle, ist es wichtig zu begreifen, dass die meisten Morde mit Beziehungen zusammenhängen und die Gefahr außerhalb dieser Beziehungen minimal ist. Entgegen unverantwortlichen Medienberichten sind Menschen, die getötet haben, nicht generell für jede:n gefährlich. Aber in diesem Fall blieb ein Restrisiko – Marcus könnte x-beliebige Frauen, denen er begegnete, dazu bringen, ihn zu mögen, wenn er sie als potenzielle Ergänzung seiner Kollektion von Verehrerinnen ansah.

Ich dachte daran, wie er sein Opfer, Julia, die ich mir aus irgendeinem Grund schlank und dunkelhaarig vorstellte, obwohl ich nie ein Foto von ihr gesehen hatte, eingewickelt haben könnte. Ich dachte über ihren letzten Abend mit Marcus nach. Es musste einen Punkt gegeben haben, an dem sie merkte, dass sich etwas verändert hatte. Sein Ausdruck? Seine Stimme? Hatte sie es für einen Jux gehalten, als sie spürte, wie sich seine Krawatte um ihren Hals legte? Im Polizeibericht stand, dass der Laptop auf dem Boden lag, der Bildschirm war zertrümmert, als wäre auch er angegriffen worden. Hatte er ihn mit der Faust zerschlagen oder vom Tisch gefegt?

Am nächsten war Marcus in der Therapie diesem Augenblick gekommen, als er empört erzählte, wie Julia ihm die Datingseite gezeigt hatte. »Sie hat nicht eine Minute lang an mich gedacht«, hatte er meiner Kollegin während einer Sitzung erklärt. »Wie hätte ich mich denn fühlen sollen?« Er wirkte ziemlich erstaunt, als die Kollegin ihn darauf hinwies, dass er mit Blick auf seine Ehe und die übrigen Freundinnen für Julia andere Maßstäbe setzte als für sich selbst. »Sie hat mich in ihre Wohnung eingeladen! Sie hat mich gedemütigt!«, tobte er. Als die Therapeutin fragte, ob er der Meinung sei, dass dies seine Reaktion rechtfertigte, starrte er sie an, und ausnahmsweise fiel ihm keine schlagfertige Antwort ein. Er war nicht so realitätsfern, es zu bejahen, konnte es aber auch nicht verneinen. Stattdessen griff er auf die bekannten Beschuldigungen zurück. »Unsere Diskussion darüber ist völlig sinnlos«, sagte er. »Ihr tut hier nichts, um mir zu helfen, ich könnte mich genauso gut umbringen.« Aber als die Therapeutin ihn fragte, welche Art von Hilfe er sich denn vorstellte, hatte er keine Antwort.

Bei meinem nächsten Termin mit ihm versuchte ich, ein wenig mehr über diesen letzten Abend mit Julia zu erfahren. Während einer der üblichen Litaneien darüber, wie viel er verloren und geopfert hatte und wie all diese Pläne umsonst gewesen waren, hatten wir auch darüber gesprochen, was er von klein auf für sein Leben im Sinn gehabt hatte. Ich sagte, es fühle sich so an, als wäre Planung wichtig für ihn, und er stimmte zu und erklärte, dass sie in seinem Beruf unerlässlich sei. Er plane gern, aber wozu, wenn das Leben jetzt so sinnlos sei? Er müsse einfach einen Schlussstrich ziehen ... Bevor er diese Nummer erneut abzog, unterbrach ich ihn mit der Frage, ob er Julias Ermordung geplant hatte, als er sich an jenem Abend mit ihr in ihrer Wohnung verabredet hatte. Kurz schoss mir durch den Kopf, dass die Frage ihn verärgern oder ihm zu viel abverlangen könnte, doch er wirkte bei dieser Vorstellung eher erstaunt, fast schockiert. Wie schon vor Gericht bestand er darauf, dass seine Tat nicht geplant gewesen war und nie passiert wäre, wenn sie ihn nicht so provoziert hätte. Das ist eine Argumentationslinie, die grausamerweise oft in Fällen von häuslicher Gewalt zutage tritt. Die Schuld wird einfach auf die Opfer abgewälzt, und die sind in der Regel weiblich. Hätten sie nur dies oder jenes nicht getan, dann wäre alles bestens gewesen. Marcus gab mir gegenüber zu, dass er eigentlich gehofft hatte, Julia würde in dieser Nacht mit ihm schlafen, in Erinnerung an vergangene Zeiten. Er hatte seiner Frau gesagt, dass er erst spät nach Hause käme.

Wie er sich gefühlt habe, als sie ihren Laptop aufklappte, um ihm ihr Dating-Profil zu zeigen? Er sagte, er sei sauer gewesen und habe es so aufgefasst, als wollte sie mit den anderen Männern prahlen und sie »ihm unter die Nase reiben«. So wie er es erzählte, fragte ich mich, ob sie diejenige gewesen war, die ihre kurze Romanze beendet hatte und nun – in Marcus' Wahrnehmung – Salz in diese

Wunde streute. Er erinnerte sich daran, wie sie am Tisch saß, durch die Partnervermittlungsseiten im Internet scrollte und ihn fragte, was er von diesem oder jenem potenziellen Liebhaber hielt, und er hatte das Gefühl, dass sie sich irgendwie über ihn lustig machen oder ihn gar demütigen wollte. Das war interessant, aber ich mochte ihn nicht unterbrechen, denn jetzt war er in die Geschichte eingetaucht, und seine Worte kamen schnell. »Ich musste sie daran hindern«, sagte er. »Ich musste sie zum Schweigen bringen.« Da ergab die Art, wie er sie getötet hatte, plötzlich einen Sinn für mich: Indem er sie erdrosselte, hatte er buchstäblich ihre Stimme und ihr Lachen abgewürgt. Außerdem erinnerte ich mich daran, wie viele seiner eigenen gescheiterten Selbstmordversuche mit seiner Kehle, seinem Mund oder dem Erdrosseln zu tun gehabt hatten. Wenn wir es leid waren, uns seine endlosen Klagen anzuhören, so war ein Teil von ihm es vielleicht ebenfalls. Dann kam Selbstmord als die Möglichkeit in Betracht, auch die eigene Stimme zum Schweigen zu bringen.

Marcus saß jetzt so auf seinem Stuhl, dass er halb von mir abgewandt aus dem Fenster schaute. Ich folgte seinem Blick, aber es gab nichts zu sehen, nur eine Reihe kahler Bäume, die sich schwarz vor dem blassen Winterhimmel jenseits des Zauns abzeichneten. Stockend erzählte er, wie er gesehen hatte, »dass das Licht in ihren Augen erlosch«, als er die Krawatte um ihren Hals schnürte. Sachlich bemerkte er, es habe ihn an eine Zeit erinnert, als er noch ein Kind war. Sein Hund hatte einen Fasan erlegt und ihn halb tot zu ihm gebracht. Er sei ziemlich überrascht über die Ähnlichkeit der beiden Erlebnisse gewesen, dieses Erlöschen von Leben und Licht, erklärte er.

Ich glaubte, dass Julia es nicht hatte kommen sehen, und jetzt fragte ich mich, ob das für Marcus nicht auch galt, ob er ehrlich gewesen war, als er sagte, er habe den Mord nicht geplant, sondern sei von seiner Wut übermannt worden. Ich habe schon oft erlebt, wie eine solche Entgleisung der Realität, ein derartiger Absturz in tödliche Gewalt mit etwas beginnen kann, das sich trivial anhört, in Wirklichkeit aber die letzte fehlende Zahl der mentalen Zahlenschloss-Kombination ist. Hier schien es etwas so Zufälliges zu sein wie eine Handbewegung von Julia, ein kleines Lachen, das er als spöttisch oder abweisend empfunden hatte. Ich habe bei meiner Arbeit immer wieder erlebt, wie etwas, das nach nichts aussieht, in Wirklichkeit riesig ist, wie ein winziger Augenblick einen schrecklichen Schmetterlingseffekt haben kann, der letztendlich in einer Katastrophe endet.

Diese Abspaltung von der Realität hilft bei der Erklärung, warum Fortschritte in der Therapie gewalttätiger Menschen so viel länger brauchen als bei Menschen, die nicht gewalttätig geworden sind. Um zu diesem einen aufschlussreichen Moment mit Marcus zu kommen, hatten mein Team und ich monatelang Beschwerden, Wutausbrüche und endlose Selbstmorddrohungen ertragen müssen, die wir nicht ignorieren konnten. Kurz nachdem er mir von dem Mord erzählt hatte, unternahm er einen weiteren Versuch und bastelte einen Strick aus Kleidern, um sich in seinem Zimmer aufzuhängen. Ein neuer Ansatz musste her. Als wir uns das nächste Mal trafen, forderte ich ihn auf, darüber nachzudenken, ob es für ihn sinnvoll sei, noch länger in Broadmoor zu bleiben. Das war kein Bluff. Wenn er sich nicht auf eine Therapie einlassen wollte, müsste die Rückkehr ins Gefängnis eine echte Option für ihn sein. Schließlich hatte er auf die medizinische Behandlung nicht angesprochen, und wie er uns schon so oft gesagt hatte, konnten wir ihm auch nicht helfen, seine Selbstmordgedanken zu lindern.

Ich setzte hinzu, dass ich mir Sorgen machte, weil er alle um sich herum verärgerte, und das würde es uns erschweren, eine therapeutische Beziehung aufzubauen. Erst an diesem Morgen war

Amanda, eine der jüngeren Pflegekräfte auf der Station, zu mir gekommen, um sich mit mir über ihn zu unterhalten. Sie war erschüttert und frustriert von seinem Verhalten. Es ist wichtig, dass Mitarbeiter:innen ihre Kritik äußern können, und zu meiner Rolle als verantwortliche Fachärztin gehört es, für sie da zu sein, wenn sie Hilfe brauchen. Ich kannte Amanda als freundliche junge Frau, die sich nicht leicht aus der Fassung bringen ließ, und hörte ihr aufmerksam zu, als sie erzählte, dass sie »diesem Arsch« nicht erlaubt hatte, den Speisesaal für seinen Termin bei der Beschäftigungstherapie zu verlassen, weil er seinen Frühstücksteller nicht weggeräumt hatte, wie es für alle Patienten üblich war. Marcus hatte sehr unhöflich reagiert, sie beschimpft und erklärt, sie sei unfähig und ungebildet, und er werde dafür sorgen, dass sie für ihr Verhalten bestraft, wenn nicht sogar gefeuert würde. Er ging nicht so weit zu sagen: »Haben Sie vergessen, wer ich bin?«, aber es fehlte nicht viel.

Ich versicherte ihr, dass sie sich richtig verhalten hatte und man sie ganz bestimmt nicht feuern würde. Außerdem vergewisserte ich mich, dass sie ihn nicht tatsächlich als »Arsch« bezeichnet hatte, denn das wäre eine Grenzverletzung gewesen, die ich hätte melden müssen. Dabei habe ich schon viel Schlimmeres gesehen und gehört. Es ist nicht üblich, aber es kommt vor, und es gehört zu meinem Job, den Mitarbeiter:innen zu helfen, es besser zu machen. Wir saßen zusammen und unterhielten uns eine Weile über ihre Sorgen und dass solche negativen Gefühle gegenüber Patient:innen keine »Fakten« über uns oder die Klient:innen darstellen. Sie sagen etwas über die Psyche der Patient:innen und auch über unsere eigene aus und werden erst dann zum Problem, wenn wir danach handeln. Wir dürfen nie vergessen, dass Menschen manchmal unsympathisch sind, weil sie sich selbst nicht mögen – eine Binsenweisheit, die weit über den forensischen Bereich hinausgeht.

Ich war froh über dieses Gespräch mit Amanda. Als ich Marcus darauf ansprach, äußerte er sich genauso abschätzig über sie, wie sie es beschrieben hatte. Ich spürte, wie angesichts seiner Egozentrik und seines Mangels an Rücksicht und Achtsamkeit eine Welle von Verachtung in mir aufstieg, vor allem, wenn ich an Amandas Fleiß und Mitgefühl dachte. Während unserer nächsten Teamsitzung erzählte ich seiner Therapeutin, wie ich ihn hatte anschnauzen wollen: »Wie können Sie es wagen? Sie haben kein Recht, irgendwen zu kritisieren, nach allem, was Sie getan haben!« Ich hatte mich überlegen gefühlt und meinte, ihn zusammenstauchen zu dürfen, ihm das Gefühl zu geben, klein und mickrig zu sein, so wie er es wahrscheinlich Amanda – oder Julia – gegenüber getan hatte. Vor meinen Kolleg:innen stellte ich mir laut die Frage, ob er sich dann genauso hilflos wie sie fühlen würde. Im Lauf meiner Karriere habe ich viele Male gelernt, dass es stets mehr Empathie erfordert, sich in jemanden hineinzuversetzen, den man nicht mag. Vielleicht spiegelte sich in meiner Abneigung gegen Marcus seine Verachtung für die eigene Verletzlichkeit und Verzweiflung angesichts seiner lebenslänglichen Haftstrafe.

Doch als ich ihm gegenübersaß, sagte ich nur, es sei interessant, dass er anscheinend eine junge Frau hatte demütigen und bestrafen wollen, und fragte, ob dieser Konflikt mit Amanda vielleicht etwas mit seiner Tat zu tun haben könnte. Daraufhin senkte er den Kopf und rang die Hände, als gäbe er sich geschlagen – eine ganz neue Haltung für ihn. »Weshalb reiten Sie immer wieder darauf herum?« Seine Stimme war so leise, dass ich mich vorbeugen musste, um ihn zu verstehen. Ich erinnerte ihn daran, wo wir waren, dass er den Mord an Julia gestanden hatte und dafür verurteilt worden war. Er zuckte die Achseln, als spielte das keine Rolle. Ich fuhr fort: »Aber es scheint, als fiele es Ihnen schwer, diese Wahrheit zu akzeptieren, als wäre es für Sie einfacher, jene vor den

Kopf zu stoßen, die versuchen, Ihnen dabei zu helfen.« Daraufhin hob er den Kopf, seine Stimme klang zornig und verbittert. »Denen – euch allen – ist es doch scheißegal, ob ich mich umbringe. Das interessiert hier niemanden.« Ich ließ das einen Moment so stehen, und dann sah ich, dass er schluchzte. Kolleg:innen hatten mir erzählt, dass sie ihn schon früher hatten Tränen vergießen sehen, laut und demonstrativ, aber das hier war ein stilles Weinen. Seine Schultern bebten, seine Wangen waren feucht. Ich versuchte nicht, ihn mit Worten oder Papiertaschentüchern zu trösten.

Es dauerte lange zehn Minuten, bis er aufhörte. Dann sah er zu mir auf und sagte: »Ich glaube, das habe ich gebraucht.« Ich erwiderte seinen Blick und sagte: »Manchmal ist es wirklich wichtig, zu bekommen, was man braucht, wenn man es braucht.« Daraufhin lächelte er, aber es war ein aufrichtiges Lächeln, ohne den herablassenden Spott, den ich bislang von ihm gewohnt war. Dann sagte er etwas ganz und gar Unerwartetes: »Ich wollte immer nur schön sein.« Ich war dermaßen verblüfft von dieser Aussage, dass ich nicht wusste, was ich sagen sollte. Ich hatte einmal eine Patientin gehabt, die mir aus heiterem Himmel erzählt hatte, sie habe »darüber nachgedacht, dass die Welt wie eine Grapefruit ist«. Manchmal müssen wir die Ungereimtheit eines Wortes oder einer Idee einfach aushalten und warten, ob sie mit der Zeit einen Sinn ergeben – oder auch nicht.

Marcus versuchte, mir mehr zu sagen, aber er hatte Mühe, Worte zu finden, sein Redefluss war verebbt. »Ich weiß ... ich muss zurück ins Gefängnis ... meine Zeit absitzen und ... Keine Ahnung ... Ich kann mir das Leben nicht vorstellen, wenn ich rauskomme, wissen Sie, ich werde kahl sein, ich werde dick sein, nicht mehr fit, kein Mensch wird mich noch ansehen. Das ist nicht fair ...« Er hielt inne. »Nicht fair?«, wiederholte ich. »Ich hätte nie gedacht ... dass mir so etwas passieren könnte. Ich meine ... Ich weiß, dass ich was falsch gemacht habe, aber ich bin kein schlechter Mensch … Und jetzt kann ich das nie wiedergutmachen.« Wir hatten fast eine Stunde lang geredet, unter emotional sehr stressigen Umständen für Marcus. Vermutlich brauchte er eine Pause, und ich musste darüber nachdenken, was er gesagt hatte, und mit dem Personal und seiner Therapeutin sprechen. Zum ersten Mal bedankte er sich bei mir, als er ging. An der Tür drehte er sich noch einmal zu mir um und lieferte das, was meine Kolleg:innen als »Türklinken-Moment« bezeichnen – einen letzten Gedanken, der ziemlich aufschlussreich sein kann. Es sei ihm gerade noch etwas über Mitarbeiterinnen wie Amanda eingefallen. »Sie sind eigentlich gar nicht so übel. Es ist nur so, dass sie jung sind und ihr Leben noch vor sich haben, verstehen Sie?« Ich schaffte es gerade noch, mein Erstaunen darüber, dass er die Erfahrungen einer anderen Person überhaupt wahrgenommen hatte, zu unterdrücken, und antwortete, damit hätte er wahrscheinlich recht.

Anschließend verzichtete ich vorerst darauf, ihn ins Gefängnis zurückzuschicken. Ich musste herausfinden, was er mit dieser auffälligen Bemerkung, »schön sein« zu wollen, gemeint hatte. Sie warf Fragen über seine frühen Bindungen in der Kindheit auf, aber uns fehlten noch immer Informationen über seine Lebensgeschichte.

Nach vielen erfolglosen Anrufen und Sackgassen gelang es unserem Team, seine frühere Krankenakte zu bekommen, die ich mit Interesse studierte. In jungen Jahren hatte er unter Depressionen gelitten, die so stark waren, dass er mehr als einmal dem Unterricht fernbleiben musste. Seine Familie und er wurden zu einer sogenannten »Erziehungsberatung« in die Child and Adolescent Mental Health Services geschickt, vergleichbar mit dem deutschen Amt für Kinder, Jugend und Familie. Einige Therapienotizen aus den wenigen Sitzungen, an denen er damals teilgenommen hatte, deuteten auf emotionale Kälte in der Familiendynamik hin. Er hatte einen schweigsamen Vater gehabt, der abwesend schien, und eine Mutter, die mit drei jüngeren Geschwistern beschäftigt war. Ich fand es interessant, dass er im Alter von einem Jahr adoptiert worden war. Ein paar Jahre später konnte seine Adoptivmutter mithilfe einer Hormonbehandlung schwanger werden und bekam erst Zwillingssöhne und dann noch eine Tochter.

Eine frühe Trennung von der Familie oder der Verlust der Eltern ist eine häufige Ursache für Bindungsschwäche, und die Adoption ist eine Version davon. Man schätzt, dass ein Drittel der Bevölkerung in der frühen Kindheit irgendeine Form von instabiler Bindung zu Eltern oder betreuenden Bezugspersonen erlebt. Wir hatten keine genaueren Details über Marcus' Adoption, doch musste ich die Möglichkeit in Betracht ziehen, dass er seinen leiblichen Eltern aufgrund von Misshandlung oder Vernachlässigung weggenommen worden war. Wenn das zutraf, hätte das, wie ich aus meiner Forschungsarbeit zu frühkindlichen Bindungen wusste, erhebliche Auswirkungen auf seine Entwicklung gehabt, insbesondere, wenn Marcus' Adoptiveltern ihm ebenfalls nicht die elterliche Fürsorge entgegengebracht hatten, die er brauchte. Sicher waren sie keine schlechten Menschen – vielleicht waren sie nur von den Anforderungen ihrer erweiterten Familie überfordert, oder Marcus war schon als Kleinkind so provozierend gewesen wie als Erwachsener. Aus den Notizen der Erziehungsberatungsstelle ging hervor, dass seine Eltern sich lange geweigert hatten, an einer Familientherapie teilzunehmen. Nach einigen Sitzungen hatte seine Mutter offenbar erklärt, dass sie nicht genügend Zeit habe, um damit weiterzumachen, und die Einstellung seines Vaters war ohnehin während des gesamten Prozesses unkooperativ, ja sogar ablehnend gewesen. Das hatte Marcus psychisch noch zusätzlich isoliert.

Außerdem fiel mir auf, dass er schon als Kind kleinere medizinische Probleme gehabt hatte, die zahlreiche Arztbesuche und

Behandlungen erforderten. Anscheinend hatte seine Mutter ihm immer dann besondere Aufmerksamkeit geschenkt, wenn er körperlich krank war. Während seiner ersten protokollierten Erfahrung mit Depressionen hatte sie Marcus wiederholt zum Hausarzt gebracht, nachdem er über Schmerzen in Bauch, Rücken oder Nackenbereich geklagt hatte. Dieses Phänomen unerklärlicher körperlicher Schmerzen kommt häufig bei Menschen vor, die Schwierigkeiten haben, ihre Gefühle auszudrücken, und stimmt mit der Theorie überein, dass Emotionen eng mit dem Körper verknüpft sind. Ich habe erlebt, wie Menschen, bei denen man Faktoren für ein Gewaltrisiko festgestellt hat, körperliche Schmerzen entwickelten. Es kommt aber auch vor, dass sie dazu übergehen, anderen Menschen Schmerzen zuzufügen, weil sie nicht imstande sind, ihre eigenen zu artikulieren. Sie können sich nur durch ihr Handeln ausdrücken.

Wir gingen nicht davon aus, dass Marcus' Adoption und die Probleme mit seinen Eltern die Ursache für seine spätere Gewalttätigkeit waren. Es waren sicherlich keine Zahlenschloss-Risikofaktoren gewesen, denn wir wissen, dass es Millionen von Menschen mit ähnlichen Erfahrungen in der Kindheit gibt, und nur wenige tendieren dazu, anderen zu schaden oder sie gar zu töten. Wahrscheinlich gab es aber trotzdem irgendetwas in seinem frühen Leben, das uns einen Hinweis hätte liefern können, was Gewalt für ihn bedeutete, daher waren wir alle wegen der vielen Lücken in seiner Geschichte frustriert. Wie gesagt, ein zentrales Archiv, wo die polizeilichen oder medizinischen Aufzeichnungen, die Berichte der Sozialdienste und andere wichtige Daten hätten gespeichert werden können, existiert nicht. Trotz aller »Schnüffelei« war mir bewusst, dass ich, anders als ein Detektiv in der Literatur, am Ende nicht alle Informationen bekommen würde, die ich brauchte. Vor allem hätte ich gern herausbekommen, in welchem Zusammenhang Marcus die Vorstellung von Schönheit zum ersten Mal mit Liebe und Begehrlichkeit in Verbindung gebracht hatte. Das würde ich vielleicht nie erfahren.

Wir besprachen im Team, ob es einen Zusammenhang zwischen dem Mord an Julia und seinem unverarbeiteten Zorn über die doppelte Ablehnung durch die ersten Frauen in seinem Leben, seine beiden Mütter, geben könnte. Ablehnung und das daraus resultierende aggressive Verhalten, das sich von der Kindheit bis ins Erwachsenenleben erstrecken kann, sind umfassend erforscht worden.[5] Marcus' Wut war der »schlafende Vulkan«, der bei Julia ausgebrochen war. Sie war vermutlich nicht die Zielscheibe, sondern bloß die falsche Frau zur falschen Zeit. Dass sie ihm ihre »anderen Männer« im Internet gezeigt hatte, hatte Marcus als persönliche Zurückweisung interpretiert. Aber das entschlüsselte immer noch nicht, was er mit der sehnsüchtigen Vorstellung gemeint hatte, einfach nur »schön sein« zu wollen.

—

Zehn Jahre später sollte ich noch einmal an Marcus und seinen Wunsch erinnert werden, als ich einen reißerischen Zeitungsartikel las. 2014 hatte es jenseits des Atlantiks einen weiteren Amoklauf gegeben, der für mich genauso schockierend und bestürzend war wie alle, die ihm vorausgegangen waren. Elliot Rodger, ein zweiundzwanzigjähriger Student mit einer Vorgeschichte von Depressionen, hatte in der verschlafenen College-Stadt Isla Vista in Südkalifornien erst seine Mitbewohner ermordet, war dann mit einem kleinen Waffenarsenal in seinem Wagen durch die sonnigen Straßen gefahren, hatte aus dem Autofenster wahllos auf Fremde geschossen und zahlreiche Menschen getötet oder verletzt. Als die Polizei eintraf, richtete er die Waffe gegen sich selbst. Rodger hatte sich zuvor selbst auf Video aufgenommen, sein Massaker angekündigt und es gepostet. Später fand man im Internet einen langen autobiografischen Text und viele weitere Videos. Er hatte sie aufgenommen, bevor er den Plan, anderen und sich selbst das Leben zu nehmen, in die Tat umsetzte.[6] Sowohl sein »Manifest« als auch die Videos hatten ein zentrales Thema: Er habe das Recht, sich an einer Welt zu rächen, in der Frauen seinen Wunsch nach Nähe und Sex zurückweisen durften. Ähnlich wie Marcus keine Verantwortung für Julias Ermordung übernommen hatte, weil sie ihn »eifersüchtig gemacht« hatte, lehnte auch Rodger die Verantwortung für seine Taten ab und erklärte stattdessen, »sie« hätten ihn zu einem unfreiwilligen Zölibat und zu Gewalt gezwungen.

Man bekommt nur selten die Gelegenheit, die Ansichten eines Mehrfachmörders zu lesen, obendrein von ihm selbst verfasst, daher nahm ich mir die Zeit, Rodgers hundertfünfzig Seiten langen Text zu lesen. Die ermüdenden Details und ständigen Wiederholungen waren schrecklich, hoffnungslos und lähmend, aber sie erinnerten mich stark an Marcus' unaufhörliche Klagen. Sie hatten den Raum zwischen seinen Pflegekräften und ihm besetzt und uns machtlos zurückgelassen. Wir konnten ihm nicht helfen, während er sich mit seinem Schmerz herumquälte. Für diese beiden Männer waren Frauen keine echten, eigenständigen Menschen, sondern Nebendarsteller in einem düsteren Drama. Ich entdeckte in Rodgers Schreiben und seinen Videos (die ihn in einer Vielzahl verschiedener Looks zeigten, einschließlich neuer Haarfarben) eine tiefe Sehnsucht nach Attraktivität. Es kam mir vor wie eine Spiegelung von Marcus' Wunsch, »schön« zu sein.

Nach dem Durchbruch mit Marcus hatten sich die Dinge allmählich verändert. Er verhielt sich dem Personal und anderen Patienten gegenüber weniger arrogant oder quengelig, seine Selbstmorddrohungen wurden seltener. Allmählich war er in der Lage, auf seine Bemerkung über das »Schönsein« zurückzukommen und es in weiteren Therapiesitzungen auszuloten. Er erzählte, dass er nach seiner Einschulung übergewichtig geworden war und seine Geschwister und Mitschüler ihn deswegen gehänselt hatten. Aufgrund seines Äußeren wurde er zunehmend depressiv, fühlte sich unerwünscht, ungeliebt und kam auf die Idee, dass seine leibliche Mutter ihn zur Adoption freigegeben haben musste, weil er ihr als Baby nicht gefallen hatte und sie nicht hatte sehen wollen, wie er sich entwickeln würde. Das war ebenso herzzerreißend wie irrational, und ich konnte ihm nur sagen, dass ich verstand, wie schmerzhaft dieses Gefühl für ihn gewesen sein musste. Marcus erzählte, wie er als Erwachsener seinen Körper trainierte und seine Ernährung umstellte, bis er das Gefühl hatte, den Frauen zu gefallen. Er entwickelte eine Strategie, um sie zu blenden, damit sie nicht herausfanden, wer er wirklich war. Es sei wichtig gewesen, sich eine Reihe von Frauen warmzuhalten, erklärte er, für den Fall, dass ihm eine die Zuneigung entzog und er eine andere brauchte. Es sei eine Möglichkeit gewesen, die Kontrolle zu behalten, um sich nicht einsam zu fühlen.

Als Marcus begann, die Realität seiner Vergangenheit zu akzeptieren und darüber zu sprechen, entwickelte er ironischerweise zum ersten Mal in unserer Obhut offensichtliche Symptome einer klinischen Depression, einschließlich Traurigkeit, Niedergeschlagenheit, Schlaflosigkeit und Gewichtsverlust. Er zog sich von Aktivitäten zurück und sprach kaum mit anderen. Und wenn er gefragt wurde, wie es ihm ginge, sagte er nur »gut«. Er war nicht offen suizidgefährdet wie zuvor, aber ich erinnerte mich an den Mann aus meiner Ausbildung, der ebenfalls behauptet hatte, es gehe ihm »gut« – bis er sich das Leben nahm. Ich fand Marcus' Schweigen gefährlicher als irgendwelche ostentativen Drohungen – es entfachte erneut die Sorge um sein Selbstmordrisiko. Letztlich dauerte es weitere sechs Monate, bis er mithilfe von Medikamenten und vielen Therapiesitzungen langsam aus seiner Depression herauskam.

Wir hatten ihm die Chance gegeben, seinen inneren Konflikt zu lösen, indem wir uns um ihn kümmerten und ihm erlaubten, über seine Bedürfnisse und seine Wut auf Menschen, die ihn früh enttäuscht hatten, zu sprechen. Wir ermutigten ihn, nicht nur auf die Realität seiner Erfahrungen, sondern auch auf die Gedanken und Gefühle anderer Menschen zu achten. Ihm war nun bewusst, dass er Verantwortung für seine Entscheidungen übernehmen musste und es seine Aufgabe war, am Leben zu bleiben und seine Zeit abzusitzen, oder wie er es ausdrückte: »seinen Verpflichtungen für den Mord an Julia nachzukommen«. Schließlich erklärte er mir, dass er nun eine Möglichkeit sah, das Leben neu anzugehen, und wir sprachen darüber, dass es manchmal notwendig ist, sich völlig auseinandernehmen zu lassen, um etwas neu aufbauen zu können. Man fand einen Platz für ihn in einem Gefängnis, das nicht weit von dem Ort entfernt war, an dem seine Frau lebte. Ich hatte gehört, dass sie sich inzwischen von ihm hatte scheiden lassen, ihn aber weiterhin unterstützen und regelmäßig besuchen wollte. Diese von Herzen kommende Großzügigkeit hatte starken Einfluss auf Marcus. Er war in der Lage, ihre Loyalität wirklich zu schätzen, und akzeptierte sie als Geschenk, statt sie als sein gutes Recht zu betrachten. Er kehrte ins Gefängnis zurück und wurde meines Wissens nicht wieder in eine geschützte psychiatrische Anstalt eingewiesen. Ich hoffe, es ist ein gewisser Trost für Julias Familie, dass er sich seiner Strafe stellte und sie absitzt, wie es sich gehört.

Ein einfühlsamer Kollege, Professor Shadd Maruna, hat diesen dynamischen Veränderungsprozess von Strafgefangenen als »Wiedergutmachung« beschrieben.[7] Ich weiß, dass es für Menschen wie Marcus schwierig sein kann, um diese Art von psychologischer Hilfe zu bitten oder Zugang zu ihr zu erhalten, bevor es zu spät ist, aber ich wünschte, die Gedanken des übergewichtigen, verstörten und einsamen Teenagers, der nur »schön« sein wollte, wären viel früher beachtet worden. Ich erinnere mich, gelesen zu haben, dass Elliot Rodger in seiner Jugend mehrere Therapien und Behandlungen bekommen hatte, und dennoch hatte er sich nicht von seinen tödlichen Gewalttaten abbringen lassen. Es gibt keine einfachen Antworten oder garantierten Lösungen, wenn die Psyche krank ist. Es ist gut möglich, dass Marcus als junger Mann ebenfalls nicht in der Lage gewesen wäre, sich für seine Psyche zu interessieren oder anderen zu vertrauen. Vielleicht hätte er eine Therapie nicht akzeptiert oder sie hätte ihm nicht geholfen. Ich war froh, dass ich die Möglichkeit hatte, mit ihm als Erwachsenem zu arbeiten und mitzuerleben, wie er nach und nach seine Seele öffnete, um alte Verletzungen heilen zu lassen. Jeder Mensch hat diese Chance, obwohl viele sie nicht wahrnehmen wollen. Marcus hatte die Grenzen meiner Toleranz auf eine harte Probe gestellt und mich derart provoziert, dass ich ihm seine Feindseligkeit sogar widerspiegelte. Alle in unserem Team waren es leid gewesen, immer wieder die gleiche selbstverherrlichende Darstellung seiner Verzweiflung ertragen zu müssen. Aber wir hatten es durchgestanden und waren zu etwas Besserem gelangt. Dabei erlebten wir weder zum ersten noch letzten Mal, dass uns nur der unerschütterliche Glaube an das Potenzial jedes einzelnen menschlichen Herzens voranbringt, selbst wenn der Weg steinig ist und wir gelegentlich stolpern.

KAPITEL 5

CHARLOTTE

Alle Gefängnisse sind laut, doch wenn ich ein Frauengefängnis betrete, begrüßt mich eine vielschichtigere Geräuschkulisse als das übliche Knallen von zuschlagenden Toren, das Klimpern von Schlüsseln, die sich endlos in Schlössern drehen, und der dumpfe Widerhall eines nicht abreißenden Stroms von Menschen auf Metalltreppen und Betonböden. Die Atmosphäre ist eine Mischung aus Mädchenschule und einer Voliere voller lärmender exotischer Vögel, die sich gegenseitig etwas zurufen, allein oder in Gruppen durch die Gemeinschaftsräume der geometrisch angelegten Zellenblöcke flattern und vereinzelt »Miss! Miss!« zwitschern, wenn ich an ihnen vorbeigehe.

Im Vereinigten Königreich war 2010 nach der globalen Finanzkrise eine neue Regierung an die Macht gelangt, die für den NHS und alle öffentlichen Dienste drastische Veränderungen anordnete, einschließlich massiver Kürzungen in der psychiatrischen Gesundheitsversorgung. Im Broadmoor Hospital hatte ein trauriger externer Überprüfungsprozess eingesetzt, der letztendlich den Schwerpunkt meiner Arbeit veränderte. Ich war zwar weiterhin in der forensischen Abteilung des NHS tätig, verließ aber die Klinik und arbeitete in der Bewährungshilfe und in Gefängnissen. Ich gehörte zum Beispiel einem Inreach-Team an, das sich um die Gesundheitsversorgung in Frauengefängnissen kümmerte. Unsere Arbeit umfasste auch die Begutachtung weiblicher Häftlinge, um sicherzustellen, dass diejenigen, die psychisch krank waren und einer Behandlung bedurften, frühzeitig erkannt wurden, und diejenigen, die in Not waren, Unterstützung erhielten. Als ich Charlotte kennenlernte, beteiligte ich mich gerade an einem Programm speziell für Frauen, deren psychische Probleme zu längeren Gefängnisaufenthalten geführt hatten.

Zu diesem Zeitpunkt betrug die Zahl der weiblichen Gefangenen in England und Wales 4.320 bei einer Gesamtzahl von etwa 84.000 Häftlingen. Bis 2019, so ein Bericht des Prison Reform Trust, verdoppelte sich die Zahl weiblicher Insassen auf fast 8.000 (gegenüber immer noch 80.000 Männern).[1] Ein sehr unausgewogenes Verhältnis zwischen den Geschlechtern, das jedoch überall auf der Welt ähnlich ist. Die Anzahl weiblicher Häftlinge in einer Strafanstalt liegt meist eher im dreistelligen als im vierstelligen Bereich, wobei mehr als 80 Prozent der Insassinnen Strafen von weniger als zwölf Monaten für Delikte verbüßen, die nichts mit Gewalt zu tun haben, hauptsächlich Diebstähle. Die Tatsache, dass Frauen als weniger risikoreich eingestuft werden, hat zur Folge, dass die Frauengefängnisse in Großbritannien nicht annähernd so restriktiv sind wie die der Männer.

Im Gegensatz zu den überfüllten Männergefängnissen, die von mehreren viktorianischen Monolithen mit veralteter Einrichtung beherrscht werden, sind die Frauengefängnisse, in denen ich gearbeitet habe, moderne Bauten mit teilweise überraschenden Annehmlichkeiten. Als ich an jenem Tag zu meinem ersten Termin unterwegs war und am Mitarbeitercafé vorbeikam, hörte ich das Klappern und Klirren von Tassen und das lebhafte Plaudern der Insassinnen, die dort arbeiteten. Aus dem Schönheitssalon etwas weiter unten im Gang drangen Gelächter, Wortgefechte und das Summen der Föhne. Ich staunte immer über das aufwendige Styling und die Maniküre, die dort zelebriert wurden, und fühlte mich im Vergleich eher zerzaust und unordentlich.

Auf dem Weg warf ich einen Blick in meine Notizen, um zu sehen, ob ich im richtigen Flügel und auf dem Weg zur richtigen Zelle war. Gelegentlich rief ich der Person vor mir zu: »Lassen Sie auf!« oder »Warten Sie auf mich!«, um mir das mühsame Auf- und Abschließen der Zwischentüren zu ersparen, das die Fortbewegung innerhalb eines Gefängnisses immer wieder unterbricht. Wenn es sich vermeiden lässt, besuche ich die Häftlinge nicht in ihren Zellen, aber an diesem Tag gab es keine freien Therapieräume mehr, und nachdem ich mich beim Personal vergewissert hatte, dass es keine Sicherheitsbedenken gab, hielt ich es für besser, die betroffene Frau dort zu sehen als gar nicht. Es war Vormittag, die meisten Zellen in ihrem Trakt waren auf und viele leer, weil die Insassinnen zum Essen, zur Arbeit oder zum Sport gegangen waren. Die Tür der Zelle, auf die ich zuging, war geschlossen. Ich klopfte, wartete und schaute auf meine Uhr, um sicherzugehen, dass ich nicht zu früh zu unserer Verabredung erschienen war, aber ich war pünktlich auf die Minute und hoffte, dass sie mich erwartete.

Die Frau, die mir aufmachte, war ein Porträt in Grau. Sie runzelte die Stirn und begrüßte mich mit einem unfreundlichen »Wer sind Sie?«. Ihr wuscheliges Haar, das früher vielleicht einmal rotbraun gewesen war, hatte seine Farbe verloren und war von kräftigen weißen Strähnen durchsetzt. Die Augen glänzten wässrig blau, die Haut war fahl. Das Gesicht schien unberührt von Sonne und Wind, was auf ein Leben in geschlossenen Räumen hindeutete. Die weite Hose und das Sweatshirt waren genauso trist, und ich hatte das Gefühl, dass meine Kleider im Gegensatz dazu leuchteten wie Edelsteine. Ich versuche, mich für die Arbeit so anzuziehen, dass ich unscheinbar und daher unbedrohlich wirke, aber vermutlich gelingt mir das nicht immer, nicht zuletzt, weil ich nicht wissen kann, durch welche Augen andere Leute mich ansehen. »Charlie?« Man hatte mir gesagt, dass sie so angesprochen werden wollte. »Ich bin Dr. Adshead. Ich hatte Ihnen meinen Besuch angemeldet.«

»Was wollen Sie?«, sagte sie. Ihre Stimme war genauso flach und farblos wie ihr Aussehen. Ich erklärte ihr, dass ich mit Menschen arbeite, die über das empfohlene Entlassungsdatum hinaus im Gefängnis bleiben, und hoffte, wir könnten uns unterhalten. Mit neunzehn war Charlie wegen Mordes zu einer lebenslangen Haft verurteilt worden, mit einer Mindeststrafe von zehn Jahren. Heute, da die Gerichte immer längere Haftstrafen verhängen, wären es wahrscheinlich fünfzehn gewesen. Als ich sie kennenlernte, hatte sie fast dreißig Jahre im Gefängnis verbracht. Die Vorstellung, dass man länger einsitzen kann, als die Haftstrafe vorsieht, mag verwundern, doch wie bei anderen Fällen bereits erwähnt, bedeutet lebenslänglich umgekehrt auch nicht, dass man sein ganzes Leben im Gefängnis verbringen muss. Häftlinge können entlassen werden, sobald sie die vom Gericht verhängte Mindeststrafe verbüßt haben, vorausgesetzt, sie gelten nicht mehr als Gefahr für die Öffentlichkeit. Allerdings können sie, wenn nötig, jederzeit wieder inhaftiert werden. Dies war bei Charlie der Fall gewesen. Ihr unsoziales Verhalten hatte sie während ihrer Bewährungszeit dreimal zurück ins Gefängnis gebracht. Es ist kostspielig, Menschen in Haft zu halten, daher wurden in den letzten zehn Jahren vermehrt Anstrengungen unternommen, aus dieser Sackgasse herauszukommen, indem man unter anderem zusätzliche Mittel bereitstellte für Teams wie das, in dem ich damals arbeitete – Fachleute, die sich um die psychische Gesundheit der Insass:innen kümmern.

Ich hatte keine Ahnung, wie sie reagieren würde. Ich habe von Häftlingen, denen ich eine Therapie anbot, viele feindselige Reaktionen erhalten, angefangen mit »Ich hab keinen Bock auf einen beschissenen Seelenklempner!« bis zu »Wie wollen Sie mich denn heilen?«. Mit dieser Art von Antworten kam ich zurecht. Am schlimmsten war es, wenn ich auf eine Mauer des Schweigens stieß. Ich fragte, ob wir uns kurz unterhalten könnten. Sie zuckte mit den Schultern und wandte sich ab, ließ aber die Tür einen Spaltbreit offen. Nicht gerade ein herzliches Willkommen, aber besser als nichts. Ich betrat die Zelle. Wie die meisten war sie klein, höchstens sieben oder acht Quadratmeter, mit einem an die Wand geschraubten Bett und einem Regal gegenüber, das gleichzeitig als Tisch diente. Es gab ein Fenster mit Blick auf einen leicht bewölkten Himmel und einen halbwegs abgeschirmten Toilettenbereich – zelleninterne Sanitäranlagen sind in neueren Gefängnissen für Frauen die Norm. Ich bemerkte, dass das Zimmer aufgeräumt aussah, es fehlten das übliche Chaos oder Bilder, die Rückschlüsse auf die Persönlichkeit, Familie oder Interessen zulassen, aber auf dem Tisch lag ein Stapel Bücher. Ich kniff die Augen zusammen, in dem vergeblichen Versuch, die Titel zu entziffern, denn es interessierte mich, womit sie sich beschäftigte.

Charlie saß mit hochgezogenen Schultern auf der Bettkante und schwieg. Ich durfte mit dem einzigen Stuhl im Raum herumhantieren und eins der heiteren Selbstgespräche führen, mit denen Psychiater:innen versuchen, die Stille zu füllen. »Schön, also, wo soll ich mich hinsetzen … Hier? Ist das in Ordnung für Sie? Na gut, fangen wir an …« Ich sah, dass Charlie unbeteiligt, fast abwesend war, und versuchte, Blickkontakt herzustellen, während ich ihr ausführlich erklärte, das Projekt habe das Ziel, Frauen wie ihr zu helfen, aus bestimmten Verhaltensmustern auszubrechen, derentwegen sie offenbar immer wieder ins Gefängnis zurückkehren mussten. »Tja«, sagte ich schließlich und stellte eine meiner Lieblingsfragen, die nicht nur mit »Ja« oder »Nein« beantwortet werden kann. »Was halten Sie davon?«

»Wovon?« Sie klang müde und gelangweilt, und ich ärgerte mich. Gleichzeitig erkannte ich, dass meine Reaktion wahrscheinlich nur ihre Gereiztheit darüber widerspiegelte, dass ich ungebeten in ihren Lebensraum eingedrungen war. Wir waren beide nicht mehr ganz jung, doch als ich sie anschaute, fühlte ich mich für einen kurzen Moment an mich selbst erinnert, als ich mit vierzehn gelangweilt, mit verschränkten Armen und gesenktem Kopf genauso zusammengekauert auf meinem Bett gehockt hatte, weil man mich zwingen wollte, etwas zu tun, das ich nicht wollte. Jungs reagieren auch so, aber heranwachsende Mädchen haben dafür eine ganz besondere Art von perfektionierter Verachtung. Während wir schweigend dasaßen, was durch die räumliche Nähe noch unangenehmer war, fiel mir auf, dass einer ihrer nicht zusammenpassenden Socken Löcher hatte. Ich hielt das für eine winzige, aber eindeutige Aussage: die Weigerung, einen Schaden zu beheben.

Ich hätte sie an diesem Tag bitten können, mir mehr über sich zu erzählen, aber ich entschied mich dagegen. Die Erfahrung hatte mich gelehrt, dass es besser ist, zuerst eine Beziehung aufzubauen, besonders wenn sich jemand noch nicht entschieden hat, ob er mit mir arbeiten will oder nicht. In den Unterlagen der psychiatrischen Gefängnisabteilung hatte ich eine Kurzfassung ihrer ursprünglichen Straftat gelesen: Sie war in den späten 1980er-Jahren an einem von einer Gang verübten Mord beteiligt gewesen. Das hörte sich ziemlich gruselig an. Wie gesagt, Mord ist in unserer Gesellschaft eher ungewöhnlich, und ein gemeinschaftlich begangener Mord, bei dem sich mehrere Personen zusammentun, um jemanden umzubringen, ist noch seltener, vor allem, wenn die Beteiligten in keiner Beziehung zu ihrem Opfer stehen. Die Tatsache, dass diese Gruppe so jung war – alle unter zwanzig – und auch Frauen einschloss, machte ihn noch außergewöhnlicher.

Eddie war ein Obdachloser um die sechzig gewesen, der in Charlies Nachbarschaft auf der Straße lebte. Er war meistens betrunken und bettelte um Essen und Zigaretten. Hin und wieder vertrieb ihn die Polizei, aber wie eine streunende Katze kehrte er immer wieder an seinen Lieblingsplatz im öffentlichen Park seines Viertels zurück. Bestimmt haben wir alle schon viele Männer oder Frauen wie Eddie gesehen, die brabbelnd auf einer Bank sitzen und nach Urin und Bier stinken. Sie tun niemandem etwas zuleide, aber die Leute sehen weg und gehen hastig an ihnen vorbei, und Mütter halten ihre Kinder von ihnen fern. Eines Tages im Sommer trieb sich Charlies Gang im Park herum. Die Jugendlichen lagen in der Sonne auf dem Rasen, schwänzten die Schule oder die Arbeit, tranken und kifften. Als es dunkel wurde, machten sie sich auf die Suche nach etwas zu essen und stießen am Ende des Parks auf Eddie, der sich an einer geschützten Stelle abseits der Hauptstraße erleichterte. Als sie näher kamen, fingen ein paar Jungen und Mädchen an, ihn grölend zu belästigen, zu beschimpfen und mit Bierdosen zu bewerfen. Er versuchte wegzulaufen, stolperte und fiel hin. In diesem Augenblick stürzte sich die ganze Gruppe auf ihn. Als ich im Polizeibericht las, dass sie auf ihn eingeschlagen und eingetreten hatten und mit kaputten Flaschen und Steinen auf ihn losgegangen waren, dachte ich an die bösartige Energie einer vielköpfigen, um die eigene Achse wirbelnden Hydra. Eddie war kein Herkules und bot wenig Gegenwehr.

Später identifizierte ein zufällig vorbeigekommener Jogger bei der Verhandlung Charlie als diejenige, die Eddie an der Flucht gehindert hatte, nachdem er es geschafft hatte aufzustehen und mit blutendem Kopf um Gnade bettelte. Sie und ein anderes Mädchen hätten den alten Mann erneut niedergestoßen, und er war mit dem Kopf auf den Asphalt aufgeschlagen. Die Autopsie gab als Todesursache »innere Verletzungen durch mehrfache Prellungen an Kopf und Unterleib sowie eine Blutung im Frontalhirn« an. Die Bande war johlend und lachend in die Nacht geflüchtet, aber wenig später von der Polizei aufgegriffen worden. Die Aussagen der Zeug:innen und die gerichtsmedizinischen Beweismittel machten den Strafprozess einfach.

Nach ihrer Verurteilung wegen gemeinschaftlichen Mordes wurden viele Mitangeklagte in verschiedenen Jugendgefängnissen untergebracht, da einige gerade erst fünfzehn waren. Mit achtzehn wurden sie in den Erwachsenenbereich verlegt. Alle erhielten lebenslange Haftstrafen mit einer durchschnittlichen Mindesthaft von zehn bis fünfzehn Jahren. Ich hatte gelesen, dass die anderen schon längst wieder entlassen worden waren und nur Charlie noch einsaß. Ich fragte, ob sie das wisse und weshalb das so sei. Sie zuckte nur mit den Achseln, als wäre es ihr egal. Ich versuchte eine andere Taktik. »Charlie, ich weiß, wie ungewöhnlich es ist, jemanden zu töten. Ich habe mit anderen Leuten gearbeitet, die das getan haben.« Das erregte ihre Aufmerksamkeit, und sie blickte unter ihrem wuscheligen Pony zu mir auf. »Warum?« Gut, wenigstens unterhalten wir uns jetzt, dachte ich, das ist schon mal ein Anfang.

»Jeder, der das Leben eines anderen Menschen beendet, verändert auch sein eigenes für immer«, erklärte ich ihr. Ich hätte viele Menschen in der Therapie sagen hören, dass sie nie geglaubt hätten, sie könnten einen Menschen töten, und dass sie sich anschließend selbst fremd geworden seien. Dann fügte ich noch hinzu, ich hätte gelernt, dass Menschen, die getötet hatten, Hilfe brauchten, um über das Unvorstellbare nachzudenken, und wie wichtig es für sie sein könnte, diese Gefühle auszusprechen. Anders als für viele sonstige einschneidende Erlebnisse gebe es für das Leben nach einem Mord kein Handbuch, dem man folgen könnte. Es sei daher nicht überraschend, dass es einigen Menschen unglaublich schwerfalle, herauszufinden, was sie tun sollten, wie sie Fortschritte machen oder mit einer neuen, fremden Identität als verurteilte Straftäter:innen zurechtkommen sollten. Die Therapie würde ihnen einige Werkzeuge dazu an die Hand geben.

Charlie folgte jedem Wort, das ich sagte, aber als ich fertig war, platzte sie heraus: »Ich will den ganzen Scheiß nicht noch mal durchexerzieren. Es macht mich bloß wütend, verstehen Sie?« Dann rutschte sie auf dem Bett nach hinten, bis sie mit dem Rücken an der grauen Wand der Zelle lehnte und mir ihre Füße mit dem zerlöcherten, schmutzigen Socken entgegenstreckte. Ganz kurz schoss mir der Gedanke durch den Kopf, dass es in manchen Kulturen eine Beleidigung ist, jemandem seine Fußsohlen zu zeigen. Aber in diesem Fall vermutete ich, dass sie nur den Abstand zu mir vergrößern wollte. »Da draußen wartet nichts auf mich, wissen Sie?«, murmelte sie. »Ich habe jemandem das Leben genommen, weshalb sollte ich dann selbst eins haben?«

Es war ein einzigartiger und faszinierender Kommentar, der daraufhinwies, dass sie das Leben als etwas Kostbares wahrnahm. Ich hatte sie nicht auf diese Idee gebracht, und ihre Bemerkung ermutigte mich. Sie war ein mögliches Zeichen dafür, dass Charlie ihre Erfahrung in Worte fassen konnte – der erste Schritt im verbalen Therapietanz. Trotz der äußerlichen Anzeichen von Zurückhaltung wollte sie sich vielleicht doch auf die Therapie einlassen. Bevor ich ging, bestätigte sie, dass sie sich erneut mit mir treffen würde, und lächelte sogar kurz, als ich mit einem überschwänglichen »Wunderbar!« antwortete – als hätten wir gerade gemeinsam etwas Bedeutsames vollbracht. Ich vermutete, dass sie mich für eine nette Spinnerin hielt und es schlimmere Arten gab, sich die Zeit zu vertreiben. An der Zellentür blieb ich noch einmal stehen und warf einen Blick auf ihre Büchersammlung. »Wie ich sehe, lesen Sie gern.« Ich zeigte auf eins der Bücher, ein dickes Hardcover, und fragte, was es sei. Sie schaute auf den Buchrücken, um sich an den Titel zu erinnern. »*Eine gute Partie* – von einem Inder.« »Ah«, sagte ich, fasziniert von ihrer Wahl, und als ich mich an der Tür noch einmal umdrehte, sah ich, dass sie durch die Seiten blätterte, als wäre sie neugierig darauf, welche Offenbarungen ich darin vermutete.

Ich hatte keine bestimmte Meinung zu dem Buch, aber alles hat eine Bedeutung, und die Gegenstände, mit denen wir uns umgeben, sind immer auch eine Art von Offenbarung – »Innenausstattung« im doppelten Wortsinn. Außerdem neigen Romanautor:innen dazu, Metaphern zu verwenden. Die wiederum können Patient:innen helfen, ihre eigenen Gefühle besser auszudrücken. Außerdem ist Lesen ein Zeichen für einen wachen Geist, und der wiederum ist für eine effektive Therapie entscheidend, wie der Kinderbuchautor E. B. White sagte.

Ich machte mich auf den Weg zur Bewährungsabteilung des Gefängnisses, in der die Unterlagen der Straftäter:innen aufbewahrt werden, um nach Charlies Akte und den Prozessberichten zu fragen. Ich war zunehmend neugierig auf diese Frau und wollte mehr erfahren. Doch als ich die Unterlagen durchlas, wurde mir schwer ums Herz. Ihre Lebensgeschichte hinterließ in mir ein Gefühl von Hilflosigkeit und auch Wut. Seit ihrem siebten Lebensjahr, als das Jugendamt sie wegen körperlicher Misshandlung und Vernachlässigung zum ersten Mal aus der Wohnung ihrer drogenabhängigen Mutter geholt hatte, war Charlie immer wieder in der Obhut örtlicher Behörden gewesen. In der Pflegefamilie kam sie nicht zurecht, wurde von einem Pflegeelternteil beschimpft und von der nächsten Pflegefamilie ganz abgelehnt. Da vermutlich niemand anders sie haben wollte, kam sie mit zehn wieder in die Obhut ihrer Mutter, die sie mit einem neuen Stiefvater und zwei älteren Stiefbrüdern konfrontierte. Der zweite Versuch zu Hause bot keine Verbesserung. Die Erwachsenen stritten sich, griffen sich gegenseitig an und schlugen die Kinder. Die Brüder schikanierten ihre schwächere Schwester. In der Pubertät kam noch eine sexuelle Komponente hinzu. In einer Notiz der Sozialarbeiterin hieß es, Charlie habe sich darüber beschwert, dass ihre Brüder sie »ständig begrapschten« und ihre Brüste oder Genitalien berührten.

Die Schule mag ihr als vergleichsweise sicherer Hafen erschienen sein. Zwar konnte sie laut und aggressiv werden, war aber im Unterricht und in außerschulischen Kursen gut, vor allem in Englisch und in Kunst. Einer Lehrerin hatte sie erzählt, dass sie später beruflich gern Kindern mit Behinderung helfen würde. Als Teenager fielen ihr Hausaufgaben und Prüfungen schwer, und das Verhältnis zu ihren Mitschüler:innen war angespannt; es kam sogar zu körperlichen Auseinandersetzungen. Schließlich wurde sie von der Schule verwiesen, verließ mit fünfzehn ihr Zuhause und trieb sich mit anderen Kindern wie sie selbst auf der Straße herum. Sie waren keine »Gang« im strafrechtlichen Sinne, eher so etwas wie ein geschlossener Organismus, der sich in dieselbe Richtung bewegte – meist weg von den Behörden. Einer Therapeutin fiel damals auf, wie sehr sie offenbar die paradoxe Kombination von Unabhängigkeit und Zugehörigkeit genoss, die sie durch die Gang erhielt. Es war das Gefühl, sich anonym in einem Rudel zu bewegen, das sie sich »in der Gruppe mutiger« fühlen ließ, wie es in dem Bericht lautete.

Zugehörigkeit ist ein kostbares Gut, wenn man sie zu Hause nie erfahren hat, und der Preis dafür – der Gruppenzwang, der einen dazu bringt, loyal zu sein und bei kriminellen Aktivitäten mitzumachen – hält sich in Grenzen. Das Problem ist, dass in einem so jungen Alter, in dem die Heranwachsenden noch dabei sind, ein Gefühl für ihr eigenständiges Ich zu entwickeln, die Grenze zwischen der eigenen Identität und der der Gruppe verschwimmen kann. Wenn man nicht sicher ist, wo man selbst aufhört und der andere anfängt, hat man möglicherweise auch Mühe zu erkennen, wo genau die Grenze der Realität verläuft. Im späteren Leben oder auch im Gefängnis kann dieser Mangel an Selbstwahrnehmung und selbstbestimmtem Denken schlimme Folgen haben. Dies wird durch enthemmende Drogen, Alkohol oder einfach durch das Adrenalin, das in manchen Gruppensituationen ausgeschüttet wird, noch verstärkt. Mir fiel auf, dass Charlie ihrer früheren Therapeutin erzählt hatte, dass es »wie ein Rausch war«, wenn die Gang auf Beutezug ging oder ein Auto für eine Spritztour stahl.

Irgendwann hatte sie mit Sozialarbeiter:innen darüber gesprochen, dass sie das Gefühl gehabt hatte, jüngere Mädchen, die sich der Gruppe anschlossen, beschützen zu müssen, indem sie sich wie eine große Schwester verhielt und ihnen Ratschläge gab, wie sie sexuelle Übergriffe auf der Straße vermeiden konnten. Leider hatte sie sich nicht einmal selbst schützen können. Kurz nach ihrem sechzehnten Geburtstag schickte ihre Gang sie zu einem Dealer im Viertel, um Drogen zu besorgen, und der Mann – doppelt so alt wie sie – vergewaltigte sie. Charlie war so wütend, dass sie einen ungewöhnlichen Schritt tat: Sie ging zum Polizeirevier des Viertels und zeigte ihn an. Bedauerlicherweise gehört Vergewaltigung seit jeher zu den Verbrechen, die am wenigsten angezeigt werden, und Charlies Reaktion in diesem Fall war umso überraschender, weil sie selbst regelmäßig mit dem Gesetz in Konflikt geraten war.

Die Anzeige verlief im Sand. Das war nun ein paar Jahrzehnte her, und ich glaube, dass Reformen bei der Strafverfolgung von Vergewaltigungen eine derartige Untätigkeit heute unwahrscheinlicher machen würden. Das Ergebnis damals war, dass sie bis zu ihrem achtzehnten Lebensjahr wieder in ein Pflegeheim kam. Dort lebte sie sich gut ein und fiel positiv auf. Auch dem dortigen Betreuungspersonal erzählte sie von ihrem Wunsch, sich für Menschen mit Behinderung oder aber für das Tierwohl einzusetzen. Allerdings wurde sie in dieser Zeit auch mehrmals wegen kleinerer Delikte von der Polizei verwarnt, unter anderem wegen Sachbeschädigung und kleinen Diebstählen, nahm regelmäßig Drogen und trank übermäßig viel Alkohol.

Man könnte ihr Leben als eine lange Periode von kleinen Fortschritten sehen, die durch wiederholte Enttäuschungen und Hindernisse immer wieder vereitelt wurden – eine Art Leiterspiel, das sie ein ums andere Mal verlor. Mit dem achtzehnten Geburtstag hatte sie keinen Anspruch mehr auf ihren Betreuungsplatz. Wie schon aus anderen Fällen bekannt, bedeutete dies, dass sie eine sichere Umgebung verlassen musste, obwohl sie noch verletzlich und nicht gut genug auf die Erwachsenenwelt vorbereitet war. Sie wusste zwar, dass es so kommen würde, trotzdem verweigerte sie an ihrem letzten Tag jegliche Art von Abschied und zerdepperte auf dem Weg nach draußen die gesamte Glasscheibe der Eingangstür des sichersten Zuhauses, das sie je gekannt hatte.

Ähnliche Gewaltausbrüche setzten sich auch während ihrer gesamten Zeit im Gefängnis fort und wurden als weiterer Beweis für ihre »Unfähigkeit, Fortschritte zu machen« gewertet. Vor unserem nächsten Treffen hörte ich, dass sie es wieder getan hatte. Diesmal hatte sie ihre kleine Zelle verwüstet. In einem plötzlichen Wutanfall hatte sie ihre wenigen Habseligkeiten durch den Raum geschleudert, Seiten aus Büchern gerissen, Dinge zerbrochen. Als die Vollzugsbeamt:innen hereinstürmten, um sie zu bändigen, hatte sie um sich geschlagen und geschrien, sie wünschte, sie wäre tot. All dies war offenbar durch eine Kleinigkeit ausgelöst worden, eine Frustration, die ihr vertraut gewesen sein musste und die sie offenbar schon mehrmals problemlos ertragen hatte: Ein Vollzugsbeamter hatte ihr erklärt, sie müsse warten, bis ihr Antrag auf Benutzung der Gefängnisbibliothek genehmigt würde.

Ich musste mir Gedanken darüber machen, ob unsere Begegnung etwas in Charlies Bewusstsein getriggert haben konnte, das dann zu diesem Vorfall führte. Sie hatte ruhig gewirkt, als ich sie an jenem ersten Tag verließ, aber ich wusste, dass die emotionale Reaktion auf eine zwischenmenschliche Interaktion Zeit brauchen kann, um sich bemerkbar zu machen. Das gilt für uns alle, doch für Menschen wie Charlie verstärkt, weil sie lange Zeit damit verbracht haben, ihre Emotionen zu negieren oder ihnen auszuweichen. Die Psyche hat so viele Funktionsschichten, dass man nie weiß, wann eine bestimmte Äußerung wie eine Sprengladung losgehen könnte. Vielleicht hatte meine beiläufige Bemerkung über ihre Bücher eine paranoide Reaktion ausgelöst, oder sie hatte sich daran gestört, dass ich sie ohne die notwendige Vorbereitung auf ihre Tat angesprochen hatte. Ich überlegte auch, ob die Tatsache, dass man ihr etwas verwehrt hatte (den Besuch der Bibliothek), zu dem Gewaltausbruch beigetragen haben könnte. Ich rief ihren Betreuer an, um mehr über ihre letzte gescheiterte Bewährung herauszufinden, und erfuhr, dass es damals eine ganz ähnliche Situation gegeben hatte: Offenbar war sie erneut inhaftiert worden, weil sie sich mit einem Mitarbeiter der offenen Einrichtung, in der sie lebte, gestritten hatte. Er hatte ihr nicht erlaubt, ohne eine entsprechende schriftliche Genehmigung das Gelände zu verlassen. Hier schien sich ein Muster zu wiederholen.

Man hatte Charlie nach ihrem Wutanfall nicht in eine neue Zelle verlegt, wie sonst üblich. Sie hatte darum gebeten, bleiben zu dürfen, wo sie war, und weil sie keinen großen Schaden angerichtet hatte, wurde ihrem Wunsch entsprochen. Sie erhielt jedoch eine Verwarnung und landete wegen ihrer Selbstmorddrohung auf einer speziellen Liste, die als Protokoll zur Beurteilung, Überwachung und Behandlung von suizidgefährdeten Insass:innen dient. Als sichtbares Zeichen für das Personal und andere Gefangene musste sie ständig eine orangefarbene Mappe bei sich tragen, in der ihr Verhalten protokolliert wurde. Dieser Ansatz »doppelter Sicherheit«, der von der Gefängnisbürokratie entwickelt wurde, um Menschen zu schützen, war eine gute Idee, aber Charlie muss ihn gehasst haben. »Auf der Liste zu stehen« zog nicht nur Spott nach sich, es bedeutete auch, dass sie durch die orangene Leuchtfarbe auffiel, und mir war bewusst, dass Charlie nichts lieber wollte, als unscheinbar und anonym im Hintergrund zu bleiben.

Ich hatte recht. Sie war sauer wegen der Mappe, ließ sie mehr als einmal »versehentlich« im Speisesaal und an anderen Orten liegen und bat wiederholt darum, »von der Liste gestrichen« zu werden. Sie argumentierte, dass sie in der Vergangenheit nie suizidgefährdet gewesen sei und nur in der Hitze des Gefechts gedroht hatte, sich umzubringen.

Gefängnisse und psychiatrische Versorgungsdienste nehmen die Gefahr eines möglichen Suizids immer ernst und können Selbstmorddrohungen nicht ignorieren, wie ich in Marcus' Fall bereits angedeutet habe. Bei Charlie war das Personal besonders sensibilisiert. Nur einen Monat zuvor hatte eine Insassin eines nahegelegenen Gefängnisses, die eine ähnliche Drohung ausgesprochen hatte, ohne auf die Liste gesetzt zu werden, sich erhängt und damit einen Sturm polemischer Berichte in den Medien ausgelöst. Suizid wird in einigen psychiatrischen Einrichtungen als »Never Event« eingestuft, das heißt als ein Zwischenfall, der niemals passieren darf. Diese Regel impliziert, dass die Fachkräfte zur Verantwortung gezogen werden, wenn sich Patient:innen oder Häftlinge das Leben nehmen. Das ist bedenklich. Zwar kann das Pflegepersonal zu Recht für Fehler kritisiert werden, doch einige Versäumnisse in der Pflege sind systembedingt und nicht individueller Natur – möglicherweise hat ein Arzt oder eine Ärztin nicht die richtige Ausrüstung oder Ausbildung, um eine Situation zu meistern. Die gegen sich selbst gerichtete Grausamkeit und Verzweiflung, die jemanden dazu treiben, Suizid zu begehen, sind genauso riskant wie ein Blutgerinnsel oder ein absterbender Herzmuskel. Wenn sie zu weit fortgeschritten sind, gibt es keine Hoffnung, dass Ärzt:innen den Tod noch abwenden können. Es liegt auf der Hand, dass Herzchirurg:innen nicht immer in der Lage sind, jemandem mit einer Operation das Leben zu retten. Genauso gut können Psychiater:innen suizidgefährdete Menschen nicht immer daran hindern, ihr Leben zu beenden. Dies ist ein weiteres Beispiel dafür, wie grundlegend unterschiedlich unsere Gesellschaft psychische und physische Gesundheit einstuft.

—

Einige Wochen später hatten Charlie und ich unsere erste richtige Sitzung in einem kleinen Raum des Flügels, der normalerweise von den sogenannten »Listeners« (Zuhörende) genutzt wird – Häftlinge, die ähnlich wie die Samariter Mitmenschen in Not freiwillig Unterstützung anbieten. Es war kein besonders einladender Raum, sondern er war schmuddelig, beengt und fensterlos. Eine kleine Glasscheibe in der Tür ließ ein wenig Licht herein und erlaubte Vorbeigehenden, einen Blick hineinzuwerfen. Der Raum hatte eine seltsame Form, eine Art schmales Fünfeck, sodass es schwierig war, so zu sitzen, wie ich es gern gehabt hätte, mit einem großen Abstand zwischen den gegenüberstehenden Stühlen. Wie in ihrer Zelle saßen wir unangenehm dicht beieinander. Kaum hatte sie Platz genommen, schob Charlie die verhasste orangefarbene Mappe unter ihren Stuhl. Für mich war es eine vielsagende Geste, sie wollte nicht über ihre Verletzlichkeit sprechen. Ich nahm mir vor, sie später daran zu erinnern, damit sie sie nicht vergaß, wenn sie wieder ging.

Dieses Mal hatte Charlie einen schlecht sitzenden Trainingsanzug an, das Nike-Logo auf dem linken Bein war eine grausame Ironie für eine Frau, die seit Jahren nirgendwo mehr Sport getrieben hatte und durch das Gefängnisessen und die mangelnde Bewegung schwer und schlaff geworden war. Von dem dünnen Mädchen auf dem Foto, das ich in den Unterlagen gesehen hatte, war fast nichts mehr übrig. Irgendetwas an dem Foto – die großen Augen und das erhobene Kinn, die eine Mischung aus Trotz und Verletzlichkeit signalisierten – hatte mich an das Fahndungsfoto von Myra Hindley erinnert, einer berüchtigten Kriminellen aus dem England der 1960er-Jahre, die in eine grausame Serie von Kindermorden verstrickt gewesen war. Das eindrucksvolle Bild einer schmollenden Jugendlichen mit dichtem, blond gefärbtem Haar und stark geschminkten Augen, die verängstigt in die Kamera starrten, war nach ihrer Verhaftung ständig in den Medien zu sehen gewesen. Ich war ihr nie begegnet, hatte aber Bilder von ihr als ältere Frau im Gefängnis gesehen. Ähnlich wie Charlie wirkte sie inzwischen unscheinbar, in jeder Hinsicht unauffällig, doch ihre Identität in der Öffentlichkeit war auf ewig mit dem bernsteinfarbenen Fahndungsfoto des Teenagers verbunden.

Mir fiel sofort auf, dass Charlie schlecht gelaunt war. Sie nahm mich kaum wahr und ließ eine bittere Tirade über die »beschissen lächerliche« orangefarbene Mappe los. Dann redete sie ohne Punkt und Komma weiter und gestikulierte wild, als wollte sie mich von ihrer Sichtweise über den Streit mit dem Vollzugsbeamten überzeugen. »Hindert mich am *Lesen*. Superidee, was? So ein Arsch, muss jeden kontrollieren und sich wie der große Zampano aufführen – zum Teufel mit ihm!«

Ich setzte ein neutrales Gesicht auf, denn so fühlte ich mich. Trotz einiger stereotypischer Darstellungen in den Medien und der Tatsache, dass Haftanstalten Menschen anziehen können, die andere gern schikanieren, sind meiner Erfahrung nach die meisten Gefängnisaufseher:innen mitfühlende Wesen, die einen guten Job machen wollen und frustriert sind, wenn es ihnen nicht gelingt.

Wie überall, wo eine kleine Gruppe eine größere kontrolliert, kann das Gefängnis eine beängstigende Umgebung für sie sein, und ihr Job ist alles andere als leicht. Durch die jüngsten Personalkürzungen innerhalb des Gesundheitsdienstes, die trotz steigender Insass:innen-Zahlen im vergangenen Jahrzehnt schätzungsweise 30 Prozent betrugen, wurde die Lage zusätzlich erschwert. Allein zwischen 2013 und 2018 haben sich die Angriffe auf das Gefängnispersonal verdreifacht.[2] Die meisten Haftanstalten bestehen aus Gebäuden mit verschiedenen Flügeln. Diese wiederum sind in Trakte unterteilt, in denen jeweils bis zu fünfundzwanzig Gefangene untergebracht sind, und normalerweise steht nur ein:e Aufseher:in pro Trakt zur Verfügung. Sie haben es mit psychisch kranken, teilweise aggressiven, verlogenen, verängstigten, gestörten oder selbstzerstörerischen Häftlingen zu tun – manchmal auch alles auf einmal. Ich finde, das erfordert ein gewisses Maß an Durchhaltevermögen und Vertrauen in die Menschheit. Als mir neulich ein Vollzugsbeamter erklärte, dass seiner Meinung nach »in jedem gewalttätigen Gefangenen ein guter Mensch steckt, der darauf wartet, entlassen zu werden«, war ich tief bewegt.

Ich habe sowohl in Frauen- wie auch in Männerhaftanstalten eng mit Gefängnisaufseher:innen zusammengearbeitet und festgestellt, dass auch bei ihnen die übliche Mischung aus guten Menschen und Idiot:innen vorkommt, wie man sie in jeder institutionellen Hierarchie oder Gesellschaftsschicht antrifft. Oft sind es einfach Leute, die vor Ort Arbeit finden mussten. Viele sind jung und haben keine Ausbildung. Häftlinge haben mir verschiedenste Beziehungen zu Aufseher:innen beschrieben, die von vergifteter Eltern-Kind-Dynamik bis hin zu gegenseitigem Respekt und Zusammenarbeit reichen. Die Personalausstattung ist ein Problem: Einer kürzlich durchgeführten Umfrage zufolge hat ein Drittel der Gefängnisaufseher:innen weniger als zwei Jahre Berufserfahrung.

Ich fragte Charlie, ob der Beamte, mit dem sie sich angelegt hatte, vielleicht nur glaubte, sich an die Regeln halten zu müssen – ob das eine Möglichkeit sein könnte? Ich wollte wissen, ob sie die Fähigkeit besaß, zu erkennen, was im Kopf einer anderen Person oder auch in ihrem eigenen vor sich ging, ob sie »über das Denken nachdenken« konnte. Die meisten von uns halten diese Fähigkeit für selbstverständlich, manche Menschen aber haben Schwierigkeiten damit, was zu problematischem Verhalten führen kann.

Ich hatte eine aggressive Reaktion auf meine Bemerkung über den Beamten erwartet, doch Charlie überraschte mich. »Ich weiß«, seufzte sie und lehnte sich zurück. Das war ermutigend. Irgendwie hatte meine Loyalität einer anderen Person gegenüber ihren Zorn gedämpft, und die Spannung im Raum ließ merklich nach. »Ich bin einfach ausgerastet. Ich weiß selbst nicht, was in mich gefahren ist«, sagte sie. Ein vertrauter Satz, und jedes Mal, wenn ich ihn von jemandem höre, denke ich dasselbe: Was auch immer das Fass zum Überlaufen gebracht hat, es war nicht einfach so aufgetaucht, sondern wahrscheinlich schon vorher da gewesen. Aber ich hoffte, dass wir im Lauf unserer gemeinsamen Arbeit noch darauf zurückkommen würden.

Ihre Vorwürfe zogen sich trotzdem fast durch die ganze Sitzung, sie reichten von »Mistkerl« (der Aufseher) bis zu der »beschissenen Auswahl« an Büchern in der Bibliothek, während ich die ganze Zeit nickte. Erst gegen Ende sagte ich, dass es sich bislang anfühlte, als sprächen wir über Dinge, die außerhalb von ihr lagen, statt über das, was in ihrem Kopf, in ihrer inneren Welt vor sich ging. Sie war verblüfft und musste eine Minute lang darüber nachdenken, aber dann stimmte sie zu und sagte, sie wisse, dass sie herausfinden müsse, wie sie ihre Wut im Zaum halten könne. »Wie fühlt sich Wut denn für Sie an?«, fragte ich. Wie aus der Pistole geschossen sagte sie: »Heiß – sie fühlt sich an wie der Atem eines Drachen.« Was für eine plastische Aussage. Ich wusste, dass sie in meinen Notizen landen und ich später darüber nachsinnen würde. Wer waren ihre Drachen? Waren sie in ihr oder außerhalb von ihr?

In der Woche darauf erschien Charlie pünktlich zu unserem Termin, aber sie hatte sich wieder in sich selbst zurückgezogen. Sie war deprimiert und verschlossen, der Blick stur auf ihre Pantoffeln gerichtet. Nachdem sie sich gesetzt hatte, herrschte langes Schweigen, das ich schließlich brach, weil ich vermutete, dass sie dieses Mal nicht mit mir sprach, weil sie sich unwohl fühlte. »Stimmt das?« Sie warf mir einen Blick zu. »Das Ganze ist mir zu blöd. Seelenklempner bringen einfach nichts.« Ich glaubte, sie wollte mich testen: Niemand benutzt den Begriff »Seelenklempner« als Kompliment, und ich kenne keine Psychiater:innen, die sich dadurch nicht abgelehnt oder herabgesetzt fühlen würden. Keine Ahnung, woher er stammt, aber die Assoziation mit Handwerkern, die an der Innenwelt ihrer Mitmenschen herumschrauben, ist nicht gerade schmeichelhaft. Dass Charlie dieses Wort benutzte, brachte mich auf die Idee, ob sie Psychiater:innen womöglich als Feinde betrachtete. Ich speicherte diesen Gedanken zusammen mit dem Drachen ab. Es war wirklich nicht meine Aufgabe, meinen Beruf zu verteidigen, zudem wollte ich nicht ausschließen, dass frühere Psychiater:innen ihr nicht gutgetan hatten. Ich fragte sie stattdessen, ob ihre Bemerkung über Psychiater:innen ein Zeichen von Hoffnungslosigkeit sei. Sie kniff die Augen zusammen. »Wieso sollte ich irgendwelche verdammten Hoffnungen haben? Ist es das, was Sie von mir erwarten?« Ich fand es interessant, dass sie versuchte, meine Gedanken zu erraten. »Ich weiß, was ihr wollt, ihr seid doch alle gleich ... Ich soll es bereuen, stimmt's? Tut mir leid, aber das kann ich nicht. Ich war damals ... Ich war noch sehr jung, als es passierte. Ich bin nicht mehr derselbe Mensch, und ich bin auch nicht traurig darüber. Sorry, aber ich werde Ihnen nichts vorgaukeln.«

Das war komplex. Sie war klug genug und kannte das System lange genug, um zu wissen, dass Forensiker:innen und Strafvollzugsexpert:innen den Ausdruck von Reue als Zeichen eines verminderten Risikos für zukünftige Straftaten betrachten, nach wie vor steht der Satz »Häftling zeigt Reue« auf einer Checkliste für Bewährungseinschätzungen. Keine schlechte Idee, wenn es auch ernst gemeint ist. Das Problem ist, dass man es kaum beweisen kann, und aus Studien geht sogar hervor, dass die Empfindung von Reue eines der unbedeutendsten Elemente für eine erfolgreiche Risikominderung ist. Das war für mich anfangs überraschend, aber mit der Zeit habe ich gelernt, wie viel relevanter positive Faktoren sind, etwa eine prosoziale Einstellung, die Inanspruchnahme von Betreuung und Hilfe oder die tatsächliche Einsicht, dass ein Sinneswandel notwendig ist, wenn man in Zukunft ein anderes Leben führen will. Meiner Erfahrung nach ist Bedauern für Straftäter:innen greifbarer. Es ist weniger persönlich und gefühlsbetont als Reue. Es kann auch progressiver und funktionaler sein, wenn es als Motivation für eine Verhaltensänderung oder neue Entscheidungen dient.

Ich hatte ihr gegenüber das Wort »Reue« nie erwähnt und fand es interessant, dass sie mir ihre eigenen Gedanken unterstellte. Möglich, dass sie bedingt tatsächlich Reue empfinden wollte, weil sie wusste, dass man es von ihr erwartete. Ebenso war es möglich, dass ihre Wut von der Angst getrieben war, dass ich sie nur als die Charlie aus der Vergangenheit sah, als Teenager auf einem vergilbten Verbrecherfoto, nicht als die erwachsene Frau, die sie jetzt war. Ihre Idee, dass Reue ein Verfallsdatum haben könnte, war ebenfalls faszinierend, darauf wollte ich später zurückkommen, aber für den Augenblick ging ich auf sie ein. »Na gut, das habe ich verstanden. Reue kommt für Sie nicht infrage, und Sie wollen, was das angeht, ehrlich sein. Aber was ist mit Bedauern? Bedauern Sie es?«

»Natürlich!« Sie war immer noch wütend, aber nicht auf mich, glaubte ich. »Ich weiß immer noch nicht, wie das alles passieren konnte.« Und plötzlich nahm sie mich mit in die Mordnacht. Ich war mit ihr im Park, als es Abend wurde, und auch, als sie sich daran erinnerte, wie sie hinter den anderen herlief, wie sie barfuß über das Gras rannte, ihnen bekifft und hungrig folgte. Sie beschrieb anschaulich, wie die Welle von Wut und Ekel der anderen über den alten Penner sie »mitgerissen« hatte, bis sie sich an der Jagd auf ihn beteiligte. Irgendwer schnappte sich seinen Fusel, riss ihm den Schlafsack aus der Hand, während er die jungen Leute anflehte, ihn in Ruhe zu lassen – und dann stießen ein älteres Mädchen, das sie bewunderte, und sie selbst ihn zu Boden. Sie hörte ein schreckliches Geräusch, als sein Kopf auf dem Kies aufschlug, und sah, wie Blut aus seinem Ohr sickerte, aber sie sagte mir, dass sich das alles anfühlte, als hätte es nichts mit ihr zu tun. »Als würde ich mir ein Foto oder so was ansehen.« Sie starrte an mir vorbei, als sie die Szene wieder erlebte, mit leerem Blick und ausdruckslosem Gesicht. »Er lag einfach da, wissen Sie ... Irgendwie zuckte er noch ein bisschen, und dann ... dann war er tot. Ich war mitschuldig, und das bedaure ich. Aber es gibt kein Zurück mehr. Es gibt nie ein Zurück. Nie, niemals.« Die Wiederholung erinnerte mich an König Lear, der die arme Cordelia in seinen Armen wiegt und schmerzerfüllt klagt: »Niemals, niemals, niemals, niemals ...«, womit er Herzeleid auf eine vollendet einfache Art beschreibt. Er sieht sich mit der gleichen verheerenden Wahrheit konfrontiert, die Charlie jetzt aussprach: Den Tod kann man nicht ungeschehen machen.

Ich spürte, dass wir anfingen, das Chaos in Charlies Innenwelt zu erforschen. Es kam mir vor, als schwankte sie hin und her zwischen der Ansicht, Gewalt ausüben zu müssen, um Ereignisse und Emotionen zu beeinflussen, und angemessener Hilflosigkeit und

Verzweiflung. Dieses Schwanken habe ich bei einigen meiner Klient:innen beobachtet, die in ihrer Kindheit einem hohen Maß an traumatischen Erlebnissen und Widrigkeiten ausgesetzt waren. Inzwischen betrachte ich diese Extreme von Gewalt und Passivität als Ausdruck zweier verschiedener und nützlicher »Personae« – ein Terminus, der vom altgriechischen Begriff für »Bühnenmaske« abgeleitet ist. Die Maskenmetapher ist sehr hilfreich, wenn man sich vorstellen möchte, wie die Psyche in sozialen Situationen funktioniert, da wir auf bestimmte emotionale Signale hin unterschiedliche Eigenschaften annehmen oder ablegen. Kein Wunder, dass Shakespeare uns das Leben in seinen Stücken so einprägsam als Bühne beschrieb: »nur ein wandelnd Schattenbild, ein armer Komödiant, der spreizt und knirscht«.

Mir kam der Gedanke, dass die Persona der »Gewalttätigen Charlie« einen »Gerechte-Welt-Glauben« widerspiegelte – ein Konzept, das in den 1960er-Jahren von dem amerikanischen Psychologen Melvin Lerner aufgestellt wurde. In umfangreichen Studien fand er heraus, dass die Menschen im Großen und Ganzen der Meinung sind, Nutznießer:innen verdienten ihr Glück ebenso wie Opfer ihr Leid, oder, einfach ausgedrückt, gute Dinge passierten guten und schlechte Dinge schlechten Menschen. Diese Vorstellung, dass letztendlich »jeder bekommt, was er verdient«, ist auch heute noch weit verbreitet. Möglicherweise erklärt sie sogar, warum manche Opfer zu Täter:innen werden, ein immer wiederkehrendes Thema in der forensischen Arbeit, wie wir gesehen haben. Charlie und andere wie sie verinnerlichen ihre Misshandlungs- und Traumaerfahrungen. Sie fühlen sich von einer Welt ausgeschlossen, in der die guten Dinge passieren, und entwickeln die Erwartung, dass Gefühle wie Verlust, Ablehnung und Neid zum toxischen Antrieb für noch mehr »Schlechtigkeit« werden. Vielleicht haben sie auch das Bedürfnis, immer mehr Kontrolle über andere auszuüben, um sich vor der Schlechtigkeit ihres Lebens oder auch vor der Bestrafung durch »gute Menschen« zu schützen.

Ihre andere Persona, die »Passive Charlie«, glaubte, dass alle um sie herum mehr Macht und Einfluss haben als sie selbst. In diesem Zustand musste sie für nichts Verantwortung übernehmen. »Ich weiß immer noch nicht, wie das alles passieren konnte«, hatte sie gesagt, kurz bevor sie mir Eddies Ermordung bis ins Detail beschrieb. Indem sie sich selbst erzählte, dass sie einfach »mitgerissen« worden war und nichts, was sie getan hatte, mutwillig geschehen war, konnte sie diesen problematischen Gefühlen einfach aus dem Weg gehen. Es war die Gang, es war ein älteres Mädchen, es war nicht real für sie, es war »wie ein Foto«. Ich verstand, dass dieses Narrativ ihr geholfen hatte, die Scham in Grenzen zu halten, und es für sie vielleicht die einzige Möglichkeit war, weiterzuleben. Als ich ihre Schilderung hörte, glaubte ich zum ersten Mal, dass die Selbstmorddrohung, die sie dem Vollzugsbeamten gegenüber geäußert hatte, kein bloßes Geschwätz gewesen war, aber bislang hatte sie sie getarnt, indem sie sich eine Geschichte erzählte, die sie schützte.

Wir setzten unsere Sitzungen einige Monate lang fort, und sie war zunehmend in der Lage, über ihre Gefühle und die Vergangenheit zu sprechen. Ihre Stimmung schwankte immer noch von Woche zu Woche, aber es gelang mir immer mehr, die Maske, die sie beim Betreten des Therapieraums trug, einzuschätzen und mit ihr darüber zu sprechen. Wir unterhielten uns auch über andere Geschichten aus ihrem Leben, und ich interessierte mich für diejenigen, die sie in Büchern gelesen und sie besonders angesprochen hatten. In einer Sitzung erinnerte ich sie an unsere erste Begegnung in ihrer Zelle und wie ich sie nach dem Roman von Vikram Seth gefragt hatte. Ob sie wisse, weshalb sie ausgerechnet diesen Roman ausgewählt hatte? Aber an diesem Tag war sie die Passive

Charlie, daher zuckte sie nur die Achseln und war nicht einmal bereit, die Verantwortung für die Wahl ihres Lesestoffs zu übernehmen. Daraufhin schlug ich ihr vor, *Herr der Fliegen* von William Golding zu lesen. Der Roman hatte eine offensichtliche Parallele, die verstörend für sie sein konnte, das war mir bewusst, denn er beschreibt eine Gruppe von Jungs, die gemeinsam einen Mord begehen – trotzdem hatte ich das Gefühl, dass er für unsere Arbeit nützlich sein könnte.

Charlie sagte nichts zu meinem Vorschlag, und ich bedrängte sie nicht. In unserer nächsten Sitzung erzählte sie mir aufgekratzt und vergnügt, wie eine andere Gefangene am Morgen einen heftigen Streit mit einem Vollzugsbeamten gehabt und als Folge alle ihre Privilegien verloren hatte. Sie kicherte und äffte die hilflose Wut der Frau nach, als ihr aufging, in welche Schwierigkeiten sie sich gebracht hatte, und sie pathetisch rief: »Das könnt ihr mir doch nicht antun!« Ich lächelte nicht und gab auch keinen Kommentar ab. Daraufhin breitete sich eine peinliche Stille aus. »Was ist los?«, fragte Charlie. »Sie lachen«, sagte ich, »aber Sie schildern auch etwas, das schmerzhaft oder beängstigend sein könnte, oder?« Charlie errötete und wandte den Blick ab. »Ich weiß.« »Was haben Sie gesehen, als Sie das heute beobachtet haben, Charlie?« Sie atmete tief aus und sah mir dann in die Augen. »Das ist das, was die anderen sehen, stimmt's? So sehen sie *mich*, hab ich recht? Wenn ich so pampig auf die Aufseher reagiere. Und eigentlich ist das gar nicht lustig.« Sie war entschlossen, diesem neuen Gedanken nachzugehen. Ich ließ sie und war fasziniert, wie ihr Verstand ihn verarbeitete. »Ich habe gesehen, wie sie mit Sachen um sich geworfen, geheult und versucht hat, den Mann zu treten, und dachte: Wie bist du denn drauf? Du bist eine erwachsene Frau, die einen verdammten Tobsuchtsanfall hat! Und dann dachte ich: Wenn du einen Tobsuchtsanfall hast … dann musst du ein Kind sein. Ein quengeliges kleines Kind. Und dann ...« Sie verstummte. »Und dann?«, hakte ich nach.

»Und dann dachte ich, also ... Dann schoss es mir durch den Kopf, dass ich ja selbst auch kein Kind mehr bin. Ich meine, sehen Sie mich an: Ich bin jetzt fast fünfzig, verstehen Sie?« Sie stand auf und schob ihren Stuhl zurück, sie fand jetzt keine Ruhe mehr, so elektrisierend war die Vorstellung, erwachsen zu sein. »Mein richtiger Name ist Charlotte, aber seit meiner Kindheit werde ich Charlie genannt. Das ist doch kein Name für eine erwachsene Frau, oder? Und der Beamte, mit dem ich mich an dem Tag gestritten habe, als ich meine Zelle demolierte? Der nennt mich auch Charlie. Schlimmer noch, er sagt ›Charlie-Mädchen‹, zum Beispiel: ›Reg dich ab, Charlie-Mädchen.‹ Ich glaube, das war wie ein Stich in die Brust.«

»Und hat den Drachen losgelassen?«, fragte ich. Die Drachenmetapher, die sie am Anfang benutzt hatte, war zu einem Code geworden, er bedeutete, dass wir an etwas Entscheidendem arbeiteten. »Wissen Sie noch, das Buch, das ich lesen sollte, das Buch über die Kinder auf der Insel? Also, diese Jungs, es waren keine Erwachsenen da, um sie im Zaum zu halten, und das war das Problem. Da hab ich gedacht, vielleicht, wenn ich erwachsen wäre ... Ich meine, ich bin es ja! Und wenn ich mich beherrschen könnte, wenn ich wütend werde, wissen Sie, statt durchzudrehen wie diese dumme Gans heute Morgen ... wie ein verdammtes Kind ...«

Das war ein kleiner Durchbruch, und ich wollte wissen, ob sie darauf noch weiter aufbauen könnte. Deshalb fragte ich, was ihr helfen könnte, sich zu beherrschen, damit sie sich erwachsener fühlen konnte. Ob ihr dazu etwas einfiele? Wie aus der Pistole geschossen sagte sie: »Ich könnte meinen richtigen Namen benutzen, oder? Charlotte, nicht Charlie. Und allen anderen sagen, dass sie es auch tun sollen. Das würde doch helfen, oder?« Daran hatte ich nicht gedacht, aber es zeugte von einer echten Einsicht. Ich lächelte breit und bot an, dass ich das auch tun könnte. In einem wundervollen Moment von Klarheit schüttelte sie vehement den Kopf. »Nein, nein, nicht Sie. Ich möchte hier drin Charlie und auch Charlotte sein. Ist das okay?« »Aber ja«, sagte ich sehr bewegt. »Das ist völlig in Ordnung.«

—

In späteren Sitzungen kamen wir nochmals auf Goldings *Herr der Fliegen* zurück, und sie gestand mir, dass die Lektüre sehr schmerzhaft für sie gewesen war. Sie vergoss sogar ein paar Tränen, als wir über die Erregung sprachen, die die Jungen in der Geschichte beim Töten empfanden, und das erlaubte ihr, mehr über den »Rausch« zu erzählen, den sie empfunden hatte, als die Gang und sie Eddie verfolgt hatten. Die emotionale Wahrheit des Romans half ihr dabei, so etwas Ähnliches wie Bedauern zu artikulieren, und gab ihr gleichzeitig die Möglichkeit auszudrücken, wie unmöglich es sich damals angefühlt hatte, sich dem Willen ihrer Freund:innen zu widersetzen, ohne dabei selbst zerstört zu werden.

Mir war *Herr der Fliegen* schon durch den Kopf gespukt, als ich Charlie das erste Mal begegnet war und gesehen hatte, dass sie gern las. Bevor ich den Vorschlag machte, hatte ich einige Zeit mit mir gerungen, ob ich die Erschütterungen riskieren sollte, die das Buch auslösen könnte. Jetzt war ich froh. Die große polnische Dichterin Wisława Szymborska hat Poesie einmal als »rettendes Geländer« beschrieben, ein schönes Bild, das für mich auch auf alle anderen Formen von Literatur zutrifft.[3] Es war spannend, zu beobachten, dass Charlotte die gleiche Erfahrung machte.

Einmal lenkte sie das Gespräch auf den Spitznamen der Hauptfigur im Roman, Piggy, an dem sie sich offensichtlich störte. »Warum hat der Autor das getan?«, fragte sie. »Warum hat er sich keinen richtigen Namen für ihn ausgedacht? Das war verdammt blöd, was hat er sich dabei gedacht?« Zuerst war ich verdutzt, weil ich ihre Kritik nicht verstand, aber als sie weiter darauf herumritt, erkannte ich plötzlich einen wunden Punkt in ihrem Zorn. Aus einem Impuls heraus fragte ich: »Wie sind Sie eigentlich zu Ihrem Spitznamen ›Charlie‹ gekommen? Wann hat das angefangen?« Tränen stiegen ihr in die Augen, und sie musste sich erst wieder fangen, bevor sie antworten konnte. Als kleines Mädchen hätte sie immer Charlotte geheißen, erzählte sie mir, erst als sie in die Pubertät kam, seien ihre Brüder dann auf Charlie gekommen und hätten sie damit gehänselt. Sie sagten, sie sei kein richtiges Mädchen, sie hätte keine Titten, sie sähe aus wie ein Junge und sollte daher einen Jungennamen haben ... »Und dann fingen sie an, mich zu begrapschen.« Sie stockte, es war ihr sichtlich unangenehm. Ich hatte das Gefühl, dass sie vor meinen Augen zur Passiven Charlie zurückkehrte, und als ich fragte, ob sie noch mehr sagen wolle, zuckte sie nur wie üblich kurz die Achseln und entgegnete unwirsch: »Das war's, seitdem bin ich Charlie.« »Aber jetzt haben Sie die Wahl«, entgegnete ich. Ich musste ihr klarmachen, dass niemand sie dazu ermächtigen konnte, sie musste sie einfach treffen. Sie sah mich erschrocken an und antwortete, ja, da hätte ich wohl recht. Sie hatte bereits beschlossen, ihren Vornamen zurückzufordern.

Die Sprache, die wir verwenden, um uns selbst zu beschreiben – und dazu gehört auch unser Name –, hat Bedeutung und ist ein Thema, auf das ich in meiner Arbeit immer wieder stoße. Die Assoziationen, die sie seit ihrer Kindheit mit Charlie verband, hielten sie an einem traumatischen Ort fest, wo sie der Gnade anderer ausgeliefert war und ihr nichts anderes übrig blieb, als sich zu fügen oder um sich zu schlagen. Nach und nach ließ sich eine weitere Veränderung im Sprachgebrauch beobachten. Sie benutzte weniger Flüche als Allzweck-Übermittler von Gefühlen und wählte ihre Worte sorgfältiger, indem sie versuchte, darüber nachzudenken, wie sich etwas am besten ausdrücken lässt, bevor sie sprach. Eines Tages kamen wir wieder auf Eddies Ermordung zu sprechen, und ich forderte sie auf, ihre Gefühle zu beschreiben, mit welchen Begriffen auch immer sie das tun wolle – es gebe keine richtige oder falsche Antwort. Nach einigem Nachsinnen sagte sie, der Mord an Eddie habe »ihr Herz geschwärzt«. So düster dieser Gedanke auch war, die Art, wie sie ihn ausdrückte, war vielversprechend. Sie bot nicht das bekanntere »Es hat mir das Herz gebrochen« an, das als Klischee vielleicht nicht ehrlich genug gewesen wäre. Stattdessen hatte sie die Metapher einer inneren Fäulnis verwendet, um ihre Gefühle auszudrücken, was auf den ersten Blick ein Beweis für Engagement, Kreativität und Transformation war. Wir wollten wissen, ob sie sich aus dem Gefängnissystem befreien konnte, und nun sahen wir, dass sie sich dafür von einem Teil ihrer selbst lösen und ihre alte, nutzlos gewordene Persönlichkeit abstreifen musste. An diesem Tag verließ ich sie mit einer gewissen Zuversicht. Sie würde fähig sein, ihre innere Landschaft neu zu ordnen und die Aspekte ihrer alten Identität, die ihr im Erwachsenenleben nicht mehr zugutekamen, hinter sich zu lassen.

Sie würde demnächst einen neuen Antrag auf Bewährung stellen können. Während unserer letzten Sitzung sprachen wir darüber, was sie bei der Anhörung über sich selbst und über unsere gemeinsame Arbeit sagen wollte, denn man würde mich auffordern, dem Bewährungsausschuss Bericht zu erstatten. Sie meinte, am besten könne sie es derart ausdrücken, dass sie in der Therapie erwachsen geworden sei, und ich stimmte ihr zu. Sie wollte um mehr Therapie außerhalb des Gefängnisses bitten, falls sie in die Gesellschaft zurückkehren durfte. »Damit sie mir hilft, da draußen zurechtzukommen.« Wir lächelten beide und erkannten die Bedeutung dahinter: Sie hatte die Beziehung zu mir als positiv empfunden. Noch wichtiger war, dass es ein Zeichen für ihr gewachsenes Sicherheitsgefühl war. Sie hielt es nicht mehr für eine Schwäche, um Hilfe zu bitten. Ich überlegte, ob ihre »Unfähigkeit, Fortschritte zu machen«, vielleicht damit zu tun gehabt hatte, dass sie keinen anderen Zufluchtsort als das Gefängnis gehabt hatte. Als Kind hatte sich jedes Mal, wenn sie glaubte, einen sicheren Hafen gefunden zu haben, dieser als gefährlich entpuppt, und deshalb hatte sie ihre Fähigkeit, sich an einem Ort einzurichten, immer wieder sabotiert oder erstickt. Die wiederholten Verstöße gegen ihre Bewährungsauflagen und sogar der Wutanfall in ihrer Zelle waren ebenfalls Teil dieses Musters gewesen. Vielleicht war sie darüber in Panik geraten, dass unsere gemeinsame Arbeit mit dem Ziel, »sie zu befreien«, sie tatsächlich befreien könnte, und das war damals noch eine schreckliche Vorstellung gewesen.

Charlotte spekulierte darüber, ob sie tatsächlich versuchen sollte, ihren Traum zu verwirklichen, mit Menschen im Alter oder mit Behinderung zu arbeiten. Sie wagte sogar die Behauptung, dass sie damit für »Eddies Ermordung« Wiedergutmachung leisten könne. Es war ein großer Fortschritt, dass sie die Tat in einer so aktiven Sprache zugeben konnte. Und die Bereitschaft, Wiedergutmachung zu leisten, war genauso wichtig wie die tatsächliche Umsetzung, obwohl ich hoffte, dass sie es eines Tages wirklich tun würde. Als wir uns trennten, wünschte ich ihr viel Glück und achtete darauf, »Alles Gute, Charlotte« zu sagen. Ich erinnere mich heute noch an ihr strahlendes Gesicht.

KAPITEL 6

ZAHRA

Ein neues Jahr war angebrochen, und ich freute mich, nach den Feiertagen meine Arbeit als Mitglied des psychiatrischen Inreach-Teams im Frauengefängnis mit frischem Elan wieder aufzunehmen. Die schweren Schlüssel an meinem Ledergürtel klirrten, als ich die Sicherheitskontrolle passierte, mir einen Weg durch die vertrauten Schleusen und langen Korridore bahnte und gelegentlich stehen blieb, um Kolleg:innen in den noch mit Lametta und Neujahrskarten geschmückten Büros zu begrüßen. Ein Blick in den Terminkalender zeigte, dass meine erste Patientin an diesem Tag eine Frau namens Zahra war, die auf der Krankenstation des Gefängnisses lag.

Als ich mich den Doppeltüren der Station näherte, schlug mir lautes Geschrei entgegen: ein wütendes Keifen, vermischt mit einer fernen, aber anhaltenden, schrillen Klage, wie die einer Witwe, die Totenwache hält. Die hastigen Schritte und Rufe der Mitarbeiter:innen, die wahrscheinlich versuchten, Insassinnen zu beruhigen, wurden von dem verzweifelten Schluchzen einer anderen Frau unterstrichen. Ich musste an Dantes Ankunft in der Hölle denken (»Lasst, die ihr eintretet, alle Hoffnung fahren«, prangte über dem Tor) und an die Kakophonie der »verschied'nen Sprachen« und »heiseren Geschreis«, die ihn empfing. Ich stellte mir vor, wie überfordert ein:e Besucher:in von der Krankenstation wäre. Zwar machte ich diese Arbeit inzwischen seit vielen Jahren, hatte mich aber nie an die Nöte des Personals und der Gefangenen in einer solchen Umgebung gewöhnt und hoffte, dass es auch nie so weit kommen würde. Dante hielt sich beim Eintritt in die Unterwelt die Ohren zu und weinte, ich aber wusste beim Betreten der Station, dass es niemandem helfen würde, wenn ich mich hier in Tränen auflöste.

Die Krankenstation ist dazu da, Gefangenen, die zu krank sind, um in einer Zelle untergebracht zu werden, die notwendige Behandlung zukommen zu lassen. Manche Patientinnen sind körperlich krank, aber da in unseren Gefängnissen die psychischen Krankheiten überwiegen, muss sich die Station auch um akut psychisch kranke Insassinnen kümmern, von denen viele wochen- oder monatelang auf die Verlegung in eine geschützte psychiatrische Einrichtung warten. Die Anforderungen an die Krankenstation sind oft überwältigend, und es kommt vor, dass die Mitarbeiter:innen den gehetzten Blick von Müttern haben, die sich um zu viele Kinder auf einmal kümmern müssen. Aber der zuständige Leiter der Krankenstation, der mich an diesem Tag empfing, war freundlich und erfahren. Er stellte sich als Terry vor und führte mich vom Empfangsbereich in einen Therapieraum, den er für mich reserviert hatte.

Dort schob er ein paar Papiere und Kisten beiseite, damit ich mir den Raum einrichten konnte, und erzählte mir, wie froh alle waren, dass ich kommen konnte, denn sie machten sich Sorgen über das Selbstmordrisiko der Patientin, die ich sehen sollte. Wie Charlotte stand auch sie »auf der Liste«, jenem System zur Überwachung von Gefangenen, die als selbstmordgefährdet gelten und sich unter ständiger Beobachtung befinden. Er reichte mir die orangene Mappe mit Zahras Namen. Nach jeder Sitzung trug ich meine Beobachtungen über sie ein, und sie musste sie laut Vorschrift dabeihaben, wenn sie in ihren Flügel zurückkehrte, als Zeichen für die anderen, dass sie ein Risiko darstellte. »Ich hoffe, dass sie mit Ihnen spricht – zu uns sagt sie kaum ein Wort«, erklärte mir Terry.

Die Frau, die ein paar Minuten später zu mir in den Therapieraum kam, machte auf den ersten Blick keinen beunruhigenden Eindruck. Sie erwiderte meine Begrüßung mit leiser Stimme und berührte flüchtig meine ausgestreckte Hand. Nachdem sie auf dem Stuhl mir gegenüber Platz genommen hatte, warf sie einen Blick auf die orangefarbene Mappe mit ihrem Namen. Als sie sie wiedererkannte, flackerten ihre Augen kurz auf. Sie wusste genau, was es war, doch anders als Charlotte schien sie kein Problem damit zu haben. Äußerlich wirkte sie eher unscheinbar. Sie war schlank und zierlich und hatte das schwarze Haar zu einem langen Zopf gebunden. Mir fiel auf, dass ihr Arm frisch verbunden war, die Gaze lugte unter dem Ärmel einer weiten Strickjacke hervor. Sie trug einen wadenlangen Rock mit Ballerinas und machte einen resignierten Eindruck. Vermutlich hätte sie nicht protestiert, wenn sich in der Schlange vor dem Bankschalter jemand vordrängelte. Als wir beide saßen, sah sie zu mir auf, aber ihr Blick war stumpf und leer. Das machte mir Sorgen. Menschen, die an einer schweren Depression leiden und stark suizidgefährdet sind, beschreiben sich als eher gefühllos und emotional abgestumpft denn als traurig. Ich fand, dass das Personal recht hatte, bei dieser Frau besonders wachsam zu sein. Außerdem hatte ich das Gefühl, dass sie mich taxierte oder innerlich kritisierte, obwohl wir uns gerade erst begegnet waren.

Ich begann wie üblich, erklärte ihr freundlich lächelnd meine Rolle im psychiatrischen Team und dass unser Gespräch der ärztlichen Schweigepflicht unterlag. Sie reagierte kaum. Verstand sie denn nicht, dass ich da war, um ihr zu helfen? Nur selten war ich so schnell genervt – vor allem bei jemandem, der nach außen so ruhig wirkte. Zwar gab Zahra den Anschein von »Leere«, doch hatte ihr Verhalten etwas, das bei mir Abneigung auslöste. Oder projizierte ich nur etwas von dem Widerstreit, den sie in ihrem Inneren verbarg, auf mich?

Ich beschloss, das Problem direkt anzugehen. »Ich bin neugierig – sind Sie verärgert über diesen Termin?« Sie schwieg, senkte den Blick und presste die Lippen zusammen, als wollte sie ein simples »Ja« oder »Nein« unterdrücken. Meine Gereiztheit wuchs, und ich merkte, dass ich am liebsten meine Stimme erhoben hätte, um sie wachzurütteln. »Dann vielleicht nicht verärgert, sondern sogar richtig, richtig sauer?« Sie schüttelte heftig den Kopf, was besser war als nichts – wenigstens zeigte sie so etwas wie Emotionen. Ich versicherte ihr, dass sie nicht mit mir sprechen müsse und nichts Schlimmes passieren würde, wenn wir die Sitzung abbrachen. Ich sei nicht gekommen, um sie zu irgendetwas zu nötigen. Sie reagierte nicht – es war, als hätte sie mich gar nicht gehört. Wahrscheinlich wäre ich auch nicht besonders kooperativ, wenn ich unter ständiger Beobachtung stünde, dachte ich. »Zahra?« Sie sah hastig auf und senkte dann wieder den Blick, und ich erklärte, ich verstünde sehr wohl, dass es nicht einfach sei, so mit einer völlig fremden Person zu sprechen. Sie murmelte etwas, das ich nicht verstand. »Entschuldigung, könnten Sie das wiederholen?« Sie hob die Stimme: »Ich will einfach nur sterben.«

Ein paar Wochen vor den Feiertagen hatte Zahra Feuer in ihrer Zelle gelegt. Zum Glück war der Feuermelder angesprungen, und man hatte ihr Leben retten können. Interessanterweise erfuhr ich von ihrem Betreuer, dass dieser Vorfall einen Bezug zu ihrer ursprünglichen Straftat aufwies: Zwei Jahre zuvor hatte sie ebenfalls in der Vorweihnachtszeit einen Brand überlebt, den sie in ihrer Wohnung gelegt hatte. Beide Male hatte sie ihrer Mutter Nachrichten hinterlassen, in denen sie ihre Selbstmordabsicht erklärte, und in beiden Fällen hatte sie Glück gehabt, dass sie aufgrund schneller Hilfe nur leichte Verbrennungen und eine Rauchvergiftung erlitten hatte. Der Brand in ihrer Wohnung hatte beträchtliche Sachschäden verursacht und den Feuerwehrmann, der sie rettete und das Gebäude evakuierte, schwer verletzt. In Großbritannien beträgt die Höchststrafe für vorsätzliche Brandstiftung lebenslänglich, auch wenn niemand dabei ums Leben kommt. Zahra wurde zu fünfzehn Jahren verurteilt, mit einer Mindeststrafe von zehn Jahren. Mit Ausnahme des jüngsten Vorfalls in ihrer Zelle hatte sie sich im Gefängnis bislang unauffällig verhalten.

Abgesehen von materiellen oder politischen Gründen für Brandstiftung sind die Motive für dieses Verbrechen noch relativ unbekannt, insbesondere bei Frauen; sie werden mittlerweile jedoch zunehmend erforscht.[1] Offenbar hatte Zahra ihre Brandstifterinnenkarriere mit siebzehn begonnen, als sie versuchte, das Bett in ihrem Kinderzimmer in Brand zu setzen. Es war kein großer Schaden entstanden, trotzdem hatte ihre Mutter sie bei der Polizei angezeigt und vor die Tür gesetzt. Sie wurde in Obhut genommen, bis sie achtzehn wurde, danach hatte man sie sich selbst überlassen. Der Notiz einer Sozialarbeiterin zufolge versuchte sie damals, zu ihren Eltern zurückzukehren, doch war ihr Vater mittlerweile an Krebs erkrankt und die Mutter wollte sie nicht wieder im Haus haben. Die älteren Brüder schickten ihr etwas Geld, hielten sie aber auch auf Abstand, denn sie hatten genug mit ihrem eigenen Leben und ihren jungen Familien zu tun. Es hörte sich an, als wäre sie wirklich ganz auf sich allein gestellt in der Welt umhergeirrt.

Sie verließ ihre Heimatstadt Leicester und zog nach London, um hier Arbeit zu finden. Dann fing sie an, kleine Brände zu legen, meistens in Parks oder in der Nähe von Krankenhäusern oder Polizeistationen, als wollte sie es der Feuerwehr leicht machen, sie zu bekämpfen. Sie versuchte nicht, ihr Verhalten zu verbergen, und wurde wiederholt auf frischer Tat ertappt – doch ein Feuer zu legen, ist nicht gleich Brandstiftung, solange die Polizei es nicht als solche bezeichnet. Schlussendlich wurde sie nur zweimal angezeigt, aber die Strafen waren kurz, und sie kam bald wieder auf freien

Fuß. Ihre Bewährungsunterlagen zeigten, dass es ihr danach besser ging. Sie fand eine Wohnung, die ihr gefiel, und einen Job in einem Gartencenter. Mit ihrem dortigen Chef, der sehr nett zu ihr war, kam sie gut zurecht. Fast zwei Jahre lang schien es, als hätte Zahra sich das Zündeln aus dem Kopf geschlagen. Diese Art von Pause ist bei Brandstifter:innen und auch bei anderen Arten von Straftäter:innen nicht ungewöhnlich. Sie stimmt mit einem Muster überein, das wir auch von Suchtkranken kennen. In einem frühen Stadium ihrer Straftaten können Menschen, wenn sie nicht gerade unsozial sind, Phasen durchmachen, in denen sie das Leben aus unterschiedlichen Gründen besser bewältigen. Sie bleiben eine Zeit lang abstinent, bis irgendetwas sie eines Tages dazu treibt, wieder »rückfällig« zu werden. Ich vermutete, dass diese zwei Jahre wichtig für Zahra gewesen waren, und für mich war es ein verheißungsvolles Zeichen, dass sie prosoziale Ansätze besaß.

Ihr Betreuer hatte mir erzählt, dass Zahra eine Vorgeschichte von selbstverletzendem Verhalten hatte, die sich im Gefängnis fortsetzte, wo sie sich weiter ritzte. Das war nichts Ungewöhnliches – britische Gefängnisse melden ein großes Ausmaß an Selbstverletzungen. Studien zufolge betrifft es etwa ein Viertel bis ein Drittel aller Frauen im Gefängnis (fünfmal so viele wie in Männeranstalten). Diese Zahl steigt jährlich an und hat sich laut einem Bericht des Justizministeriums in den letzten zehn Jahren verdreifacht.[2] Eine Selbstverletzung erklärte vielleicht den Verband an ihrem Arm, er konnte aber auch von den Verbrennungen herrühren, die sie in ihrer Zelle erlitten hatte. In diesem frühen Stadium sprach ich sie nicht darauf an, merkte mir aber, dass es in ihrer Vergangenheit vielleicht etwas gab, das »unaussprechlich« für sie war. Menschen, die mit ihren Gefühlen nicht umgehen können, entwickeln gelegentlich körperliche Schmerzen oder werden depressiv, verinnerlichen also ihren Schmerz, während diejenigen, die sich selbst verletzen oder Dinge in Brand setzen, ihn externalisieren. Beides sind Alarmzeichen, ein dringender Hilferuf, der zu einer schwer zu durchbrechenden Gewohnheit werden kann und sehr riskant ist. Deshalb ist es ein schwerwiegender Irrtum, selbstverletzende Handlungen als »Heischen nach Aufmerksamkeit« abzutun – als wäre das etwas Schlimmes.[3] Während ich an jenem Morgen mit Zahra zusammensaß, fielen mir ihre tonlose Stimme und ihr ausdrücklicher Wunsch, sterben zu wollen, besonders auf. Offensichtlich hatte ihre Suizidalität während der Zeit auf der Krankenstation nicht nachgelassen. Ich würde Personal und Kolleg:innen explizit darauf aufmerksam machen und Mechanismen einrichten müssen, die sicherstellten, dass alle Schutzmaßnahmen getroffen wurden. Formulare mussten ausgefüllt, auffälliges Verhalten in ihrer Mappe protokolliert werden. Jede Menge Papierkram. Er würde Zahra schützen und auch als Beweis dafür dienen, dass man mit ihr gesprochen und sie das angemessene Maß an Betreuung erhalten hatte – »für alle Fälle«.

Ich dachte, wenn ich nicht sofort auf Zahras krasse Aussage, sterben zu wollen, antwortete, würde sie vielleicht noch mehr dazu sagen, doch sie saß einfach nur still da und starrte zu Boden. Ich nahm mir Zeit, um darüber nachzudenken, was ich ihr sagen könnte. Es wäre ein typischer Anfängerfehler, in diesem Moment Kummer oder Besorgnis auszudrücken und mich damit nur auf mich selbst zu konzentrieren. Stattdessen würde ich ihr einfach Raum lassen, um ihre Gefühle ohne Einmischung von außen wahrzunehmen. Nach einigen Minuten hob sie den Kopf, vielleicht ein wenig verwirrt von meinem Schweigen, und ich hielt ihren Blick fest. »Wie lange geht es Ihnen schon so, Zahra?« Sie zauderte nicht. »Mein ganzes Leben.« Ein leises, trauriges Eingeständnis, wie verbaler Raureif. Wie hatte sie sich mit diesem Gefühl arrangiert, wie hatte sie so lange überleben können? Sie zuckte die Achseln.

Ich beschloss, das Thema zu wechseln, und erinnerte mich an meinen Plan, über ihre Arbeit zu sprechen. Ich erzählte, ich hätte gehört, dass ihr alter Chef sie unterstützt hatte, und fragte, ob sie mir mehr über ihn und ihre Arbeit erzählen könnte. Sie reagierte sofort, für einen kurzen Moment lebte sie auf. Sie beschrieb das Gartencenter und wie stolz sie gewesen sei, die Auslagen zu gestalten und den Kund:innen zu helfen. Das fehle ihr. »Ich war eine gute Mitarbeiterin. Vielleicht kann ich da wieder hin, wenn ich rauskomme.« Als ich sie von einem zukünftigen Leben sprechen hörte, war ich erleichtert. Sie konnte also auch an eine Version denken, in der sie das Gefängnis lebend verließ.

Meiner Meinung nach würde Zahra am ehesten Gefahr laufen, sich ihrem Kummer hinzugeben, wenn sie keine Tätigkeit ausübte, die ihr gefiel. Wenn einem die Arbeit, die man mag, weggenommen wird, dann wird man auf sein Zuhause, sein Umfeld und sich selbst zurückgeworfen. Sind dies Krisenherde oder Leerstellen, dann kann eine Depression dieses Vakuum füllen. Zahras jüngster Suizidversuch und auch ihr Indexdelikt hingen möglicherweise mit der Unterbrechung ihrer Arbeitsroutine zusammen, die Feiertage mit sich bringen.

In der Weihnachtszeit ist die allgegenwärtige Verklärung der idealen glücklichen Familie schon sehr stark ausgeprägt (und scheint obendrein Jahr für Jahr etwas früher zu beginnen). Gefängnisinsass:innen nehmen die gleiche künstliche Fröhlichkeit aus dem Fernsehen, überall gedudelten Weihnachtsliedern, Popsongs im Radio (»All I Want For Christmas Is You«) oder aus Printmedien und (für diejenigen, die einen Internetzugang haben) Onlinebeiträgen wahr, alles garniert mit Darstellungen von Festlichkeit und Überfluss. Damit werden sie immer wieder schmerzhaft daran erinnert, dass Strafvollzug soziale Ausgrenzung bedeutet. Geschützte Einrichtungen und Gefängnisse sind angehalten, sogenannte

»festliche Betreuungspläne« zu entwickeln (was für eine unbewusste Ironie!), mit besonderen Abläufen, die zum Ziel haben, zumindest teilweise die innere Unruhe zu lindern, die Insass:innen bei der Erinnerung an vergangene Weihnachtsfeste oder durch die bewusster wahrgenommene Isolation überkommen könnte. Feierlichkeiten rund um den Jahreswechsel, Geburtstage oder Jahrestage können ebenfalls heikel sein, besonders für diejenigen, die lange Haftstrafen verbüßen: Auch sie markieren eine monotone Zwölfmonatsstrecke, einen neuen Abgrund der Einsamkeit und Langeweile, den es zu überwinden gilt. Für Gefangene mit psychischen Problemen kann dies noch tiefgreifender sein und schwierige Gefühle wie Beklemmung, Angst und Paranoia, aber auch beunruhigende Träume, Erinnerungen an Verlust oder sogar an glückliche Zeiten auslösen. Der spätantike Philosoph Boethius hat es treffend formuliert: »Bei jeder Ungunst des Schicksals ist dies die unseligste Art des *Unglücks: glücklich gewesen* zu *sein*.«

Ich wollte mehr darüber erfahren, was diese Feiertage für Zahra bedeuteten, und herausfinden, wie die Frage lautete, auf die der Tod durch das Feuer die richtige Antwort zu sein schien. Aber unsere Zeit lief ab: Ich würde an einem anderen Tag darauf zurückkommen müssen. Vorerst musste ich mit ihr besprechen, wie wir mit ihrer Äußerung umgehen sollten, dass sie noch immer ihr Leben beenden wollte. Das Gefängnispersonal sei besorgt, sagte ich ihr, »und wir alle wollen, dass Sie sicher sind, solange Sie hier sind«. Ich drückte es absichtlich so aus, um die vorübergehende Natur ihres Aufenthalts hervorzuheben. Eines Tages würde sie entlassen werden, die Zukunft wartete auf sie. »Die wissen schon Bescheid«, sagte sie und warf einen Blick auf die orangefarbene Mappe. Es hörte sich an, als wäre es ihr egal, dass man sich um sie sorgte, und falls sie sich selbst irgendwelche Sorgen über das Sterben machte, so schien sie sich dessen nicht bewusst zu sein.

Das Gefängnis – und damit auch ich – würde die emotionale Arbeit leisten müssen, sie am Leben zu halten. Aber wir würden es nicht schaffen, wenn sie sich nicht auch mehr für ihr eigenes Überleben einsetzte. Und wenn sie ihr Interesse am Zündeln nicht aufgab, könnte sie lange Zeit im Gefängnis verbringen, möglicherweise länger, als ihre ohnehin schon lange Strafe vorsah. Ich fragte, ob sie sich in der folgenden Woche wieder mit mir treffen wolle. »Hat das denn einen Sinn?«, fragte sie. Es war eine gute Frage, und ich hatte meine Antwort parat. Ich wolle mich für den Teil von ihr einsetzen, der in der Rückkehr in ihren alten Job eine Hoffnung für die Zukunft sah, erklärte ich und schlug vor, dass sie die Therapie ebenfalls als eine Art Arbeit betrachten könne. Ich sei bereit, es zu versuchen, wenn sie es auch sei. Zu meiner Überraschung stimmte sie zu.

—

Ich wusste nicht, wo ich Zahra antreffen würde, als ich zu unserer nächsten Sitzung kam. Es konnte gut sein, dass sie immer noch auf der Krankenstation war, aber bei meiner Ankunft wurde mir gesagt, dass sie wieder in ihren Trakt verlegt worden sei, und das bedeutete, dass die Pflegekräfte sie nicht mehr für akut selbstmordgefährdet hielten. Ich vermutete, dass sie den Platz für eine andere brauchten, der es offensichtlich psychisch noch schlechter ging. In einem unzureichend ausgestatteten System ist diese Abwägung immer ein Jonglieren – jede:r tut sein oder ihr Bestes, und alle beten, dass niemand stolpert. Ich gab mich nicht der Illusion hin, dass Zahra auf wundersame Weise ihren Todeswunsch aufgegeben hatte, aber vielleicht war sie ja bereit, auf eine positivere Zukunft zu setzen.

Ich hielt es für ein weiteres gutes Zeichen, als ich feststellte, dass sie nicht in ihrer Zelle, sondern bei der Arbeit war. Sie hatte sich entschlossen, zu einer Tätigkeit zurückzukehren, die sie schon zuvor in der Seelsorgeabteilung gehabt hatte. Sie hielt den Andachtsraum sauber und half dem Personal während der Gottesdienste. Dort konnten wir auch unsere Sitzung abhalten.

Die Gefängnisse in Großbritannien haben eine Seelsorge, die allen Glaubensrichtungen offensteht und alle religiösen Praktiken und nicht-religiöse Ansichten fördert, einschließlich dem Heidentum, Agnostizismus und Atheismus. Obwohl in britischen Gefängnissen bekennende Atheist:innen die größte Gruppe ausmachen, bezeichnet sich immer noch ein beträchtlicher Teil der Insass:innen als gläubig. Priester:innen, Rabbiner und Imame kommen ins Haus und ergänzen die Funktion der jeweiligen Gefängnisseelsorger:innen. So können die Gefangenen als Individuen behandelt werden und den Respekt vor der Menschenwürde – der gleichwertigen Behandlung unabhängig von Herkunft, Religion etc. – vorgelebt bekommen. Spiritualität kann eine Rolle dabei spielen, dass sich Menschen nach ihrer Entlassung prosozialer verhalten und damit auch die Wahrscheinlichkeit sinkt, dass sie wieder straffällig werden.

Arbeit, Bildung und Therapieprogramme anzubieten oder aber eine gesunde Ernährung sowie die körperliche Gesundheit zu fördern, sind weitere Beispiele dafür, wie man das Leben der Insass:innen würdigen kann, aber die Umsetzung ist nicht einfach, ganz abgesehen davon, dass es an den notwendigen finanziellen Mitteln mangelt. Wenn sie als fair gelten sollen, müssen Gefängnisse gleiche Bedingungen für alle schaffen, doch manchmal werden Optionen, die sich an eine bestimmte Untergruppe richten, als parteiisch interpretiert. Dasselbe gilt für forensische Kliniken. Aber auch wenn Gefängnisse die Rehabilitation und damit die Menschenwürde in den Vordergrund stellen, kommt es zu vielen Fehlschlägen. Ich bin in dieser Hinsicht nicht naiv. Mir ist bewusst, dass ich in meiner Rolle womöglich die schlimmsten Ungerechtigkeiten oder Missbräuche gar nicht mitbekomme.

Jede Seelsorgestelle ist einzigartig, aber alle scheinen eine ruhige Atmosphäre und ein Gefühl von Geborgenheit zu vermitteln. Ich hörte leises Murmeln und den Klang von Glocken, als ich mich den Türen näherte – keine Kirchenglocken, sondern die hell klingenden Tingsha-Zimbeln, die von buddhistischen Mönchen benutzt werden, um den Beginn und das Ende der Meditation zu verkünden. Es war ein ziemlicher Gegensatz zur Krankenstation. Drinnen unterhielt sich eine Gefängnisaufseherin mit zwei Frauen, die auf die Seelsorgerin warteten. An den Wänden hingen Naturfotografien mit inspirierenden Zitaten, auf einem Bild von einem Tunnel aus alten Eichenbäumen prangte Robert Frosts wundervolles Zitat: »Der beste Weg hinaus sei der hindurch.«[4] Mir wurde bewusst, wie wichtig dieser urteilsfreie, hoffnungsvolle Raum für Menschen ist, die mit den von Gerichten verhängten Konsequenzen leben müssen. Innerhalb dieser Mauern hatte man Kummer, Trauer und Vergebung gut verstanden.

Ich sprach kurz mit der Seelsorgerin, die Zahra offensichtlich mochte und schätzte. Sie erzählte mir, dass Zahra stabil sei und sich am Morgen mit dem Gast-Imam getroffen habe. Auch das war ermutigend, es deutete darauf hin, dass sie reflektieren und um Hilfe bitten konnte. Gleichzeitig war ich mir des Risikos bewusst, dass im weiteren Verlauf der Therapie einige schmerzhafte Gefühle an die Oberfläche treten würden, denen sie zuvor durch Brandstiftung aus dem Weg hatte gehen wollen. Vor einiger Zeit bin ich über ein Meme gestolpert, das die Überforderung durch schwierige Emotionen sehr schön einfängt: Ein Mann öffnet seine Haustür, sieht sich einem Haufen ziemlich fröhlicher Dämonen gegenüber, die sich alle gleichzeitig hineindrängeln wollen, und sagt: »Na, wenn das nicht genau die Gefühle sind, denen ich aus dem Weg gehen wollte!« Zahra würde mir vertrauen müssen, wenn wir gemeinsam diese Tür öffneten, und ich wusste, dass es nicht leicht für sie wäre.

Kurz darauf kam sie, nahm mir gegenüber Platz und nickte zur Begrüßung. Sie sah diesmal wacher und weniger ausdruckslos aus, fummelte aber, während wir uns unterhielten, ständig an dem Verband herum, der immer noch ihren linken Arm bedeckte, zupfte daran und strich ihn glatt. Ich sagte, dass ich mich freute, sie zu sehen, und erwähnte, dass sich die Seelsorgerin sehr freundlich über sie geäußert hatte. Ich bekam ein kurzes Lächeln zu sehen, das ihr Gesicht für einen Moment erhellte, aber es verschwand auch gleich wieder, als hätte man einen Lichtschalter an- und wieder ausgeknipst. Ich erinnerte sie noch einmal daran, dass Therapie so etwas wie Arbeit sei – die Arbeit, ihre Psyche ernst zu nehmen. Das könnte bedeuten, dass wir über ihre vergangenen Erfahrungen und Entscheidungen sprechen müssten. Sie runzelte die Stirn und erklärte, sie sei sich nicht sicher, ob sie das tun könne. Es machte sie nervös, weil sie nicht über »die schlimmen Dinge der Vergangenheit« nachdenken wollte.

Die schlimmen Dinge könnten warten, sagte ich. Wir würden mit ein paar einfachen Dingen anfangen. »Was denn zum Beispiel?« Ich schlug vor, dass sie mir ein wenig über ihre Familie erzählen könnte. Sie seufzte, als hätte ich ihr mehr zugemutet, als sie verkraften konnte, aber immerhin wagte sie einen Versuch. Später dachte ich, dass sie sich gehütet hatte, schlecht über sie zu sprechen, aber ihre wahren Gefühle offenbarte sie mir erst im Lauf der Zeit. Sie erzählte, dass ihr Vater während ihrer ersten Gefängnisstrafe an Krebs gestorben sei. »Er war ein guter und anständiger Mann«, sagte Zahra, es klang, als würde sie aus einer Elegie oder einem Nachruf vorlesen. »Und Ihre Mutter?«, fragte ich. »Sie lebt noch.« Ihre Stimme war hastig und unpersönlich. »Sie ist eine viel beschäftigte Frau. Sieben Enkelkinder, verstehen Sie?« Wieder klang ihre Stimme verstellt, und ich ertappte mich bei dem Gedanken, dass sie möglicherweise ihre Mutter nachäffte. Hatte sie ihre Tochter jemals im Gefängnis besucht? »Nein, nein, sie wohnt viel zu weit weg.« Zahras Tonfall lud nicht zu einer weiteren Frage ein, und ich hatte das deutliche Gefühl, dass dieses Thema damit abgeschlossen war.

Es ist ein Klischee, das auf Freud zurückgeht, dass Therapeut:innen immer nach den Eltern fragen und ihre Patient:innen unweigerlich auffordern, ihnen die Schuld für ihre Probleme zu geben. Die bereits erwähnten Forschungsarbeiten der letzten Jahrzehnte zu Bindungen in der Kindheit, die auf den Annahmen von Freud und vielen seiner Nachfolger aufbauen, liefern empirische Beweise dafür, dass es einen Zusammenhang zwischen der frühen Beziehung eines Kindes zu seinen Eltern und seiner psychischen Entwicklung gibt. Dies wiederum beeinflusst die Funktionen der erwachsenen Persönlichkeit, einschließlich der Art und Weise, wie Menschen über sich selbst und ihnen nahestehende Personen sprechen. Einige Studien deuten darauf hin, dass wiederholte Misshandlung oder Vernachlässigung in der Kindheit die Entwicklung neuronaler Verbindungen zwischen jenen Bereichen des Gehirns beeinträchtigen kann, die Emotionen steuern und Selbstreflexion unterstützen. Als ich Zahra kennenlernte, hatte ich zusammen mit anderen forensischen Kolleg:innen bereits Forschungsergebnisse darüber veröffentlicht, wie anhaltende Belastung durch instabile Bindungen in der Kindheit das Risiko von Gewalt vergrößern kann.[5] Ich ahnte, dass diese Arbeit für Zahras Fall relevant sein würde, denn ihre Selbstnarration konzentrierte sich offenbar auf Familienmitglieder, die in ihrem Leben abwesend waren.

Gute Therapeut:innen graben nicht nach Hinweisen auf Missbrauch oder Trauma, sondern hören aufmerksam zu. Sie achten nicht nur auf das, was ihre Patient:innen sagen, sondern auch auf das, was sie auslassen. Die meisten von uns werden sie auch dazu bewegen wollen, über positive Erfahrungen mit Eltern und Bezugspersonen zu sprechen, insbesondere über Erinnerungen daran, wie man sich um sie gekümmert, sie beachtet und als Individuum wahrgenommen hat. All das kann eine neutralisierende Wirkung auf Widrigkeiten haben, Resilienz aufbauen und den Erfolg der Therapie wahrscheinlicher machen. Obwohl ich keine voreiligen Vermutungen anstellte, fiel mir auf, dass Zahra es vermied, über die emotionale Seite der Beziehung zu ihrer Familie zu sprechen. Ihr Bericht war nüchtern und sachlich.

Man merkte, dass sie es nicht gewohnt war, über sich und ihre Erfahrungen zu berichten. Zurückhaltung zu Beginn der Therapie ist nichts Ungewöhnliches, aber ich hatte den Eindruck, dass es bei ihr tiefere Gründe hatte. Sie war gebildet und wortgewandt, weit mehr als viele andere meiner Patient:innen, und doch fiel es ihr schwer, Worte für ihre Erfahrungen und Gefühle zu finden. Wir brauchten mehrere Sitzungen, um ein wenig tiefer in ihre Kindheit in den Midlands einzutauchen. Wie ich schon in anderen Fällen festgestellt habe, ist es immer besser, die Geschichte einer Person aus erster Hand zu hören, statt sie Berichten oder Unterlagen zu entnehmen: Ihre Art zu sprechen öffnet ein Fenster zu ihrem emotionalen Erleben. Beispielsweise wusste ich, dass Zahras Eltern bereits zwei Jungen im Teenageralter hatten, als sie zur Welt kam. Sie beschrieb sich als »Schlusslicht«, ein Ausdruck, bei dem unwillkürlich beide Bedeutungen mitschwingen: »Letzte:r einer Reihe sein« und »Schlechteste:r unter vielen sein«. Keine von beiden strahlt etwas Warmes aus. Ich hatte den Eindruck, dass Zahra diesen Ausdruck vielleicht schon sehr früh aufgegriffen hatte und sich irgendwie schuldig an ihrer Geburt fühlte, als wäre ihr Leben ein Versehen.

Mittlerweile sprachen wir in jeder Sitzung über die orangene Mappe, die sie immer noch bei sich haben musste. Ich hatte vorgeschlagen, dass wir immer gemeinsam überlegten, was wir dort zu ihrem Suizidrisiko eintragen sollten, als wäre es so etwas wie eine Hausaufgabe. Daraufhin sah sie ihre Selbstmordgedanken wohl zum ersten Mal als Problem für den nicht-suizidalen Teil ihres Bewusstseins an. Es war etwas, worüber wir gemeinsam nachdenken konnten und das sie nicht vor mir verstecken musste. Mithilfe dieser Methode schafften wir es, eine Art Brücke zwischen uns zu bauen. Als sie im Lauf unserer gemeinsamen Arbeit anfing, ihre Selbstmordgedanken ernst zu nehmen, konnte sie nach und nach eine Verbindung zwischen dem, was in ihrer Zelle geschehen war, und dem Tag, an dem sie ihre Wohnung in Brand gesetzt hatte, herstellen. Schritt für Schritt, erst zögernd, dann immer flüssiger, erzählte sie mir die Geschichte ihrer Tat in einer Sprache, die Verantwortlichkeit und Akzeptanz suggerierte. Ich konnte mir einen detaillierten Eindruck von diesem schicksalhaften Tag zusammenbasteln, der mir über Jahre hinweg im Gedächtnis geblieben ist, so wie ein besonders bewegender oder erschütternder Film sich dermaßen ins Gedächtnis einbrennt, dass einem in unerwarteten Momenten des Alltags bestimmte Bilder daraus wieder einfallen.

—

Ihre Einkaufsliste an jenem Novemberabend sei nicht lang gewesen, begann sie, aber sie hatte mehrere Geschäfte aufsuchen müssen. Sie erinnerte sich daran, dass es bitterkalt war, und ich stellte mir vor, wie sie ihren Schal dichter um den Hals zog, um sich vor der Kälte zu schützen, während sie sich einen Weg durch die Einkaufsstraße wieder Richtung nach Hause bahnte. Sie schlängelte sich durch die Menge von Einkäufer:innen und Pendler:innen, passierte einen indischen Backwarenladen und wäre fast daran vorbeigegangen, war dann aber doch noch einmal umgekehrt und hineingegangen. Ich kannte diese Art von Süßwarenläden und stellte mir vor, wie die Messingglocke über der Tür bimmelte, als sie in die feuchte, nach Kardamom duftende Wärme trat.

Sie musste eine Ewigkeit neben einer fast ausschließlich weiblichen Kundschaft anstehen, deren lautes Geschnatter ihr in den Ohren wehtat. Durch die gläserne Ladentheke betrachtete sie eine Auslage mit ihrer Lieblingssüßigkeit, *Gulab Jamun*: goldene, mit winzigen Pistaziensplittern bestäubte weiche Teigbällchen. Das Mädchen an der Theke gähnte, als sie die Bestellung aufnahm. »Halt dir den Mund zu, sonst fliegt da noch was rein, du blödes Ding«, hörte sie die Stimme ihrer Mutter im Geiste, als stünde sie dicht neben ihr. Aber Mum war weit weg, in Leicester, in dem Haus, in dem Zahra zur Welt gekommen, aber nicht mehr willkommen war. Als sie die Bäckerei verließ, um nach Hause zu gehen und unterwegs vielleicht eins der Bällchen aus der Verpackung zu fischen, während sie mit den übrigen Einkaufstüten kämpfte, wirkte sie sicher völlig harmlos. Alle, die mit ihr darauf warteten, dass die Ampel an der Kreuzung auf Grün sprang, hätten sie als eine von vielen gesehen: eine normale indische Frau zwischen dreißig und vierzig, gepflegt und unauffällig, und garantiert in einem vernünftigen Wintermantel.

Zu Hause angekommen, schrieb Zahra als Erstes eine SMS an ihre Mutter. Die automatische Antwort kam prompt und lautete: »Gesendet«. Wie üblich. Sie hatte ihr mehrere SMS geschickt und ihr ein frohes Diwali gewünscht, denn es war der erste Abend des Festes. Gleichzeitig hatte sie sie gebeten, zurückzurufen, wenn sie Zeit hatte. Wahrscheinlich kochte Mum gerade für alle und würde die Nachricht später sehen. Die kleine Öllampe aus Ton, die sie am

Morgen aus einer staubigen Kiste unter ihrem Bett hervorgekramt hatte, stand auf dem Tisch. Sie nahm sich einen Moment Zeit, um sie mit Öl aus der großen Flasche zu füllen, die sie gerade gekauft hatte. Dann ging sie ihren Mantel aufhängen, ließ ihn aber doch einfach neben dem Sessel auf den Boden fallen. Wozu die Ordnung? Ihr Telefon surrte – eine SMS! »Sie hatten Glück bei der Ziehung! HERZLICHEN GLÜCKWUNSCH! GRATIS antworten und gewinnen.« Draußen begann das Feuerwerk. Ich stellte mir vor, wie sie dastand, dem ersten Zischen, Pfeifen und Knallen des Abends lauschte und durch ihr Küchenfenster das Spektakel verfolgte. Die leisen Freudenschreie der Nachbarskinder drangen durch das Fenster. Hatte sie an sie gedacht, als sie ihren Plan schmiedete? Das wollte sie nicht, hatte ihre Antwort gelautet. Sie hatte gedacht, es würde ihnen nichts passieren. Schließlich bestand das Gebäude hauptsächlich aus Backstein, nicht wahr?

Es war der dritte Tag von Diwali. Die Straße draußen wimmelte von Menschen, die tanzten, lachten und sich amüsierten, erzählte sie. Alle Wohnungen waren geschmückt, die Fenster voller funkelnder Lichterketten und Kerzen. Ich wollte sie nicht unterbrechen, dachte aber: Sie kommt aus einer muslimischen Familie, und Diwali ist doch ein hinduistisches Fest, oder? Als hätte sie meine Gedanken erraten, sagte sie: »Diwali ist ein Fest für alle, wissen Sie? Jeder Anlass eignet sich zum Feiern.« Das fünftägige Fest fiel in diesem Jahr auf ein etwas späteres Datum als sonst und war näher an Weihnachten herangerückt. »Diese Feste sind gar nicht so verschieden«, sinnierte Zahra. Ich fragte, was sie meinte. Sie sei damit aufgewachsen, beide Feste zu feiern, erzählte sie, und ließ sich ein wenig darüber aus, dass beide einen Neuanfang und den Sieg des Guten über das Böse, das Erscheinen des Lichts in der Dunkelheit markierten. Ich hörte zu und dachte an die Diwali-Lichter, die sich zu bunten Weihnachtsketten zusammenfügen, und an die Weihnachtsbotschaft im Johannesevangelium: »Das Licht scheint in der Dunkelheit, und die Dunkelheit konnte es nicht auslöschen ...«

Am dritten Tag von Diwali soll man einen Tempel besuchen, erklärte Zahra, aber das hatte sie nicht getan. Außerdem soll man Zeit mit Freund:innen und Familie verbringen – aber auch das hatte sie nicht getan. Sie war zur Arbeit ins Gartencenter gegangen, wie immer, und hatte den neuesten Weihnachtsbestand sortiert. Ein paar Wochen zuvor hatte sie ihren Chef gefragt, ob sie auch eine Diwali-Auslage machen könne, und an diesem Tag hatte sie noch einmal überprüft, ob alles in Ordnung war, ob die Teelichter richtig aufgereiht waren und die Blumengirlanden ordentlich hingen. Ich lächelte bei ihrer Beschreibung der Göttin Lakshmi, die auf ihrer Lotusblume balancierte und zum Weihnachtsmann und seinen Rentieren im Gang gegenüber schaute. Sie hatte eine Schachtel mit Teelichtern beiseitegelegt, um sie nach Feierabend mit ihrer Mitarbeiter-Rabattkarte zu kaufen – im Gegensatz zu einigen ihrer Kolleg:innen hätte sie nie versucht, etwas heimlich mitgehen zu lassen.

Es sei der einzige Job gewesen, der ihr je gefallen hatte, erklärte sie. Aus dem neu eingerichteten Café im hinteren Teil habe es herrlich nach Ingwer und Kaffee geduftet. Die Kund:innen, deren Einkaufswagen mit Weihnachtssternen und Lametta geschmückt waren, begrüßten sich mit Umarmungen und Gelächter und saßen in ihren gemütlichen Familien- und Freundesgruppen bei dampfenden Tassen und Shortbread beisammen. Der Anblick habe sie traurig gemacht, aber sie konnte nicht erklären, warum. Ich schlug vor, dass es vielleicht daran lag, dass sie nicht bei ihrer Familie war. Sie schüttelte den Kopf – ihre beiden Brüder hatten sie wie jedes Jahr zu ihren Feierlichkeiten eingeladen. Aber sie schämte sich und war wütend auf sie, aus Gründen, die sie nicht wirklich artikulieren konnte – und damals gab es niemanden, mit dem sie über solche Dinge reden konnte. Ich nickte, damit sie weitersprach, ermutigt, dass sie so weit gekommen war.

In Wahrheit, platzte sie heraus, habe sie sich davor gefürchtet, ihre Mutter bei einem dieser Treffen mit ihren Brüdern und deren Familien zu begegnen, so sehr sie sich auch danach sehnte, von ihr zu hören. Wusste sie überhaupt, dass ihre Tochter noch am Leben war? Es war drei Jahre her, dass sie zuletzt Kontakt gehabt hatten, ein einziger kurzer Telefonanruf, den ihre Mum abrupt beendet hatte. Und davor waren fünf Jahre vergangen, ohne dass sie sie persönlich gesehen hatte. Es fühlte sich an wie eine Ewigkeit. Die üblen Gedanken hatten wieder begonnen. Es war lange her, dass sie sich so elend gefühlt hatte – und trotzdem funktionierte sie während des Arbeitstages fast normal. Niemand merkte ihr etwas an. Als sich an diesem letzten Abend alle voneinander verabschiedeten, hatte ihr Chef ihr schöne Feiertage gewünscht und gefragt: »Werden Sie Ihre Familie sehen?« »Ich fahre zu meiner Mutter!«, hatte sie geantwortet und vor mir das Gesicht zu einem breiten, falschen Lächeln verzogen, als sie sich an diese Lüge erinnerte. Es hatte sie aufgemuntert, dass er ihr wahrscheinlich glaubte.

Doch als sie ihre düstere Souterrainwohnung betrat, überfiel sie wieder dieses ungute Gefühl, und sie verkroch sich in den Sessel neben der Elektroheizung. Sie musste sich zusammenreißen. Dann checkte sie vorsichtshalber noch einmal ihr Handy. Immer noch keine Antwort von Mum. Sie öffnete den Browser, überflog ihre Internetrecherche vom Vorabend und vergewisserte sich, dass sie alle Anweisungen gelesen hatte. Sie war so weit. Sie beschrieb mir, wie sie einen Hocker unter den Rauchmelder in der Küche geschoben und es nach einigem Hin und Her auf Zehenspitzen geschafft hatte, ihn abzustellen.

Sie habe darüber nachgedacht, was am nächsten Tag passieren könnte, wie ein Fremder ihre Mutter anrief, wie sie reagieren würde, ob sie überhaupt abnehmen würde. Hier hielt sie kurz inne und verfiel in stumpfes Schweigen. Ich wartete eine Weile, dann fragte ich, wie ihre Mutter denn wohl auf einen solchen Anruf reagiert hätte. »Vielleicht ... Ich weiß es nicht. Wahrscheinlich wäre sie ausgerastet – aber hauptsächlich, weil die Leute ihr vorwerfen würden, eine schlechte Mutter zu sein, ihr die Schuld geben würden und so.« Offenbar interessierte ihre Mutter sich nur dafür, was andere über sie dachten.

Hauptsächlich hätten ihre Gedanken darum gekreist, dass es niemanden interessieren würde, wenn sie starb, sagte sie. Enge Freund:innen hatte sie nicht. Ihre Familie würde die Nachricht vielleicht lange nicht erreichen. Ihre Brüder nahmen aus Prinzip keine Anrufe von unbekannten Nummern entgegen. Wenn sie es eines Tages doch erführen, würden sie wahrscheinlich denken, dass sie ohne sie besser dran waren, sie wären dann von dem erstickenden Pflichtgefühl befreit, sie einmal im Jahr einladen oder ihr nach der Geburt eines weiteren süßen dicken Babys ein Foto schicken zu müssen. »Mummy, bitte schreib mir«, simste sie ein letztes Mal und drückte auf »Senden«, bevor sie es noch bereute. Nach einer Sekunde sah sie das Wort »Gesendet«. Vielleicht würde ihre Mutter diese letzte Nachricht lesen und begreifen, dass es dringend war. Als sie das erzählte, war ihre Stimme flach und der Tonfall nüchtern, trotz der Verzweiflung in ihren Worten. Diese Dissonanz war so bewegend und schmerzhaft, dass es mir diesmal schwerfiel, neutral zu bleiben und die Tränen zu unterdrücken.

Nach einer weiteren halben Stunde, in der sie auf das Handy starrte und wünschte, dass es eine Nachricht ausspuckte, erkannte Zahra in einem Moment der Klarheit, dass diese nie kommen würde. Die Zeit war um. Sie kritzelte ein paar Worte an ihre Mutter auf einen Zettel, eine Entschuldigung und ein Lebewohl, und schob ihn unter der Haustür durch, hoffentlich außerhalb der Gefahrenzone. Dann holte sie ein Tablett aus der Küche, stellte vier oder fünf Reihen von kleinen Teelichtern auf, die sie aus dem Gartencenter mitgebracht hatte, und eine Schachtel Streichhölzer daneben. Normalerweise brauchte sie keine Streichhölzer, da sie einen Elektroherd hatte, außerdem waren sie nicht gut für sie. Das wusste sie. Aber heute hatte sie extra welche gekauft. Dann öffnete sie eine Flasche süßen Wein – ein seltener Luxus. Normalerweise trinke sie keinen Alkohol, erklärte sie, aber an dem Abend ... Sie brach ab. Ich nickte. Sie musste sich dafür nicht rechtfertigen.

Hastig aß sie das heimgebrachte Gebäck und spülte es mit dem Wein hinunter. Als sie abrupt aufstand, hatte sie das Gefühl, sich übergeben zu müssen. Als Nächstes nahm sie die Öllampe, ging durch die beiden Zimmer ihrer Wohnung und kippte den Inhalt methodisch, ohne eine Stelle auszulassen, an den Wänden entlang aus. Als sie leer war, holte sie die Ölflasche und zog mit dem Rest eine glänzende, nasse Linie auf dem Teppich rund um ihr Bett. Ich stellte mir vor, wie sie hineinkletterte und dort auf einer Insel der Traurigkeit saß, auf der kein Mensch ihr zu Hilfe kommen würde. Niemand wusste davon.

Sie griff nach der Streichholzschachtel und schüttelte sie. Ihr Herz schlug schneller, als sie sich daran erinnerte, wie sie das verlockende Geräusch zum ersten Mal gehört hatte. Es lag Macht in den kleinen Holzstäbchen. Vorsichtig zündete sie das Tablett mit den Lichtern an, »wie einen Geburtstagskuchen«. Als der Lärm draußen zunahm und Bollywood-Musik durch die Wände drang, erinnerte sie sich an die Teelichter an anderen Diwali-Nächten vor langer Zeit, als die Menschen sich in ihrem Elternhaus gedrängt hatten – Freunde und Verwandte und Verwandte von Freunden. Als sie mir das erzählte, fiel ihr ein, wie sie mit zehn oder elf aus ihrem Zimmer auf den Treppenabsatz gespäht und die Lichterreihe gesehen hatte, die jemand auf der Treppe ausgelegt hatte. Die kleinen Flammen sahen aus, als tanzten sie zu der Musik aus dem Wohnzimmer. Aber sie musste oben bleiben und lernen, sagte sie. Sie musste ein braves Mädchen und gut in der Schule sein, damit sie später Geld verdienen und die Familie unterstützen konnte. Ihre großen Brüder dagegen durften mitfeiern, sie wurden verwöhnt und vergöttert.

Ich fragte, ob sie immer ein braves Mädchen gewesen sei. Sie schüttelte den Kopf und erzählte, dass sie als Teenager aus dem Fenster ihres Zimmers geklettert war, wenn sie eigentlich Hausaufgaben hätte machen sollen, und mit anderen Jugendlichen aus der Gegend, die im Park abhingen, getrunken und geraucht hatte, aus Trotz gegen ihre Eltern. Jedes Mal, wenn sie erwischt wurde, riskierte sie eine Tracht Prügel von ihrem Vater. Mit sechzehn, erzählte sie, hätte sie sich heimlich geritzt. Irgendwie hatte sie sich dadurch besser gefühlt, »oder zumindest gar nichts gefühlt«. Sie hatte die blutigen Wunden unter den langen Ärmeln versteckt und nur Hosen getragen. Niemand hatte etwas gemerkt.

Jetzt kehrte sie zu der Geschichte mit dem Feuer zurück und sagte, sie hätte nicht anders gekonnt – bevor sie ein Streichholz anzündete, musste sie noch einen letzten Blick auf ihr Handy werfen. Auf dem Bildschirm war eine Nachricht zu sehen, aber es war nur eine Warnung vor niedrigem Akkustand. Wen interessierte das? Niemanden. Sie griff nach dem ersten Teelicht auf dem Tablett und schleuderte es quer durch den Raum auf den Vorhang. Dann noch eins und noch eins, in alle Richtungen ... bis das Tablett leer war. Ihr war schwindelig vom Wein und ihre Augen tränten vom Rauch, als sie sah, wie die Flammen plötzlich mit einem gewaltigen Prasseln aufloderten, die Vorhänge verzehrten und an der schäbigen Tapete leckten. Erst dann geriet sie in Panik. Was hatte sie bloß getan? Das war das Letzte, woran sie sich erinnerte, erzählte sie mir, bis sie im Krankenhausbett aufwachte.

Aus den Prozessakten wusste ich, dass Zahra und ihre Nachbar:innen unglaubliches Glück gehabt hatten: Der Feuermelder im Hausflur war sofort angesprungen, und die Feuerwehr, die in der Diwali-Woche ohnehin in höchster Alarmbereitschaft war, befand sich zufällig in der Nähe. Die Kinder nebenan wurden auf der Stelle evakuiert. Sie selbst erlitt eine Rauchvergiftung, kam aber wie durch ein Wunder mit wenigen leichten Verbrennungen davon. Der Feuerwehrmann hingegen, der ihre Tür aufgebrochen und sie aus dem Rauch gezogen hatte, war schwer verletzt. Am nächsten Tag wurde Zahra noch im Krankenhaus verhaftet und ins Frauengefängnis verlegt, auf dessen Krankenstation wir uns zwei Jahre später zum ersten Mal begegnet waren.

Während sie ihre Erinnerung an diese Nacht beschrieb, dachte ich wieder daran, wie schwierig solche Feiertage für die Einsamen und die Ungeliebten sind, die keinen Platz haben, an dem sie willkommen sind. Manche hangeln sich da durch, indem sie arbeiten und sich vor dem gesellschaftlich aufgezwungenen Frohsinn verstecken. Nicht nur die Geschäfte auf den Haupteinkaufsstraßen oder Amazon machen in der Vorweihnachtszeit den größten Umsatz des Jahres, auch die Telefonseelsorge-Dienste erhalten im letzten Quartal des Jahres die meisten Anrufe. Ich musste immer wieder an die vergeblichen SMS-Nachrichten denken und an die quälende Sehnsucht dieser Frau nach der Aufmerksamkeit ihrer Mutter, nach ein paar Worten, einem kleinen Beweis dafür, dass ihre Mutter an sie dachte. Die Ablehnung, die Zahra erfahren hat, empfinden wir vielleicht auch, wenn jemand, den wir lieben, uns nicht antwortet. Aber wie kam sie darauf, dass sie eine Antwort erhalten würde, nachdem sie so oft zurückgewiesen worden war? Ich ertappte mich bei der Überlegung, ob sie sich vielleicht teilweise von der hoffnungsvollen mütterlichen Symbolik um sie herum hatte anstecken lassen: Die Jungfrau Maria, die zärtlich ihren Sohn in den Armen hält, kleine Kinder, die mit liebevollen Eltern um einen hübsch geschmückten Baum sitzen, oder Lakshmi, die Göttin des Glücks, die mit üppigem Busen und breiten Hüften einem Ozean aus Milch entsteigt.

Nachdem Zahra ihre Geschichte beendet hatte, faltete sie die Hände zusammen und sah erwartungsvoll zu mir auf, als hätte ich irgendeine große Erkenntnis. Ich war noch dabei zu verarbeiten, was sie erzählt hatte, wie jemand, der nach einem beeindruckenden Film gebannt im Kino sitzt, blind für den Abspann und das Publikum, das auf die Ausgänge zuströmt. Ich sah, wie Lakshmi und der Weihnachtsmann sich in den Auslagen des Gartencenters gegenüberstanden, ich schmeckte die klebrigen indischen Süßigkeiten, hörte das Feuerwerk, das auf der Straße und in ihrem Kopf explodierte, und spürte den durchdringenden Schmerz über die SMS-Nachrichten, die nicht kamen. Ich empfand ein tiefes Mitgefühl für sie und die enorme Einsamkeit in ihrem Leben. Aber die meisten einsamen Menschen legen keine tödlichen Brände. Ich teilte Zahra diese Gedanken nicht mit, aber ich sagte ihr, wie traurig mich ihre Geschichte machte, und fügte hinzu, dass sie mir sehr deutlich vor Augen geführt hatte, wie haarscharf sie dem Tod durch Feuer entkommen war. »Weshalb kümmert Sie das?«, fragte sie. Es war keine aggressive Frage – sie schien wirklich verwirrt zu sein. Ich musste eine vorsichtige Antwort geben. Es ging nicht um mich, es ging um ihren Todeswunsch. »Nun, ich denke darüber nach, dass es vielleicht ganz anders hätte kommen können und Sie tatsächlich sterben wollten. Mir ist auch klar, dass Sie vor Kurzem, als Sie Feuer in Ihrer Zelle legten, noch genauso empfunden haben.« Sie nickte fast unmerklich. »Ich glaube, in beiden Fällen wollten Sie ein Zeichen von Ihrer Mutter bekommen. Ist das richtig?«

Zahra reagierte nicht, und ich fürchtete schon, dass ich die Unterhaltung abgewürgt hatte. Dann sagte sie ganz leise: »Das ist alles, was ich immer wollte ... Ich wollte hören, dass sie mit mir so spricht, als bedeutete ich ihr etwas.« Danach verstummte sie wieder, eine gefühlte Ewigkeit lang. Ich musste mich daran erinnern auszuatmen, während ich wartete. »Ich glaube«, begann sie erneut, mit einer Festigkeit in der Stimme, die ich vorher noch nicht von ihr gehört hatte, »dass meine Mutter mich eigentlich gar nicht mag. Oder mich jemals gemocht hat.« Sie gab zu, dass sie sich schämte, so etwas zu sagen. Ich fragte, ob sie mir erklären könne, weshalb, und sie erinnerte mich daran, wie wichtig es in ihrer Familie und Kultur ist, die Eltern zu ehren. Sie habe immer gedacht, es müsse an ihr liegen, dass ihre Mutter sie so behandelte. Erneut dachte ich an das Etikett »Schlusslicht«, das sie sich selbst gegeben hatte, und an die Vorstellung, dass sie ein ungewolltes Kind war. In unserer nächsten Sitzung griffen wir diesen Faden wieder auf, und sie erzählte mir von einem anderen Etikett, das sie als Teenager von ihrer Familie bekommen hatte: Sie war ein »böses Mädchen«. Und dann erzählte sie mir von ihrem ersten Suizidversuch durch Feuer. Damals war sie siebzehn.

Wie bei den anderen beiden Vorfällen war sie auch an diesem Tag von ihrer Mutter vor den Kopf gestoßen worden. Auch diesmal war es am Jahresende gewesen. Inmitten der Feierlichkeiten war sie isoliert und konnte mit niemandem über ihren Schmerz sprechen. Allein in ihrem Zimmer, mit dem Gefühl, ungeliebt und unerwünscht zu sein, erschien ihr der Tod als der beste Ausweg. Ich stellte mir vor, wie sie, so jung, so verletzlich, mit Narben an den Unterarmen, in ihrer Schultasche kramte und die Hand um die Streichholzschachtel schloss. Klapper, klapper. Diese kleinen Hölzchen – die übergroße Macht, die sie für sie hatten. Dann füllte sich der Raum mit Rauch, die Matratze schwelte, Panik, Qualm, Husten und dazwischen die Stimme ihrer Mutter, die ihr ins Ohr schrie: »Du dummes, dummes Ding! Was hast du getan?«

Diese Erinnerung hatte sie erschüttert, genauso wie mich jetzt. Aber da sich diese Sitzung dem Ende näherte, versuchte ich, sie ein wenig zu beruhigen, bevor ich sie in ihren Trakt zurückschickte. Ich forderte sie auf, mit mir zusammen darüber nachzudenken, was wir mit Blick auf ihre Gedanken und Erinnerungen in die orangene Mappe schreiben sollten, bevor sie ging. Gemeinsam suchten wir jemanden aus dem Personal aus, den ich darauf aufmerksam machen konnte, dass sie aufgewühlt war, sodass man ihr notfalls helfen konnte. Dann versicherte ich ihr, dass sie nicht der erste Mensch war, der mir solch eine schwierige Beziehung zu seiner Mutter geschildert hatte.

In den folgenden Wochen sprachen wir immer wieder über die gestörte Beziehung zu ihrer Mutter. Sie war überrascht und erleichtert, als sie hörte, dass sie nicht allein war und ihre Erfahrungen nicht einzigartig für irgendeine kulturelle oder ethnische Gruppe sind. Ich erzählte ihr, dass sehr viele Frauen aus verschiedenen Gründen nicht mit ihren Müttern oder der eigenen Mutterrolle zurechtkämen und dass nicht alle von uns dazu bestimmt seien, Kinder zu bekommen. Wer Schwierigkeiten mit dieser Rolle hatte, war vielleicht als Kind selbst nicht geliebt worden oder schleppte ein ungelöstes Trauma mit sich herum und übertrug diesen Schmerz dann auf das eigene Kind. Im weiteren Verlauf unserer Therapie forderte ich Zahra auf, darüber nachzudenken, was ihre Mutter als Kind und als junge Frau erlebt haben könnte. Sie war aus Indien nach Großbritannien gekommen und hatte einen viel älteren Mann geheiratet, den sie nicht kannte, der ihr und den Kindern gegenüber gewalttätig und alles andere als ein liebevoller Partner war. Das entschuldigte zwar nicht ihr Verhalten gegenüber ihrer Tochter, aber es würde vielleicht helfen, ihre Defizite zu verstehen. Konnte Zahra ihrer Mutter verzeihen, dass sie so grausam gewesen war? Konnte sie sich verzeihen, sich selbst verletzen zu wollen?

Außerdem wollte ich herausfinden, ob sie bereit wäre, wenigstens von ihren Brüdern etwas anzunehmen, wenn schon nicht von ihrer Mutter. Es flossen Tränen, als wir so tief vordrangen.

Ich fand es wichtig, mit Zahra darüber zu sprechen, wie beängstigend es für ein Kind ist, von einem Elternteil vernachlässigt oder sogar abgelehnt zu werden, selbst wenn es nie zu körperlichen Übergriffen kommt. Zornige Eltern erzeugen Angst in ihren Kindern, und über einen langen Zeitraum hinweg kann chronische Angst das Selbstwertgefühl und die Fähigkeit eines Kindes, seine Stimmungen zu kontrollieren, beeinträchtigen. Zahras Eltern versorgten sie mit allen physischen und materiellen Notwendigkeiten: einem Dach über dem Kopf, Essen, Kleidung. Doch Zahra erinnerte sich vor allem daran, dass sie sich ständig abgelehnt, beurteilt und ungeliebt fühlte. Ihre Selbstverletzungen waren eine Reaktion auf den Schmerz über die verwehrte Aufmerksamkeit und eskalierten schließlich in einer Brandstiftung. Ihrer Ansicht nach konnte ihr bedauernswertes Ich ruhig in einem Flammenmeer untergehen. Ich fand es bemerkenswert – und es sprach für ihre Widerstandsfähigkeit –, dass Zahra in der Lage war, so viel Missachtung und elterliche Abneigung zu überleben. Viele Menschen mit einer solchen Vorgeschichte haben das nicht geschafft.

Wichtig war meiner Meinung nach auch, dass Zahra lernte, als Erwachsene Entscheidungen zu treffen und Verantwortung zu übernehmen. Eines Tages sprach sie wieder darüber, wie schlecht ihre Familie sie behandelte, und ich beschloss, dass es an der Zeit war, sie zu fragen, ob sie etwas getan haben könnte, das ihre Familie verletzte, als sie noch zu Hause gelebt hatte. Zahra reagierte mit einem Wutanfall. Sie sprang auf und schrie, ich würde mich nicht für sie interessieren und wäre eine »verdammte Schlampe«, die von nichts eine Ahnung hätte, und dann setzte sie noch hinzu, sie habe ja gleich gewusst, dass ich »nur wegen des Geldes« hier sei.

Diese Wut kam komplett aus dem Nichts und war so untypisch, dass ich von ihrer Heftigkeit überrascht wurde. Ich hatte das Gefühl, auf eine verborgene Landmine getreten zu sein. Als Nächstes stürmte sie aus dem Zimmer und knallte die Tür so heftig hinter sich zu, dass sie im Rahmen klapperte. Nach einem Moment lähmender Fassungslosigkeit musste ich ihr hinterherlaufen: Sie hatte ihre orangene Mappe vergessen.

Zahra würdigte mich keines Blickes, als ich sie einholte. Ich entschuldigte mich dafür, dass ich sie verärgert hatte, und sie sah eisern schweigend zu, als ich eine Notiz über unseren Streit in die Mappe schrieb. Ich sagte, dass wir uns nächste Woche wiedersehen könnten, um über das Geschehene nachzudenken, aber in Wahrheit rechnete ich nicht damit, dass sie kommen würde. Zwar hatte ich schon vor langer Zeit mit Klient:innen wie Gabriel und anderen gelernt, dass eine Therapie eine solche Erschütterung überstehen kann, doch diesmal wollte ich meinen eigenen Anteil daran genauer unter die Lupe nehmen.

Um den Vorfall besser zu verarbeiten, besprach ich ihn mit einer älteren Kollegin. Ich erzählte ihr, ich hätte das Gefühl, etwas übersehen zu haben, und dass ich mich nicht von dieser »brüllenden Maus« hätte überraschen lassen sollen. Kaum hatte ich diesen Gedanken laut ausgesprochen, erkannte ich, dass ich mich zu sehr von Zahras Nachgiebigkeit oder ihrem schüchternen Verhalten hatte ablenken lassen. Vielleicht hatte ich die Vorstellung gehabt, sie sei zu passiv, eine »graue Maus«, ein »braves Mädchen«. Vielleicht lag es an dem Stereotyp, das ich von der pflichtbewussten indischen Tochter im Kopf hatte, die ihre Eltern respektierte. Ich bin keineswegs stolz darauf und wünschte, ich könnte behaupten, es sei das letzte Mal gewesen, dass ich die Aussage meines Gegenübers »für bare Münze« genommen hatte, eine Lektion, die ich immer wieder lernen muss. Es gibt einen guten Grund für diese alte Redewendung, die aus der Finanzwelt stammt. Wie der israelische Wirtschaftswissenschaftler und Psychologe Daniel Kahneman eingehend erforscht hat, ist es für die Psyche viel leichter, aufgrund von Äußerlichkeiten zu urteilen, als in tiefere Bedeutungsschichten vorzudringen.[6] Meine Kollegin wies auch darauf hin, dass Zahra meine Frage, ob sie ihre Familie verletzt hätte, wahrscheinlich als Kritik an sich selbst aufgefasst hatte. Möglicherweise hatte sie mich so erlebt wie ihre Mutter, ohne wirkliches Interesse für ihr Leid und gleichgültig gegenüber dem, was sie – Zahra – fühlte. Ich erkannte, dass sie in der Hitze des Gefechts die angestaute Wut über ihre Mutter auf mich übertragen hatte. Diese »Umleitung« von Gefühlen eines Patienten oder einer Patientin auf den Therapeuten oder die Therapeutin war für mich nichts Neues. Sie ist ein grundlegender Teil der psychoanalytischen Theorie und gilt für positive wie negative Emotionen gleichermaßen, einschließlich Liebe, Abhängigkeit, Ärger und Misstrauen.

Ich wusste, wenn ich Zahra das erklären konnte, würde es ihr vielleicht helfen. Es war bereits ein gutes Zeichen, dass sie schon jetzt anders mit ihrer Wut umging. Statt sie zu externalisieren und an ihrem Körper oder unbelebten Objekten auszulassen, die brennen könnten, hatte sie ihren Schmerz mit einem verbalen Angriff gegen die Person gerichtet, die sie verletzt hatte, so wie es jede:r von uns tun würde. Zwar ist es nicht die beste Art von Kommunikation, andere zu beschimpfen oder Türen zuzuschlagen, doch meiner Meinung nach hatte Zahra trotzdem etwas Authentisches und Gesundes getan, indem sie offen und ehrlich mit ihrer Wut umgegangen war. Es war daher entscheidend, dass die Therapie an diesem Punkt nicht abbrach, und glücklicherweise konnte ich sowohl das Personal als auch Zahra davon überzeugen.

Ich sah, wie peinlich es für sie war, dass ich zu ihr in die Zelle kam und sie bat, die Therapie wieder aufzunehmen. Sie wollte mich nicht einmal ansehen, als ich mich entschuldigte und fragte, ob wir darüber reden könnten, was geschehen war. Ihre Unsicherheit angesichts meines aufrichtigen Bedauerns und meiner Einladung, noch einmal von vorn anzufangen, verdeutlichte, dass sie nicht wusste, wie sie einen Konflikt verarbeiten und etwas wiedergutmachen konnte. Reden ist ein wichtiges Werkzeug, um Vertrauen in engen Beziehungen aufzubauen, und daher war ich dankbar, als sie einer weiteren gemeinsamen Sitzung zustimmte.

Als wir über den Tag sprachen, an dem sie hinausgestürmt war, erkannte Zahra, dass ihr Bewusstsein in diesem Augenblick nicht mehr zwischen Vergangenheit und Gegenwart hatte unterscheiden können. Die Tatsache, dass wir trotzdem wieder zusammenarbeiteten, zeigte ihr, dass man Wutausbrüche in engen Beziehungen überstehen kann. Wir konnten auf meine Frage zurückkommen, ob und inwieweit sie ihre Familie beunruhigt oder in Bedrängnis gebracht hatte, und mit der Zeit konnte sie sogar zugeben, dass genau dies der Fall gewesen war. Wir sprachen auch über die Herausforderung, ihren Kummer ohne Feuer und Selbstverletzungen zu verarbeiten. Unwillkürlich musste ich daran denken, dass Zahra viel mit Hulk aus den Marvel Comics gemeinsam hatte, einer unscheinbaren Person mit einer traumatischen Kindheit, die beim ersten Anflug von Wut oder Kummer zur Gefahr wird. An einer Stelle zitierte sie sogar unbewusst aus dem Film und sagte: »Machen Sie mich nicht wütend. Sie würden mich nicht mögen, wenn ich wütend bin.« Ich musste mir ein Lächeln verkneifen, als ich an das Chaos dachte, das entstehen würde, wenn sich diese scheinbar sanftmütige, zurückhaltende Frau inmitten eines Frauengefängnisses in ein muskelbepacktes grünes Monster verwandelte.

Nach neun Monaten Therapie wurde Zahra nicht mehr als suizidgefährdet eingestuft und ihre orangene Mappe geschlossen. Man erklärte ihr, dass sie in ein anderes Frauengefängnis verlegt werden würde, um ihre Strafe abzusitzen, und bevor sie ging, hatten wir noch ein paar letzte Sitzungen zusammen. Wir sprachen über das Risiko, das sie in Zukunft für sich und andere darstellen würde. Sie sagte, sie glaube nicht, dass sie noch einmal Feuer legen würde, aber sie könne nicht versprechen, nicht mehr zu schreien und zu fluchen oder Türen zuzuschlagen, wenn jemand sie wütend machte. Ich riet ihrem Betreuer, darauf zu achten, dass Zahra in ihrem nächsten Gefängnis weitere Hilfe durch ein psychiatrisches Team erhielt, wenn möglich auch eine weitere Einzeltherapie. Ich wusste, dass sie darüber hinaus von einer Gruppentherapie zur Aggressionsbewältigung profitieren würde, aber die wurde in Frauengefängnissen nur selten angeboten, da die Gruppentherapien dort eher auf Traumata und Verlust ausgerichtet sind. Das ist nun einige Jahre her, aber es hat sich bis heute nichts daran verändert. Auch wenn die Ausübung von Gewalt, um mit Gefühlen wie Angst und Verzweiflung fertig zu werden, sie ins Gefängnis brachte, werden solche Frauen von therapeutischen Interventionen zur Aggressionsbewältigung weiterhin stillschweigend ausgeschlossen, und das bedeutet, dass eine ehrliche Kommunikation mit weiblichen Straftätern unmöglich ist. Doch unabhängig davon, welche Therapien sie in Anspruch nehmen würde, müsste man bei Zahras nächster Fallbesprechung betonen, wie wichtig es für sie war, weiterhin an sich zu arbeiten, um so auf ihre Entlassung und Wiedereingliederung in die Gesellschaft hinzuwirken.

Einige Leser:innen werden Zahra in erster Linie als Opfer sehen, kaum zu vergleichen mit einer Mörderin oder einem Mörder. Da ist etwas Wahres dran, trotzdem möchte ich noch einmal daran erinnern, dass wir über Männer mit einer vergleichbaren Vorgeschichte und einem ähnlichen Register von Straftaten oft anders urteilen. Männliche Wut und Gewaltbereitschaft wird immer ernst genommen, aber wir tun uns schwer damit, Frauen als gefährlich für andere anzusehen, weil es selten vorkommt, dass sie diese Gefühle mittels Gewalt ausleben. Die meisten schaden sich selbst, doch Zahras Verhalten hatte wiederholt auch andere in Gefahr gebracht. Jeder Unterschied in unserem Mitgefühl für sie deutet darauf hin, dass wir eine geschlechtsspezifische Sichtweise des Bösen haben, in der die Gewalt von Männern deutlich anders bewertet wird als die von Frauen. Das nützt niemandem was. Wenn überhaupt, verstärkt es nur die verhängnisvolle Vorstellung, dass es für Männer »normal« ist, zerstörerisch und gewalttätig zu sein, während die Opferrolle Teil der grundlegenden Identität einer Frau ist.

Trotz meiner Ausbildung und langjährigen Erfahrung mit weiblichen Gewalttätern war ich während meiner Arbeit mit Zahra genau diesem Vorurteil erlegen. Es fiel mir schwer, objektiv gegenüber einem Menschen zu bleiben, der sich und andere mehr als einmal fast umgebracht hatte. Vermutlich hätte ich sie nicht als »graue Maus« gesehen, wenn sie ein Mann gewesen wäre. Am Ende kam es nicht darauf an, wie ich oder auch andere sie sahen, sondern darauf, ob sie die Etiketten loswerden konnte, die man ihr verpasst hatte, wie »Schlusslicht« oder »böses Mädchen«. Angesichts eines Justizsystems und einer Gesellschaft, in der nur wenige Frauen wie Zahra die Hilfe bekommen, die sie brauchen, und auch nur dann, wenn sie sich buchstäblich oder metaphorisch selbst in Brand setzen, ist es dringend an der Zeit, unsere Zuschreibungen und Vorurteile genauer im Auge zu behalten.

KAPITEL 7

IAN

»Sie haben Ihr Ziel erreicht«, verkündete die Stimme des Navis. Ich parkte den Wagen am Bordstein einer tristen Vorstadtstraße und betrachtete unsicher die verblassten Hausnummern. Da war es, das zweistöckige Backsteinhaus am Ende der Straße. Wohnheime für Menschen auf Bewährung müssen unscheinbar sein, ohne Beschilderung oder andere Markierungen. Es gab eine kleine Sicherheitskontrolle an der Tür, und ich musste meinen Ausweis vorzeigen. Ähnlich unauffällig wie die Gegend war auch der Mann, der die Treppe zu mir herunterkam. Wie viele Menschen, die lange Zeit im Gefängnis verbracht haben, strahlte er eine gewisse Skepsis und Traurigkeit aus.

Ian war vor einer Woche aus dem Gefängnis entlassen worden, nachdem er eine lange Haftstrafe wegen sexuellen Missbrauchs seiner beiden Söhne abgesessen hatte. Er war mittleren Alters, hatte schmale Schultern, eine schlanke Figur, kurz geschnittenes, rotblondes Haar, ein paar Sommersprossen auf dem Nasenrücken und trug Jeans und ein schlichtes Sweatshirt über einem Hemd mit Kragen. Ich weiß noch, wie ich vor Jahren einmal im Gefängnis mit einem Mann gearbeitet habe, der wegen Sexualdelikten an Kindern verurteilt worden war, und ein Gefängnisaufseher bemerkte, er sehe aus »wie ein typischer Triebtäter«. Ich konnte mir keinen Reim darauf machen – nicht zuletzt aus Sicherheitsgründen sollte jede:r akzeptieren, dass Sexualstraftäter:innen keine besonderen Merkmale haben, genauso wenig wie Terrorist:innen.

»Ein gewöhnlicher, langweiliger Mann« war mein erster Eindruck von Ian. Er erinnerte mich an andere Männer in seiner Lage, die im Allgemeinen weder innerhalb noch außerhalb der Haftanstalt auffallen wollen.

Er warf einen flüchtigen Blick auf meinen Ausweis und sprach meinen Nachnamen falsch aus, mit einem »sch«, wie es mir häufig passiert. Ich nahm seine Einladung zu einer Tasse Tee an, und er führte mich in einen Raum am Ende des Flurs, wo wir uns unterhalten konnten. Die bunt zusammengewürfelten Möbel standen um einen kleinen Fernseher herum, und ich entschied mich für einen Sessel in der Nähe der Tür, neben einem Bücherregal mit einer Reihe von zerlesenen Taschenbüchern. Mein Blick schweifte über die Titel, und irgendwie belustigte es mich ein bisschen, dass viele davon Bücher über wahre Verbrechen oder Krimis waren. »Nehmen Sie Zucker?« Plötzlich war Ian mit zwei dampfenden Teetassen zurück. Der Zweck unseres Treffens war weit entfernt von freundlichem Small Talk, aber es begann wie eine typisch englische Unterhaltung. Wenn er nicht gleich das Wetter erwähnt, dachte ich, kommt wahrscheinlich eine Bemerkung über das Essen. Und dann sagte Ian: »Tut mir leid, aber die Kekse sind alle.«

Damals arbeitete ich noch in Gefängnissen, hatte mich aber auch einem psychiatrischen Team angeschlossen, das zusammen mit der Bewährungshilfe frisch entlassene Gefangene wie Ian betreute. Man machte sich zunehmend Sorgen über das Selbstmordrisiko bei Männern, die auf Bewährung waren, und dass man mich gebeten hatte, mit Ian zu sprechen, hatte teilweise damit zu tun. Er war im Gefängnis wegen Depressionen behandelt worden und befand sich nach zehn Jahren Haft auf dem Weg zurück in die Gesellschaft, was nie einfach ist. Man hatte mir gesagt, dass er mein Angebot, sich mit mir zu treffen, ohne zu zögern angenommen hatte. Das konnte ein Hinweis darauf sein, dass er offen für eine

Therapie war, aber es konnte auch bedeuten, dass er durch seine Zeit im Gefängnis daran gewöhnt war, das zu tun, was von ihm verlangt wurde.

Wir saßen uns an einem Couchtisch gegenüber, dessen Holzoberfläche mit Feuchtigkeitsflecken und Brandlöchern von Zigaretten verunstaltet war. Es war still im Haus. Mit Sicherheit war es bis auf den letzten Platz besetzt, denn die Betten in solchen Wohnheimen sind knapp und immer gefragt, aber man erwartet von den Bewohner:innen, dass sie tagsüber aktiv sind, Arbeit suchen oder sich mit Mitarbeiter:innen der Bewährungshilfe oder des Wohnungsamts treffen. Ich begann mit ein paar allgemeinen Fragen, nichts allzu Aufdringlichem. Ob es ihm hier gefiel (ja, es war in Ordnung); ob er viel rauskäme (ja, es gab einen Bus am Ende der Straße in die Stadt); was für eine Arbeit er suchte (vielleicht auf dem Bau, aber es ist Winter, und deshalb ...). Seine Stimme verebbte, und er starrte in seine Tasse, als könnten die Teeblätter ihm etwas über seine Zukunftsaussichten verraten. Mit derartigen Banalitäten konnte man mühelos eine ganze Stunde füllen, doch ich musste tiefer vordringen, obwohl mir bewusst war, dass wir beide das nur ungern tun würden. Ich hatte das Gefühl, als stünde Ian am Rand einer Klippe und wartete darauf, dass ich etwas sagte, das ihn in einen Abgrund voller Schmerz und Scham stürzte.

Ich ging behutsam vor und fragte, ob sich die Dinge sehr verändert hätten, seit er zuletzt in dieser Gegend gewohnt hatte. Nach der Entlassung werden die meisten Straftäter:innen in ihrem alten Wohnviertel rehabilitiert, es sei denn, es gibt irgendwelche Einwände oder Einschränkungen. Ian war nur ein paar Kilometer von seiner alten Nachbarschaft entfernt untergebracht worden, aber es war nicht nötig, eine »Verbotszone« für ihn festzulegen, weil seine Familie schon vor langer Zeit weggezogen war. Die Schamesröte kroch an seinem Hals hinauf und färbte seine blassen Wangen, während er die Armlehne des Sofas umklammerte. »Die Gegend hat sich nicht sonderlich verändert«, sagte er mit einem Achselzucken. »Aber ich kenne hier niemanden mehr, und die Familie ist schon lange weg … Ich meine … Ich weiß nicht, wohin.« Er schluckte schwer und fügte hinzu: »Es stand kein Absender auf dem … Sie wissen schon, auf dem Brief.«

Der Brief war ein weiterer Grund, weshalb man mich gebeten hatte, Ian zu sehen. Einer seiner Söhne, der inzwischen neunzehn war, hatte kürzlich in einem knappen, höflichen Brief, der nichts über seine Gefühle oder Absichten verriet, die Bewährungshilfe gefragt, ob er sich mit seinem Vater treffen könne. In Fällen wie diesem ist es ungewöhnlich, dass sich Familienmitglieder melden, und die Anfrage bereitete dem Bewährungsteam einiges Kopfzerbrechen. Der junge Mann war volljährig und Privatbürger. Niemand hatte das Recht, seine Handlungen infrage zu stellen oder zu kontrollieren, und niemand war verpflichtet, Ian zu beschützen – aber man war für seine Betreuung verantwortlich, weil er bereits gefährdet und labil war. Das Team hatte zunächst überlegt, ihm nichts vom Wunsch seines Sohnes zu erzählen, wenigstens für ein paar Monate, bis er sich eingelebt hatte. Dann hatten sie sich aber dazu entschieden, dass eine derartige Unaufrichtigkeit die Arbeit mit ihm beeinträchtigen würde. Als Ian ein paar Tage zuvor zu der wöchentlichen Sitzung mit seinem Bewährungshelfer gekommen war, hatte man ihm den Brief gezeigt. Er habe mit einer Mischung aus Schock und Besorgnis reagiert, hatte man mir erzählt, daher versuchte ich jetzt, ihm klarzumachen, dass ich nicht gekommen war, um die Sache noch schlimmer zu machen. »Wir müssen heute nicht über den Brief sprechen, wenn Sie nicht wollen.«

»Ich glaube schon, dass ich das will«, sagte Ian müde. »Ich meine nur, dass niemand dafür ist.« »Wer ist nicht wofür?«, fragte ich zurück. »Für die Idee … Sie wissen schon.« Ich fragte, warum seiner

Meinung nach die Leute nicht wollten, dass er sich mit – wie war noch der Name seines Sohnes? – Hamish traf? Ich sprach den Namen aus, obwohl ich mich gleichzeitig fragte, ob das klug war. Ian zuckte leicht zusammen, eine unwillkürliche Reaktion, die signalisierte, dass die Vergangenheit lebendig und schmerzhaft war. Zu diesem Zeitpunkt wusste ich, wie wichtig es war, ein Zeichen wie dieses richtig zu deuten und zu warten, bis wir uns etwas besser kannten, bevor wir versuchten, ins Detail zu gehen. Mir war klar, dass das schwierig werden würde.

Ich erklärte Ian, dass ich für die Beurteilung eine Anamnese machen müsse, wir aber nicht heute damit anfangen müssten. Er schien ziemlich erleichtert zu sein. Ob er mir sagen könne, was *er* über den Brief seines Sohnes dachte? Ian beugte sich vor und wurde ein wenig lebhafter. »Ich weiß, die anderen wollen nicht, dass ich ihm antworte. Wie würde es aussehen, wenn die Regionalpresse Wind davon bekäme?« Eine interessante Antwort, denn es ging nicht darum, wie *er* sich fühlte – er dachte daran, was sein Bewährungsteam denken würde. Das war vielversprechend. Es konnte bedeuten, dass er in der Lage war, sich in die Gefühle seiner Opfer hineinzuversetzen. Aber möglicherweise war es auch ein Hinweis auf ein egozentrisches Motiv, das sich als Sorge um andere ausgab: die Angst, dass sich die öffentliche Bloßstellung auf *ihn* auswirken könnte. Ians Stimme wurde bitter, fast verächtlich: »›Lokaler Kinderschänder bekommt Besuch von seinem Sohn‹, was? Das würden die doch schreiben, jede Wette.«

Ich hatte von seinem Bewährungsteam bereits einige Hintergrundinformationen erhalten. Ian war auf Bewährung entlassen worden, nachdem er zehn Jahre einer zwanzigjährigen Haftstrafe abgesessen hatte. Man darf zwar das Gefängnis verlassen, aber frei ist man nicht. Die Bewährung ist eine Erweiterung des Gefängnisses, mit strengen Auflagen und Kommunikationsabläufen, die dazu dienen, die Straftäter:innen zu überwachen und Rückfälle zu vermeiden, indem man die Betroffenen sofort wieder ins Gefängnis steckt, wenn das Risiko dies rechtfertigt. Ian hatte seine beiden Söhne missbraucht, Hamish, damals neun Jahre, und seinen Bruder Andrew, elf Jahre alt. Seine Frau Sheila hatte ihn bei der Polizei angezeigt. In der Untersuchungshaft hatte er anfänglich die Vorwürfe bestritten, sich aber dann schuldig bekannt. Soweit ich wusste, hatte Ian seit der Nacht seiner Verhaftung keinen Kontakt mehr zu seiner Familie gehabt, und Sheila hatte sich von ihm scheiden lassen, während er im Gefängnis saß.

Er hatte recht, Lokalzeitungen würden sich mit Wonne auf ein Verbrechen in der unmittelbaren Nachbarschaft stürzen und die entsprechende Schlagzeile mitsamt Fahndungsfoto auf der Titelseite veröffentlichen. Pädophile Täter:innen zogen garantiert die Aufmerksamkeit der Leser:innen auf sich, denn sie dürfen wir alle ungestraft hassen. Mir ist aufgefallen, dass in den Medien regelmäßig Nabokovs *Lolita*, die berühmteste zeitgenössische fiktionale Darstellung von Pädophilie, zum Vergleich herangezogen wird, besonders wenn ein junges Mädchen involviert ist. Humbert ist zu einer Art Symbolfigur des »Pädophilen« geworden. Aber für mich hat die Erzählung eines Mannes wie Ian viel mehr mit dem unerbittlichen Weg zu tun, den Dostojewski in *Verbrechen und Strafe* skizziert: die allmähliche Entwicklung eines Vergehens, seine anschließende Umsetzung in Wort und Tat, das langsame Anbahnen der Konsequenzen und das qualvolle Nachspiel.

Würde man heute einen repräsentativen Querschnitt der Bevölkerung nach den schlimmsten Beispielen menschlicher Schandtaten befragen, stünde »Pädophilie« – oder, um den genaueren Begriff zu verwenden, »Pädosexualität« (der tatsächlich ausgeführte sexuelle Missbrauch von Kindern) – mit hoher Wahrscheinlichkeit an erster Stelle. Ich bin skeptisch, was die Aufstellung einer solchen Hierarchie des Bösen angeht, doch ich weiß, dass die öffentliche Faszination für Pädosexualität nahezu an Besessenheit grenzt. Allerdings glaube ich nicht, dass dies auch schon zu Beginn meiner Laufbahn der Fall war.

Eine Erklärung für die heutige Fokussierung auf sexuellen Kindesmissbrauch – obwohl er viel seltener vorkommt als andere Arten von Kindesmisshandlung – hängt vermutlich mit dem Internet und den Sozialen Medien zusammen. Zum einen schärfen sie das Bewusstsein für jegliche Art von diesbezüglichen Aktivitäten, zum anderen haben sie auch mit dem Anstieg der Produktion und Nutzung von Kinderpornografie zu tun – offensichtlich eine Form sexueller Gewalt an Kindern. Wir wissen auch, dass in letzter Zeit zum ersten Mal seit einem halben Jahrhundert Gewaltdelikte in all ihren Formen zugenommen haben. Interessante Untersuchungen amerikanischer Kolleg:innen wie Professor Jim Gilligan[1] verweisen insbesondere bei Männern auf einen Zusammenhang zwischen Schamgefühl und erhöhter Gewaltbereitschaft in Zeiten wachsender sozialer Spannungen und hoher Wohlstandsgefälle.

Länder und Gesellschaften reagieren mit unterschiedlichen sozialen und strafrechtlichen Maßnahmen auf dieses »Monster« der Pädosexualität. In Großbritannien, wie auch in weiten Teilen der USA, müssen die Gemeinden informiert werden, wenn verurteilte pädosexuelle Straftäter:innen in die Gegend ziehen. Das hat immer wieder zu einigen Reaktionen in der Presse und in den Gemeinden geführt, die stark an Selbstjustiz erinnern. In einigen Gerichtsbarkeiten werden Menschen in Registern geführt (sie müssen sich bei den örtlichen Behörden anmelden, dürfen nicht mit Jugendlichen arbeiten usw.), auch lange nachdem sie ihre Haftstrafe verbüßt und ihre Bewährungszeit hinter sich gebracht haben. Manchmal bleibt es sogar lebenslang so, was bei einer Reihe anderer schwerer oder sogar tödlicher Verbrechen nicht der Fall ist. Auf diese Art verstärkt die Gesellschaft die Vorstellung, dass sexueller Kindesmissbrauch die »schlimmste« Schandtat überhaupt ist. Meines Erachtens ist diese extreme Mischung von Faszination und Abscheu, wenn es um sexuellen Missbrauch von Kindern geht, schwer zu fassen. Sie hat vielleicht etwas damit zu tun, dass gerade verbotene Dinge etwas Aufregendes ausstrahlen.

Der ganze Aktivismus in Bezug auf pädosexuelle Straftäter:innen suggeriert, dass wir unseren Feind kennen, aber so einfach, wie es auf den ersten Blick aussehen mag, ist es nicht. Zunächst einmal wird das griechische Wort »pädophil« (jemand, der Kinder liebt) fälschlicherweise mit »pädosexuell«, also jemandem, der Kindern sexuellen Schaden zufügt, gleichgesetzt. Insofern bezeichnet Pädophilie eine primär sexuelle Hinwendung zu Kindern, doch nicht alle, die dieses Verlangen verspüren, handeln dementsprechend. Tatsächlich definieren sich viele als aktiv »kontaktmeidend«.[2] Um die Sache weiter zu verkomplizieren, sind die meisten Menschen, die als pädosexuelle Straftäter:innen verurteilt werden, nicht einfach pädophil. Viele sind verheiratet oder leben in einer Partnerschaft und haben ein »normales« sexuelles Interesse an Erwachsenen, selbst wenn sie ihre Söhne oder Töchter missbrauchen. Obwohl Darstellungen von Pädophilie und Pädosexualität auch schon in der Antike vorkamen, wurde bis zum letzten Jahrhundert sexuelle Gewalt gegen Kinder kaum wahrgenommen oder diskutiert, und bis zur Bürgerrechtsbewegung und der sozialen Revolution der 1960er-Jahre gab es nur einen minimalen gesetzlichen Schutz für die Opfer von pädosexuellen Straftäter:innen, egal in welcher Gerichtsbarkeit. In der heutigen Rechtsprechung der meisten Länder beziehen die Schutzgesetze Kinder und Jugendliche unter achtzehn ein.

Doch diese Schutzhaltung lässt einen anderen Aspekt außer Acht: Viele »Kinder« unter achtzehn Jahren haben bereits sexuelle Beziehungen, sodass der rechtliche Schutz da, wo das Schutzalter niedriger als achtzehn ist (beispielsweise bei sechzehn in Großbritannien und vierzehn in Deutschland), nur eingeschränkt gilt. Wo es Sex gibt, kommt es auch zu sexuellen Übergriffen. Es ist schwierig, genaue Daten zu ermitteln, was vor allem daran liegt, dass die Opfer aus Angst oder Zurückhaltung schweigen, doch einige Statistiken fallen auf. Laut der Polizeilichen Kriminalstatistik für das Jahr 2020 ist die Wahrscheinlichkeit, Opfer zu werden, in Deutschland bei Mädchen dreimal höher als bei Jungen.[3] Eine Londoner Studie ergab, dass in den Jahren 2017 und 2018 Mädchen im Alter zwischen fünfzehn und siebzehn Jahren am häufigsten von sexuellen Übergriffen berichteten.[4] Und einer Umfrage der schottischen Wohltätigkeitsorganisation »Break the Silence« aus dem Jahr 2015 zufolge macht eins von drei Mädchen im Teenageralter in einer Beziehung die Erfahrung eines unerwünschten Geschlechtsakts.[5]

Eine aktuelle Studie des amerikanischen Soziologen David Finkelhor, eines führenden Forschers auf dem Gebiet, zeigt außerdem, dass die meisten Straftaten in der Altersgruppe der Vierzehn- bis Siebzehnjährigen »durch andere Jugendliche (76,7 Prozent bei Jungen und 70,1 Prozent bei Mädchen) verübt werden, vor allem durch Bekannte«.[6] Offenbar halten Medien und Öffentlichkeit den »typischen« Pädosexuellen für einen widerwärtigen erwachsenen Fremden, der es auf vorpubertäre Opfer abgesehen hat,[7] dabei sind die häufigsten Opfer sexueller Übergriffe auf Kinder Mädchen im Teenageralter, die häufigsten Täter jedoch Jungen im Teenageralter.

Im Übrigen stellt sich die Frage, wie es zu dieser Art von sexuellem Begehren kommt. »Traditionellere« biowissenschaftliche Ansätze heben die Bedeutung von Schauen und Zusehen als Grundlage von Lust hervor, die sich verstärkt, wenn sie nicht befriedigt werden kann. Meine Erfahrung bei der Begutachtung von Sexualstraftäter:innen legt jedoch nahe, dass dies allzu sehr vereinfacht ist. Nicht alle führen eine Fokussierung auf Bildmaterial für ihr sexuelles Verlangen an, es können auch andere Motive wie Wut oder Eifersucht einen heterosexuellen, verheirateten Mann zum Missbrauch seiner Söhne veranlassen. Ich habe es als hilfreich empfunden, das Konzept des Begehrens in drei verschiedene Bereiche zu unterteilen: den körperlichen, den sinnlichen und den erotischen. Alle drei können in einer Person zu verschiedenen Zeiten koexistieren, kommunizieren aber unterschiedliche Dinge.

Der erotische Bereich ist klar: Sex wird genutzt, um Intimität und Verbundenheit auszudrücken. Auf spielerische und tiefgründige Weise vermittelt er in erster Linie die Botschaft: »Ich will dich, und ich will uns.« Der sinnliche Bereich ist oberflächlicher und hat möglicherweise kaum mit Gegenseitigkeit oder Verbundenheit zu tun, kann aber durchaus angenehm sein, allein deshalb, weil Berührung die Botschaft enthält: »Ich bin bei dir.« Viele heterosexuelle Gefangene beschreiben genau das, wenn sie von ihren gleichgeschlechtlichen Beziehungen im Gefängnis sprechen. Das körperliche Begehren hingegen ist weder spielerisch noch an Kooperation oder Austausch interessiert, es geht allein um Lust. Das Objekt der Begierde ist etwas, das man haben muss, und die Botschaft könnte ganz einfach lauten: »Fick dich!« oder »Du gehörst mir.« Sexualstraftaten an Kindern haben (wie alle anderen Sexualstraftaten) mit Gewalt zu tun und sind körperlicher Natur. Für Opfer von Pädosexuellen ist es keine erotische oder sinnliche Erfahrung, und die meisten beschreiben, dass sie sich benutzt, kontrolliert und zerstört fühlen. Ich bezweifelte, dass Ian in der Lage gewesen wäre, sich selbst irgendetwas davon zu erklären, geschweige denn seinem Sohn, sollten sie sich tatsächlich wiedersehen.[8] Nach einigen Jahren Haft hatte Ian zugestimmt, an einem Behandlungsprogramm für Sexualstraftäter:innen teilzunehmen. Diese Programme wurden in Großbritannien entwickelt, um Sexualstraftäter:innen zu helfen, ihr Rückfallrisiko zu verringern, indem sie sich mit dem angerichteten Schaden auseinandersetzen und ihre Selbstwahrnehmung verbessern. Dabei liegt der Schwerpunkt aber mehr auf Risikomanagement als auf Rehabilitation und Therapie. Im Gegensatz dazu verabschiedete das Europäische Parlament 2011 eine Richtlinie zur Reduzierung von sexuellem Kindesmissbrauch, die den Wert von »Präventions- und Interventionsprogrammen« für pädosexuelle Straftäter:innen betont. Kolleg:innen in Deutschland und Skandinavien haben sich aktiv bemüht, potenziellen Pädosexuellen zu helfen, *bevor* sie straffällig werden. Ihre Aufmerksamkeit richtet sich auf Jugendliche mit dem Ziel, straffällige Verhaltensweisen zu stoppen, bevor sie zwanghaft werden, insbesondere wenn die Betreffenden andere Risikofaktoren für Kriminalität wie Drogenmissbrauch oder soziale Vereinsamung aufweisen.

Manche Programme wie jenes, an dem Ian teilnahm, binden Überlebende von sexuellem Missbrauch im Erwachsenenalter ein, die bereit sind, sich aktiv zu beteiligen und über ihre vergangenen Erfahrungen zu sprechen. Solche Gespräche können Straftäter:innen helfen, den Schaden, den sie angerichtet haben, ernst zu nehmen. Soweit ich wusste, war Ian tief bewegt gewesen, als er einen jungen Mann über den Missbrauch durch einen Verwandten berichten hörte. Er erzählte seiner Betreuerin im Gefängnis, dass er jetzt besser verstehen könnte, was seine Söhne durchgemacht hatten, und übernahm die volle Verantwortung für seine Übergriffe. Anschließend versank er in einer längeren Depression und war zeitweise selbstmordgefährdet. Das kann passieren, wenn Menschen »aufwachen« und sich der Realität dessen bewusst werden, was sie getan haben. Ian erzählte mir bei unserem ersten Treffen, dass er froh sei, die Antidepressiva, die ihm damals verschrieben worden waren, weiterzunehmen. Er wisse, dass sie ihm halfen, und ich hielt das für ein gutes Zeichen. In die Sorge um sich selbst zu investieren, kann der erste Schritt sein, sich um andere zu sorgen.

Ich würde sechs Sitzungen mit ihm abhalten, unter der spezifischen und begrenzten Maßgabe, das Risiko abzuschätzen und mit der Bewährungshilfe über die dringende Frage eines möglichen Kontakts mit seinem Sohn nachzudenken. Ganz abgesehen von der Frage, welchen Eindruck es nach außen tragen könnte, falls die Presse darüber berichtete, erforderte die Ermöglichung eines solchen Treffens ethische und praktische Erwägungen, die wir in der Teamsitzung diskutierten. Was, wenn Hamish sich rächen wollte, fragte jemand, oder Ian erneut versuchte, seinen Sohn zu »verführen«? Ich mag dieses Wort nicht, weil es oft überstrapaziert wird und die komplexen Methoden ignoriert, mit denen Täter:innen ihre Opfer einwickeln. Die Idee einer Verführung geht auch nicht auf das Dilemma des Opfers und seine Beziehung zu dem Täter oder der Täterin ein: wie schwer es sein kann, jemanden abzuweisen, dem man vertraut, den man liebt. Ich hielt es für unwahrscheinlich, dass Ian so etwas mit seinem erwachsenen Sohn versuchen würde, und war zu diesem Zeitpunkt nicht einmal sicher, dass er einem Treffen überhaupt zustimmen würde. Peter, Ians Bewährungshelfer, schlug als nächsten Schritt vor, dass er ein Vorabgespräch mit Hamish führen könnte, an dem ich als Beobachterin teilnehmen sollte. Ich würde nicht speziell über Ian sprechen und auch nicht als Therapeutin für Hamish auftreten, aber ich könnte zur Verfügung stehen, um einige allgemeine Fragen über Pädosexuelle und deren Behandlung zu beantworten. Es ist nicht die Norm, dass ich mich mit den Opfern meiner Klient:innen treffe, aber es ist im Rahmen meiner Arbeit auch nicht gänzlich unüblich, und ich war bereit, mich auf diese Weise einzubringen, wenn es allen Beteiligten nutzte. Aus Transparenzgründen würde ich Ian vorher davon unterrichten.

In unserer nächsten Sitzung sprach ich es an, und er sträubte sich gegen die Idee. Ob ich etwa Hamish vor ihm warnen wolle?

»Werden Sie ihm Dinge erzählen, die ich Ihnen gesagt habe?« Ich versicherte ihm, dass ich nichts von dem, was er mir anvertraute, an seinen Sohn weitergeben würde. Daraufhin wurde sein Ton sanfter. »Und werden Sie ihn treffen, um zu sehen, ob er … auch … stark genug ist?« Nein, sagte ich, ich sei nicht Hamishs Therapeutin. Meine Priorität sei er, Ian. Ich fügte hinzu, dass es sich für mich so anhörte, als wäre er neugierig auf seinen Sohn und darauf, wie er jetzt als junger Erwachsener war. Stimmte das? Ian vergrub den Kopf in den Händen, seine Antwort war gedämpft. »Ich weiß es nicht … Ich weiß gar nichts mehr.« Ich spürte seine Verzweiflung, das Gefühl von Verlust, und seine Traurigkeit schien wie eine Wolke über uns zu schweben.

Beim Schreiben dieser Zeilen ist mir bewusst, dass manche Lesende bei der Vorstellung dieser Begegnung starke Bedenken haben werden. Es ist verständlich und menschlich, dass so etwas wie gerechter Zorn hochkommt, wenn man einer Person gegenübersteht, die ein Kind verletzt und das Vertrauen eines Unschuldigen ausgenutzt hat.

Wie können pädosexuelle Straftäter:innen es wagen, sich als traurig oder verletzlich darzustellen? Wie kann ich Mitgefühl für einen solchen Menschen aufbringen, ihm zuhören und ihn verstehen wollen, vor allem, wenn die Opfer eines solchen sexuellen Missbrauchs so oft keine derartige Hilfe bekommen? Und was würde das bringen? Solche Fragen werden mir regelmäßig gestellt, und ein Teil meiner Antwort ist, dass den Opfern nicht geholfen wird, wenn man Menschen wie Ian ignoriert und ausschließt. In der Tat könnte es die Rehabilitation gefährden, wenn Täter:innen in ihren Bemühungen um Besserung nicht unterstützt werden oder ihnen die Möglichkeit der Wiedergutmachung verwehrt wird. Als Psychotherapeutin weiß ich, worauf ich mich einlasse, wenn ich mit Sexualstraftäter:innen arbeite, so wie Lungenspezialist:innen, die eine Beatmungsstation betreten, wissen, dass ihre Patient:innen husten werden.

Ich werde auch gefragt, wie ich »als Mutter« in diesem Bereich überhaupt tätig werden konnte. Dann erkläre ich gewöhnlich, dass ich meine ersten diesbezüglichen Erfahrungen schon Mitte der 1990er-Jahre gemacht habe, bevor ich verheiratet war oder Kinder hatte. Zu dieser Zeit befand ich mich noch in der Ausbildung und versuchte, Erfahrungen als Psychotherapeutin zu sammeln. Die Bewährungshilfe testete gerade Therapiegruppen für Sexualstraftäter:innen, und ich hatte die Gelegenheit, an einer Gruppe teilzunehmen, die männliche pädosexuelle Straftäter behandelte. Für einige Teilnehmer war es eine Voraussetzung, um nicht zurück ins Gefängnis zu müssen, für andere eine Bedingung für ihre Entlassung, nachdem sie ihre Strafe verbüßt hatten. Gruppenarbeit setzte sich damals im forensischen Bereich immer mehr durch und war für Straftäter:innen indiziert, weil sie prosoziales Verhalten förderte, indem sie von ihnen verlangte, mit anderen zusammenzuarbeiten, respektvoll zuzuhören und sich der Reihe nach zu äußern. Sie war auch deshalb effektiv, weil viele Menschen mit einer kriminellen Vorgeschichte es ablehnten, mit einer Autoritätsperson allein zu sein, und sich in einer Gruppe sicherer fühlten. Für pädosexuelle Straftäter:innen hat dies einen besonderen Wert, weil sie mit Scham und Schuld umgehen müssen, also mit Gefühlen der Selbsteinschätzung, die von einer bestimmten hypothetischen Reaktion des Publikums ausgehen.

In dieser Gruppe erkannten wir wiederkehrende Argumentationsmuster, »Neutralisierungstechniken«, wie Kriminolog:innen sagen würden. Dazu gehört die Verwendung einer Sprache, die die Verantwortlichkeit einschränkt, wie wir es alle von klein auf tun, wenn wir uns verteidigen wollen – Floskeln wie »Es war nicht meine Schuld« oder »Die anderen haben angefangen« sind bekannte

Beispiele. Die wohlüberlegten Konstruktionen, die ich in der Gruppe hörte, rahmten den Missbrauch als irgendwie einvernehmlich ein, mit Sätzen wie »Sie hat mit mir geflirtet«, »Sie hat nie nein gesagt« oder sogar »Ich habe sie geliebt ...« und »So haben wir uns unsere Liebe gezeigt«. Einige Täter erzählten auch, wie sie sich affektive Bindungen zunutze machten (»Hast du deinen Papa nicht lieb?«) oder verschleierte Drohungen einsetzten (»Mama wird böse auf uns sein«).

In fast allen Fällen waren ihre Opfer Kinder, die sie als Väter, Großväter, Stiefväter, Cousins, Lehrer, Freunde der Familie kannten und denen sie Zuneigung entgegenbrachten. Statistiken belegen ohne jeden Zweifel, dass die überwältigende Mehrheit der Täter aus dem »sozialen Nahbereich« der Opfer stammt.[9] Wie wir von anderen Gewaltdelikten wissen, konzentrieren sich die Medien gern auf die Ausnahme von der Regel. Natürlich muss man über die gewaltsame Entführung junger Menschen durch Fremde berichten, aber die Art und Weise, wie damit umgegangen wird, kann fälschlicherweise vermitteln, dass schockierende Fälle wie die Entführung und der Missbrauch von Jaycee Lee Dugard in den USA oder Natascha Kampusch in Österreich so etwas wie die »Norm« sind. Leider gibt es diese Art von Missbrauch durch Fremde tatsächlich, aber sie ist so selten wie ein Flugzeugabsturz. Eine solche Berichterstattung verleitet zu Unrecht dazu, von einer allgegenwärtigen Bedrohung »da draußen« zu sprechen, als ginge die Gefahr von einem unbekannten, bösen Buhmann aus. Wahrscheinlich hält sich diese Vorstellung auch deshalb so hartnäckig, weil es zu schrecklich ist, sich eine solche Gefahr in »unmittelbarer Nähe« vorzustellen.

Im Gegensatz zu den monströsen Gestalten, wie sie die Boulevardpresse beschreibt, waren die Männer in meiner Gruppe keineswegs generell kalt oder psychopathisch, in vielen Fällen wirkten sie sogar ziemlich empathisch. Jeder von ihnen wurde gebeten, einen

Bericht über seine Tat zu schreiben, bevor er sich auf den »heißen Stuhl« setzte und ihn den anderen vorlas. Das war nicht einfach. Die anderen Männer wiesen sie auf ihre jeweiligen Verzerrungen der Realität hin, die sie leicht durchschauten, denn Gleich und Gleich erkennt sich gut. Wenn dieser Prozess richtig gesteuert wird, ist er wirklich bemerkenswert. Ich habe damals eine Menge gelernt, vor allem, wie wichtig Feingefühl und Präzision beim Leiten einer Gruppe sind. Mit einer qualifizierten und einfühlsamen Moderation kann man pädosexuellen Straftäter:innen in der Gruppentherapie helfen, die Gratwanderung eines aufrichtigen Schuldbekenntnisses zu bewältigen, ohne vor Scham zu sterben.

Nach meiner Anstellung im Broadmoor Hospital hatte ich kaum noch mit pädosexuellen Straftäter:innen zu tun, weil dort nur wenige eingewiesen wurden, und im Unterschied zu den Männern in der Bewährungsgruppe hatten fast alle ihre Opfer getötet – was statistisch gesehen die Ausnahme ist. Ich kam erst Jahrzehnte später im Zuge der Bewährungshilfe wieder dazu, mit pädosexuellen Straftäter:innen zu arbeiten, und da war ich schon eine erheblich erfahrenere Psychotherapeutin. In der Zwischenzeit hatte ich die Gelegenheit gehabt, von einigen bemerkenswerten Kolleg:innen lernen zu dürfen, darunter Professor Derek Perkins, der bahnbrechende Arbeit zur Behandlung von Sexualstraftäter:innen geleistet hatte, oder Dr. Estela Welldon, Pionierin in der Leitung von Therapiegruppen, die Täter:innen und Opfer zusammenbrachten und es ihnen ermöglichten, auf dem Weg zur Genesung etwas voneinander und übereinander zu lernen.[10] Zu dieser Zeit hatte ich dann selbst heranwachsende Kinder, und ich fand, dass es die Arbeit für mich sowohl schwieriger als auch leichter machte. Ich konnte besser verstehen, wie man dazu kam, seinen Nachwuchs als eine Erweiterung von sich selbst zu betrachten, fast als ein Objekt, das man kontrolliert. Es war schon immer schwer, sich ein Kind in Not vorzustellen, deshalb glaube ich nicht, dass dies für mich jetzt schlimmer war als vor der Geburt meiner Kinder. Vielleicht empfand ich mehr Empathie für die Ehefrauen der Sexualstraftäter, die ihre gemeinsamen Kinder missbrauchten. Wie groß muss ihr Schock und ihre Angst gewesen sein, wenn sie herausfanden, was da los war? Ich stellte mir die Scham und das Gefühl von Versagen vor, die sie gehabt haben müssen, weil die Gesellschaft von Müttern erwartet, dass sie ihre Kinder beschützen.

—

Kurz nach meinen ersten Sitzungen mit Ian saß ich in einem Besprechungsraum in einem typisch düsteren öffentlichen Bürogebäude der Stadt und wartete auf Hamish. Ich war mit Peter gekommen, einem Bewährungshelfer der alten Schule, der sich noch an die Zeit erinnern konnte, als der Aufbau einer positiven und therapeutischen Allianz die Hauptsäule seines Jobs war, im Gegensatz zu dem schlichten Risikomanagement, das heutzutage angeboten wird. Er war ein großer Mann mit einem weichen West-Country-Akzent und sanften Manieren. Ich fand seine Ausstrahlung beruhigend und konnte mir vorstellen, dass es seinen Klient:innen ebenso ging. Straftäter:innen haben mir erzählt, dass es ihnen oft leichter fällt, mit älteren als mit jüngeren Bewährungshelfer:innen zu arbeiten, die gelegentlich allzu streng wirken und alles kontrollieren wollen. Ich kann das nachempfinden, wenn ich daran zurückdenke, wie ich selbst in jüngeren Jahren gelegentlich einen Mangel an Selbstvertrauen hinter einer arroganten Haltung verbarg. Im Nachhinein kann ich erkennen, dass fehlende Erfahrung in Pflegerollen, beispielsweise bei der Betreuung von Eltern, Kindern oder sogar Haustieren, ein echter Nachteil im Umgang mit Menschen ist, die abhängig und manchmal auch recht fordernd sind. Trotz unterschiedlicher Machtverteilung eine Beziehung aufzubauen, ist eine Fähigkeit, die man sich erarbeiten und jahrelang einüben muss.

Ich hatte am Ende eines rechteckigen Tisches Platz genommen, von wo aus ich beide Männer würde sehen können, ohne wie bei einem Tennismatch meinen Kopf hin- und herbewegen zu müssen. Ich war nervös, obwohl ich nicht hätte sagen können, weshalb. Ich erinnerte mich selbst daran, dass ich nur als Beobachterin da war. Dann brachte Peter Hamish herein. Er sah jünger als neunzehn aus, hatte ein glatt rasiertes, rundes Gesicht, blondes Haar und eine schlanke Figur. Er entschuldigte sich für seine Verspätung, obwohl er vollkommen pünktlich war, sah mir in die Augen und schüttelte mir fest die Hand, genau wie sein Vater, als wir uns kennengelernt hatten. Peter stellte uns kurz vor, bedankte sich für sein Kommen und begann damit, dass wir gern etwas mehr darüber erfahren würden, worum es bei seiner Bitte um ein Wiedersehen mit seinem Vater ging. Der junge Mann seufzte. »Alle sind dagegen.« Ein weiteres unbewusstes Echo seines Vaters, schoss es mir durch den Kopf.

»Ich habe einfach das Gefühl, dass ich Antworten brauche«, sagte Hamish. »Meine Mum und mein Bruder … Sie finden, ich sollte es nicht tun. Mum sagt, es wäre besser, die Vergangenheit hinter sich zu lassen, schließlich sind wir so lange ganz gut ohne ihn ausgekommen … Und es stimmt – das sind wir tatsächlich.« Er schaute von mir zu Peter, sein Blick war ruhig. »Wie auch immer, Andy war schlimmer dran als ich. Und wir bekamen eine Therapie, gleich nach … Ich glaube aber nicht für lange, Mum konnte sich das nicht leisten. Aber ich erinnere mich, wie die Therapeutin sagte, dass ich später vielleicht noch einen Schlussstrich unter das Geschehene würde ziehen wollen.« »Schlussstrich?« Peter hob eine Augenbraue. »Die Sache ist die, ich habe Erinnerungen an ihn von früher, auch ein paar gute, wissen Sie – Fußball, Ferien, solche Dinge. Ich meine, er war doch mein Vater, dann ist all das passiert, und plötzlich war er weg und … Ich weiß, dass er nicht mehr … also, dass er nicht mehr mein Vater ist, aber wer ist er jetzt? Und was soll passieren, jetzt, wo ich weiß, dass er draußen ist? Ich könnte ihm auf der Straße begegnen oder so.«

Ich konnte mich nicht zurückhalten. »Haben Sie Angst vor Ihrem Vater?« Peter warf mir einen Blick zu, und Hamish runzelte die Stirn, als wäre die Frage absurd. »Überhaupt nicht … Ich bin mir nicht mal sicher, ob ich überhaupt irgendwelche Gefühle für ihn habe. Ich will nur … ich weiß nicht, dieses Schreckgespenst sehen, über das wir seit zehn Jahren nicht mehr reden dürfen. Ich bin schließlich immer noch mit ihm verwandt, oder?« Ich spürte eine gewisse Wut in ihm, die direkt unter der Oberfläche brodelte. Als könnte er meine Gedanken lesen, versicherte Hamish uns rasch, dass er keine Rachegelüste hätte, und plötzlich empfand ich Bewunderung für diesen jungen Mann, der seinen ganzen Mut aufbrachte, um etwas so Schwieriges zu tun. Weder Peter noch ich reagierten sofort mit einem Plan für eine Kontaktaufnahme, und Hamishs Tonfall wurde flehend, fast verzweifelt. »Gibt es nicht so was wie ein Verfahren, das ich hier bekommen könnte? Ich habe davon gelesen, wie Opfer und Täter zusammen in einen Raum gehen. Mehr will ich nicht, nur ein Treffen, bei dem ich ein paar Fragen stellen kann …«

Er sprach von »Restorative Justice«, einer Art Wiedergutmachungsverfahren, das seinen Ursprung in den 1970er-Jahren in Kanada hatte. Zunächst handelte es sich um experimentelle Programme, die darauf setzten, dass die Täter:innen sich ihren Opfern, die sie bestohlen oder deren Wohnung sie demoliert hatten, verbal erklärten. Letztlich trugen sie in den 1990er-Jahren zur Entwicklung des formellen Täter-Opfer-Ausgleichs bei, der von der UN, dem Europarat und anderen Organisationen übernommen und gefördert wurde. Als ich mit Ian und der Bewährungshilfe zusammenarbeitete, fand diese Praxis zunehmend Eingang in das öffentliche Bewusstsein. Allerdings wusste ich auch, dass kein Opfer Anspruch auf diese Art der Entlastung hatte, trotz allem, was es erlitten hatte. Der Täter oder die Täterin hatte immer das Recht, abzulehnen, egal aus welchen Gründen.

»Falls es zu einem Treffen kommt, was würden Sie ihn als Allererstes fragen, was meinen Sie?« Peters Stimme war tief und freundlich. Hamish errötete, und für einen Moment sah ich das Gesicht seines Vaters, als ich zum ersten Mal mit ihm im Wohnheim zusammengesessen hatte. »Ich weiß nicht ... Ob es ihm jetzt leid tut? Und ... warum er es getan hat? *Warum?*« Das Wort mit den fünf Buchstaben war schwer von jahrelangem Schmerz gezeichnet. Peter nickte. »Okay. Wir müssen das besprechen. Aber wir werden darüber nachdenken, versprochen.« Hamishs Ausdruck verdüsterte sich, als hätte er sich mehr von diesem Treffen versprochen. Mein Eindruck war, dass dieser junge Mann seinem Vater wohl kaum etwas antun würde. Aber er war auch noch nicht ganz erwachsen und hatte nicht wirklich durchdacht, welche Folgen ein Treffen mit seinem Vater nach so langer Zeit haben könnte – nicht nur für ihn, sondern auch für seine Mutter und seinen Bruder. Eine solche Begegnung könnte die Familiendynamik auf unvorhersehbare Weise beeinflussen. Ich machte mir auch Gedanken, welche Auswirkung es auf Ian haben könnte, besonders im Hinblick auf das Risiko für seine klinische Depression. Vor meinem geistigen Auge sah ich, wie er zusammengekauert auf dem massigen Sofa saß, den Kopf in den Händen vergraben – wenn ich er wäre, würde mir die Begegnung mit Hamish vermutlich das Herz zerreißen.

Wir konnten das nicht über Nacht entscheiden und mussten, wie es der offizielle Prozess verlangt, die Angelegenheit im Team besprechen. Außerdem würde ich zuerst meine vorgesehenen Sitzungen mit Ian abschließen, um dann eine begründete Einschätzung abzugeben. Als Hamish gegangen war, fragte ich Peter nach dem Wiedergutmachungsverfahren. »Wäre das auch nur ansatzweise denkbar?« Er sah mich skeptisch an. »Theoretisch ja, aber ich weiß nicht, ob das in einem Fall wie diesem schon mal versucht worden ist. Normalerweise geht es eher um Straßenräuber oder Einbrecher, die sich mit Leuten treffen, die keinen schweren Schaden genommen haben. Ich wüsste nicht, wer so etwas ermöglichen könnte.« Es war sicherlich nichts, wofür ich ausgebildet worden war – und doch, wenn ich jetzt auf diesen Moment zurückblicke, frage ich mich, ob ich nicht mehr hätte tun können. Und selbst wenn wir einen fähigen Mediator gefunden hätten, der uns geholfen hätte, welche Antwort hätte Ian wohl auf Hamishs großes »Warum« gehabt?

Als ich Ian das nächste Mal in seinem Wohnheim gegenübersaß, wirkte er lebendiger und weniger ausgezehrt. Er machte keinen niedergeschlagenen Eindruck und erzählte, dass er gut aß und schlief. Ich sagte, dass er jetzt vermutlich seine neue Freiheit genoss, und er gab mir recht. Kaum hatten wir im Fernsehraum Platz genommen, wollte er wissen, wie mein Treffen mit seinem Sohn verlaufen war, und ich erzählte es ihm. »Er will mir Fragen stellen? Was für Fragen?« Ich drehte das Ganze um. »Wenn Sie Hamish wären, was würden Sie fragen wollen?« Doch Ian schüttelte hastig den Kopf, darauf konnte oder wollte er nicht antworten. Er wandte sich von mir ab, blickte aus dem Fenster und presste die Handballen gegen die Augen, als wollte er die Tränen unterdrücken. Nach einer Weile nahm ich den Faden wieder auf, in der Hoffnung, ihn zum Reden zu bewegen. »Ich kann es nicht mit Sicherheit sagen, aber ich frage mich, ob er Ihrem Namen ein Gesicht geben will, so wie Sie jetzt sind, damit er weniger Angst vor Ihnen hat.«

»Er hat Angst vor mir?« Ich musste überlegen, wie ich am besten antworten sollte. Ich gab zu bedenken, dass sein Sohn ihn möglicherweise mit einer Zeit in seinem Leben assoziierte, die er nicht verstand, einer Zeit, in der er Angst gehabt hatte. »Oh.« Ian klang immer noch überrascht, also hakte ich nach. Ob das ein Schock sei, ob er nicht verstehen konnte, weshalb sein Sohn ihn überhaupt sehen wollte? »Nach allem, was ich getan habe? Er hat verdammt recht.«

»Ian«, sagte ich leise und sah ihm in die Augen, »könnten Sie versuchen, mit mir darüber zu sprechen, wie Sie es jetzt sehen, im Rückblick?« Es war nicht einfach, mir von seinem Vergehen zu erzählen, aber wahrscheinlich hatte er das auch schon mit der Polizei, Anwält:innen, Therapeut:innen und anderen getan. Um ihn korrekt einschätzen zu können, musste ich wissen, wie er jetzt über seine Tat dachte. Wenn er die Geschichte noch einmal durchging, würde ich auf kleine sprachliche »Stacheln« achten, die auf Größenwahn oder Anmaßung, ein Gefühl von Ungerechtigkeit oder eine Missachtung von Regeln hinweisen könnten – alles Dinge, die Hinweise auf ein anhaltendes Risiko sein konnten.

Er entschied sich, mit seiner Kindheit anzufangen, vielleicht, weil dies eine gewisse Distanz zu der eigentlichen Straftat implizierte. Er erzählte von einem problematischen Verhältnis zu seinen Eltern. Seine Mutter war Alkoholikerin und hatte den Großteil seiner Kindheit in der Reha und diversen Kliniken verbracht. Als seine Eltern sich scheiden ließen, blieb er bei seinem Vater. Ian war gerade dreizehn, sein jüngerer Bruder zwölf. Ian beschrieb seinen Vater als einen distanzierten, abweisenden Menschen, einen Mann, der »kalt wie ein Eisblock« war, und fügte hinzu, er habe »eine Scheißangst vor ihm« gehabt. Ich kommentierte das nicht weiter, doch Ian spürte wohl mein Interesse und versicherte mir hastig, dass sein Vater ihn nie körperlich oder sexuell missbraucht hatte. Ich hatte keinen Grund, ihm nicht zu glauben. Es stimmt zwar, dass einige Sexualstraftäter:innen den Missbrauch, den sie als Kinder erlebt haben, weitergeben, aber das ist nur einer von mehreren Risikofaktoren. Als Kind sexuell missbraucht worden zu sein, ist weder Voraussetzung noch Grund, um vom Opfer zum Täter zu werden.[11]

Sobald er konnte, verließ Ian Schule und Elternhaus und machte mit siebzehn eine Lehre bei einem Bauunternehmer in einer anderen Stadt. Ich wusste aus der Polizeiakte, dass er nur einmal Kontakt mit der Polizei gehabt hatte, eine Verwarnung wegen Erregung öffentlichen Ärgernisses mit neunzehn. Er erwähnte das nicht, und als ich ihn darauf ansprach, war es ihm peinlich. Er sagte, es sei nichts, er sei betrunken gewesen und nachts beim Pinkeln in einem öffentlichen Park erwischt worden. Er habe in seiner Gruppentherapie im Gefängnis darüber gesprochen. Das passierte auch anderen und habe nichts zu bedeuten. Ich war mir nicht sicher, ob das stimmte. Viele Leute, die wegen Exhibitionismus verurteilt wurden, begehen später andere Sexualstraftaten, aber auch das Gegenteil ist wahr: Viele Exhibitionist:innen stellen überhaupt kein Risiko dar. Wir hatten keine Zeit, um weiter darauf einzugehen, aber ich merkte mir, dass er als Mittel der Enthemmung Alkohol erwähnt hatte. Bis jetzt war das eine der wenigen »Zahlenschloss-Komponenten«, die ich bei Ian erkennen konnte. Aber so nützlich dieses Modell zur Risikobewertung auch war, ich hatte gelernt, dass das offensichtliche Fehlen von bekannten Faktoren, die zu Gewalt führen (und in einem Leben voller Widrigkeiten wie dem von Gabriel oder Charlotte beispielsweise so offensichtlich waren), genauso aufschlussreich sein kann. Ich musste nur an Zahra denken, um mich daran zu erinnern. Ian und ich machten an dieser Stelle eine Pause und kamen überein, in unserer nächsten Sitzung dort weiterzumachen, wo wir aufgehört hatten.

Als ich in der folgenden Woche zurückkehrte, wusste ich, was mich erwartete, so wie ein Arzt oder eine Ärztin es wissen, wenn sie sich für die Samstagabendschicht in der Notaufnahme melden. Er setzte an dem Punkt an, an dem er Mitte zwanzig war und seine Frau Sheila kennenlernte, die damals Lehrerin an einer weiterführenden Schule war. Ihre Beziehung und ihre Ehe waren »normal«, sagte er, ohne näher darauf einzugehen. »Erzählen Sie mir von ihr«, schlug ich vor, aber er blockte ab. Seine Körpersprache verriet ihn: Er verschränkte die Arme vor der Brust und reckte das Kinn wie ein störrisches Kind. »Da gibt es nichts zu erzählen.« »Gar nichts?«, fragte ich leise. Er schüttelte trotzig den Kopf. Offenbar wollte er mir keinen Einblick in seine Ehe gewähren. Nach einem Moment sagte er leise: »Ich habe sie enttäuscht.« Dann machte er schnell weiter mit seiner Geschichte, sprach in Allgemeinplätzen über die frühen gemeinsamen Jahre, als sie ihre erste Wohnung einrichteten und eine Familie planten.

Er war weder oberflächlich noch verfiel seine Schilderung in Selbstgerechtigkeit oder Selbstmitleid – es war eher so, als hätte er sich davon distanziert, als beschriebe er das Leben eines anderen Menschen. Er erzählte, dass Sheila und er nach dem Tod seines Vaters eine kleine Erbschaft gemacht hätten. Als sie in der Schule befördert wurde, hatten sie vereinbart, dass er zu Hause bleiben und für eine Weile Hausmann sein würde. Sheilas neue Rolle bedeutete, dass sie mehrmals in der Woche bis in den Abend hinein arbeiten musste, und ich fragte, ob es ihn gestört hätte, so oft ohne sie auskommen zu müssen. Er schaute mich verblüfft an, als wäre ihm der Gedanke nie gekommen. Es war in Ordnung, er hatte sie sogar ermutigt, denn es war ein guter Job, gutes Geld. Er war stolz auf sie. Aber er gab zu, dass es ihn mit der Zeit auch nervte, sich so viel um die Jungs kümmern zu müssen. Es war okay, mit ihnen Fußball zu spielen oder gemeinsam das Abendessen zu kochen, aber er fürchtete sich davor, ihnen bei den Hausaufgaben helfen zu müssen, weil er selbst kein guter Schüler gewesen war. Sie stritten über Fernseh- und Computerzeiten, und er gab lieber nach, statt die strengen Regeln seiner Frau durchzusetzen. Er hasste es, »der Spaßverderber« zu sein und »alles regeln zu müssen«. Mit der Zeit kam er sich vor wie ein alleinerziehender Vater. Ich nickte, um zu zeigen, dass ich verstand. Es war keine einfache Rolle gewesen.

»Da hat es angefangen, glaube ich.« Er machte eine seiner langen Pausen, und ich saß geduldig da und lauschte dem Ticken der Uhr und einem gelegentlich vorbeirauschenden Auto auf der regennassen Straße draußen. Als er schließlich tief Luft holte und wieder zu sprechen begann, hatte ich das Gefühl, Arm in Arm mit ihm auf einen Abgrund zuzugehen. Von da an unterbrach ich ihn nicht mehr, außer um ihm Mut zu machen, wenn er stockte.

Angefangen hatte es mit Andy, seinem älteren Sohn, der damals elf war. Ian konnte nicht sagen, wann er zum ersten Mal den Wunsch gehabt hatte, ihn zu berühren, nur dass ihm eines Tages ein Bild durch den Kopf schoss und kurz aufflackerte, seine Hand auf Andys Penis – nicht, dass er es jemals getan hätte. Es gab ihm einen kleinen Anflug warmer Erregung, als brächte die Vorstellung einer fernen Sache diese näher und machte sie möglich. Es klang wie ein sexuelles Radar, das ein entlegenes, aber unverkennbares Gefühl von Erregung anpeilte und mich an das erinnerte, was der englische Schriftsteller Evelyn Waugh als »etwas Sexuelles, das wie der hohe Schrei einer Fledermaus für niemanden zu hören war außer für mich« beschrieben hatte.[12] Zuerst verdrängte er den Gedanken, aber er kehrte immer wieder zurück, wurde stärker. Eines Abends, als die Jungs im Bett lagen und er allein im Schlafzimmer war, während Sheila wieder einmal erst spät nach Hause kommen würde, masturbierte er zu dem Bild in seinem Kopf und stellte sich Andys Lächeln vor, ein warmes, einladendes Lächeln. Dann dachte er an den neunjährigen Hamish und malte sich aus, wie sie sich alle gegenseitig berührten, was ihn erregte. Der Gedanke, dass er es tatsächlich tun könnte, nahm allmählich Gestalt an, angefangen bei der Vorstellung, dass Andy es vielleicht für eine versehentliche Berührung halten würde. Er hatte die Jungs seit Jahren nicht mehr beim Baden beaufsichtigt, aber jetzt ging er plötzlich auch ins Bad, wenn sie sich fürs Bett fertig machten. Er begann eine Wasserschlacht, und sie waren begeistert – Mum hätte ihnen das nie erlaubt. Dann schlug er ihnen vor, »U-Boote und Haie« zu spielen, wobei die Jungen im Wasser saßen und er auf dem Badewannenrand. Das alles liebten sie, sagte er, und es wurde zur Routine, wenn Mum nicht da war. Zusammen stellten sie das Badezimmer auf den Kopf, überall Wasser und Seifenblasen, kreischendes Gelächter, Haarewaschen oder Zähneputzen waren vergessen. An diesem Punkt konnte ich einige Lücken füllen (nur für mich, nicht laut). Ich hatte genug in den Gerichtsakten gesehen, aber aus anderen Fällen auch schon viele Versionen davon gehört. Ein solches Szenario steuert unaufhaltsam auf einen brutalen Schluss zu.

Andy hatte der Polizistin, die für die Arbeit mit Kindern ausgebildet war, erzählt, dass er es für ein Versehen gehalten habe, als er zum ersten Mal die Hand seines Vaters auf seinem Penis spürte. Er versuchte, es abzutun, aber dann kam es immer wieder vor. Mit der Zeit fühlte er sich »komisch« dabei, irgendwie »seltsam«, es war ihm peinlich. Was machte sein Dad da? Er hatte in der Schule und bei seinen Kumpels von Sex und so weiter gehört, ein paar Dinge sogar online bei seinem besten Freund gesehen, und jetzt machte er sich Sorgen, sein Vater könnte schwul sein. Oder vielleicht er selbst. Aber er war sein Vater, also war das unmöglich. Dann sah er, dass Dad dasselbe auch mit seinem kleinen Bruder Hamish machte. Die Brüder redeten ein bisschen darüber, wenn sie spät abends in ihren Etagenbetten lagen. Ich stellte mir vor, wie diese

Kinder an die Decke starrten und in die Dunkelheit flüsterten, statt sich in die Augen zu sehen, wenn sie mit solch schwierigen Worten und Gedanken rangen. Sie hätten nicht gewusst, was sie tun sollten, hatten beide ausgesagt. Sie wussten nur, wie böse Mum darüber sein würde – und Dad auch. Es war ein Geheimnis, das sie mit ihm teilten. Sie sagten nichts.

Ian hatte ihnen eine Belohnung versprochen: Sie würden sich den neuen Marvel-Film im Kino ansehen, wenn Mum das nächste Mal nicht da war. Zwischen seinen Söhnen sitzend, hatte Ian während der Vorstellung seine Hände in die Hosen der beiden Jungs gesteckt. Beide hatten später ausgesagt, dass sie schockiert waren – und voller Angst, dass irgendwer es mitbekam. Ian erklärte mir gegenüber, er habe es so in Erinnerung, dass seine Söhne eingewilligt hätten. Schließlich hätten sie sich nicht geregt und sich auch nicht gewehrt, sondern einfach nur den Film angesehen. Als er sie zu Hause ins Bett brachte, hielt er sie beide dazu an, seinen erigierten Penis zu berühren, wie er es sich in seiner Fantasie vorgestellt hatte. Sie taten es, ohne zu widersprechen. Hamish und Andy erinnerten sich, dass er sie nach diesem Abend mit einem zusätzlichen Taschengeld und ein paar Süßigkeiten belohnt und gesagt hatte, sie seien »brave Jungs«. Das klang in meinen Ohren ebenso vertraut wie die Aussage ihrer Mutter.

Sie war von ihrem anstrengenden neuen Job beansprucht gewesen und froh, dass ihr Mann so gut mit den Kindern umgehen konnte. Im Nachhinein stellte sie fest, dass die Jungs in dieser Zeit stiller und reizbarer geworden waren. Dann hatte Andy eines Abends einen heftigen Streit mit ihr angefangen, »wegen nichts«, und aus irgendeinem Grund ein neues Spielzeug zerbrochen, das ihm sein Vater geschenkt hatte. Das war besonders schockierend, weil er immer der manierlichere der beiden Jungen gewesen war, der verantwortungsvolle große Bruder. Ian sei an diesem Abend eine echte

Hilfe gewesen, erinnerte sich Sheila später bei der Polizei. Er hatte alle beruhigt, das Chaos beseitigt und ihr versichert, dass es wahrscheinlich »nur die Hormone« seien – »Jungs sind nun mal Jungs, weißt du«. Er sei selbst so ein aufsässiger Teenager gewesen. Aber Andy war kein Teenager – er war erst elf. Nach diesem Vorfall hatte sie versucht, bei der Arbeit kürzerzutreten, aber das war schwer: Eine Inspektion der Schulbehörde stand an, und alle mussten Überstunden machen.

Dann kam der Abend, als Sheila auf einer Konferenz in einer anderen Stadt war, und Ian versuchte, vor Hamish Analsex mit Andy zu haben. Ian beeilte sich, diesen Teil der Geschichte zu erzählen, und ich bedrängte ihn nicht weiter. Ich hatte die Zeugenaussagen der Jungs gelesen, die mir das Wesentliche vermittelten, ihre Worte waren beredt in ihrer Knappheit. Nach dem Übergriff verbarrikadierte sich Andy mit seinem Bruder in ihrem Zimmer. Ian erzählte, er habe gewusst, dass er diesmal zu weit gegangen war, und Panik bekommen. Was würde passieren? Er lag die ganze Nacht wach. Aber am nächsten Morgen standen die Jungs auf und verließen das Haus, um zur Schule zu gehen. Keiner sagte ein Wort. Ein paar Tage später wurde Sheila in die Schule der Jungen zitiert. Andy hatte einer Lehrerin, der er vertraute, offenbart, was zu Hause passiert war. Hamish war hinzugezogen worden und hatte es bestätigt.

Ian erzählte, wie sich dieser letzte Tag in seinem früheren Zuhause zu einem langen, schrecklichen Abend ausdehnte. Sheila hatte wieder besonders lange gearbeitet. Die Jungs waren nach der Schule nicht nach Hause gekommen, aber zuerst hatte er noch gedacht, sie wären vielleicht bei einem Freund. Als die Stunden vergingen und sie immer noch nicht nach Hause kamen, war er verwirrt, und sein Herz begann zu rasen. Er rief Sheila an, um mit ihr zusammen herauszufinden, was los war, aber sie ging nicht ans

Handy. Er versuchte es noch mehrere Male, vergebens. Dann räumte er das Haus auf und fing mit den Vorbereitungen fürs Abendessen an, in der Hoffnung, dass sich jeden Moment die Haustür auftun würde, die Jungen laut durcheinanderredend hereinkämen und ihre Schultaschen auf die Bank in der Diele knallten. Die Zeit verstrich, und ihm wurde klar, dass das nicht passieren würde. Er habe verstanden, dass es vorbei war, sagte er. »Was war vorbei?«, fragte ich leise. Es war meine erste Frage, seit er dieses schmerzhafte Kapitel begonnen hatte. »Das Leben«, sagte er. Das war der Moment, an dem er zum ersten Mal an Selbstmord dachte und zunächst eine verzweifelte nächtliche Fahrt hinunter nach Beachy Head in Erwägung zog, dem berüchtigten Selbstmordort an der Küste von Sussex. Aber viel einfacher war es, eine Überdosis Paracetamol zu nehmen und sie mit Whisky herunterzuspülen. Er kramte im Medizinschrank, schüttete sich die Pillen in die Hand, goss Single Malt in einen Kaffeebecher und würgte sie alle hinunter. Dann klingelte es an der Tür. Es war die Polizei. Als Ian aufmachte, war er offensichtlich betrunken. Er sagte, er habe eine Überdosis genommen und fügte hinzu: »Keine Sorge, ich bin bald tot.« Das kam mir seltsam vor. Keine Sorge worüber? Dass er seinen Kindern noch mehr Schaden antun würde? Dass er sich wehren würde? Sie packten ihn auf der Stelle ins Auto und fuhren ihn ins Krankenhaus.

Aus Ians Bewährungsakte, die einige Polizeiberichte und Prozessabschriften enthielt, wusste ich, dass Sheila das, was die Jungen ausgesagt hatten, keinen Augenblick infrage stellte. Sie hatte die Polizei angerufen und die Kinder zu ihren Eltern gebracht. Sie war weder nach Hause gegangen noch hatte sie Ian kontaktiert – sie sprachen nie wieder miteinander. Wie so viele Mütter vor ihr war sie voller Selbstvorwürfe und erklärte der Polizei: »Ich werde mir das nie verzeihen.« Ich wusste, dass das Jugendamt die arme

Frau nach Ians Verhaftung gründlich in die Mangel genommen hatte, weil sie es versäumt hatte, ihre Kinder zu beschützen. Das mag herzlos klingen, aber sowohl in der Gruppe, mit der ich in den 1990er-Jahren gearbeitet habe, als auch später bin ich einigen verheirateten Sexualstraftätern begegnet, die nicht nur ihre Kinder, sondern auch ihre Enkel missbrauchten – manchmal sogar mit der Zustimmung und Beteiligung ihrer Ehefrauen. Solche Paare wiesen nicht nur die Vorstellung zurück, dass der Mann pädophil war, sondern stuften sein Verhalten auch nicht als Sexualdelikt ein. Sie glaubten, dass ein Haushaltsvorstand mit seiner Partnerin und den Kindern machen kann, was er will. Auf der anderen Seite habe ich zahlreiche Eltern beurteilt, die Kinderpornografie heruntergeladen haben und trotzdem abstreiten würden, dass das etwas Abnormales ist. Diese Leute sind wirklich verblüfft von der Vorstellung, dass sie eine Gefahr für ihre Kinder sind. Sie sehen ihre Kinder nicht als Sexualobjekte, gerade weil sie ihre Eltern sind.

In unserer letzten Sitzung kamen wir noch einmal auf Hamishs Bitte um ein Treffen zurück. Ian war zunächst gespalten, er sprach davon, dass er die Vergebung seines Sohnes wolle, aber dass er glaubte, selbst wenn er sie bekommen könne, wäre die Sache für ihn nicht vorbei. Wie könnte er sich verzeihen, selbst wenn Hamish das schaffen sollte? Was hätte ein solches Treffen für einen Zweck? Er hatte ihre Zukunft ausgelöscht, als er Hamish zum Komplizen seines Missbrauchs machte. Er hatte das Gefühl, Andys Ablehnung besser zu verstehen, er wusste, wie es war, Andy zu sein und jeglichen Kontakt zu seinem Vater abzubrechen. Nach einigem Hin und Her erklärte er, dass ein Treffen mit Hamish zu viel für ihn wäre. Er konnte seinem Sohn nicht geben, was er wollte, jedenfalls nicht jetzt. Ich teilte Peter diese Entscheidung mit, der sehr erleichtert war und mir sagte, das ganze Team von Spezialist:innen, die mit Ians Fall zu tun hatten, sei der Meinung, dass es so am besten sei.

Hamish würde enttäuscht sein (aber er hatte Schlimmeres überstanden, so der unausgesprochene Kommentar). Vielleicht würden sich die Dinge eines Tages ändern, sagte ich, wenn Ian sich ein neues Leben aufgebaut hatte. Irgendwann wäre er vielleicht in der Lage, ein Treffen zu erwägen. Peter sah mich nur an. Sein Optimismus wurde von einem aus langer Erfahrung rührenden Realismus gedämpft. »Vielleicht.«

Später dachte ich wieder an dieses Bild, wie Ian mit gesenktem Kopf und niedergeschlagen auf dem alten Sofa neben dem Fenster saß und mit seiner Scham kämpfte. Ich grübelte darüber nach, wie kompliziert Vergebung ist und wie wenig Platz es dafür in unserem Justizsystem gibt. Auch musste ich erneut an das Wiedergutmachungsverfahren denken, und ob es für Ian und Hamish hätte funktionieren können. Was hatte all das Geld gebracht, das wir ausgegeben hatten, um Ian einzusperren? Wir hatten ihm und der Welt gezeigt, wie sehr wir das Verbrechen sexueller Übergriffe auf Kinder verabscheuen. Aber zehn Jahre Haft hatten uns umgerechnet fast 600.000 Euro gekostet. Hätten wir das gleiche oder vielleicht sogar ein besseres Ergebnis erzielen können, wenn wir Ian in einem Resozialisierungszentrum für Straftäter untergebracht und ihn mit einer elektronischen Fußfessel versehen hätten? Die Ressourcen hätten dafür verwendet werden können, ihm und seiner Familie, einzeln oder gemeinsam, viele Therapiestunden anzubieten, um diesen schweren Angriff auf ihre Sicherheit und Liebe zu verarbeiten. Eine solche Therapie würde nicht unbedingt eine Wiedervereinigung oder gar Vergebung zum Ziel haben, hätte aber sichergestellt, dass sowohl der Vater als auch die Söhne die Hilfe bekommen hätten, die sie brauchten, und die Strafbedingungen hätten Ian trotzdem unter Kontrolle gehalten und ihm die gesellschaftliche Verurteilung seiner Taten vermittelt. Am Ende trugen zehn Jahre Gefängnis erheblich zum Ausgang seiner Geschichte bei.

»Keine Sorge, ich bin bald tot«, hatte er in der Nacht seiner Verhaftung vor einem Jahrzehnt zur Polizei gesagt. Sechs Monate nach unserer letzten Sitzung löste er dieses Versprechen ein. Er hatte ein Zimmer zur Miete gefunden und schob irgendwo Nachtschichten. Das wurde als ein gutes Ergebnis gewertet. Ich habe Menschen in seiner Situation gesehen, die weitermachen, die Vergangenheit hinter sich zu lassen scheinen und ein neues Leben beginnen. Aber auch wenn es ihm äußerlich »gut« zu gehen schien, lebte Ian in dem, was Thoreau »stille Verzweiflung« nannte.[13] Eines Tages machte er im Morgengrauen Feierabend, ging zum Bahnhof und warf sich vor einen entgegenkommenden Zug. Peter kontaktierte mich, sobald er die Nachricht erhalten hatte. Er würde es Hamish beibringen müssen, und ich wusste, dass er sein ganzes Mitgefühl und seine langjährige Erfahrung brauchte, falls der junge Mann befürchtete, dass seine Bitte um ein Treffen zum Selbstmord seines Vaters beigetragen hatte – eine Tat, die jegliche Art von Gespräch beendet. Es tat mir leid, dass Hamish seinen Vater verloren hatte, weil nun dieser ernste, besorgte junge Mann niemals den »Schlussstrich« ziehen könnte, den er sich gewünscht hatte.

Bei meiner Arbeit besteht immer die Gefahr, davon geblendet zu werden, dass man zu wissen meint, was in den Köpfen der Klient:innen vorgeht. Nach dieser Tragödie würde man die Bewährungshilfe und psychiatrischen Versorgungsdienste unter die Lupe nehmen, für den Fall, dass wir »etwas übersehen« hatten. Doch Tatsache ist, dass wir, selbst wenn wir Ians geplanten Selbstmord geahnt hätten, nicht viele Möglichkeiten gehabt hätten, ihn zu unterstützen oder davon abzuhalten, beispielsweise ihn zu seinem eigenen Schutz zwangseinweisen zu lassen. Selbst wenn wir das getan und wie durch ein Wunder ein Bett für ihn gefunden hätten, hätte sich die örtliche forensische Klinik vermutlich geweigert, ihn aufzunehmen, mit dem Argument, dass er nicht unter der Art von Störung litt, die dem Mental Health Act zufolge eine Einweisung gerechtfertigt hätte.

Aus praxisorientierter Perspektive hatten wir unser Möglichstes getan, um Ian zu helfen, die Herausforderung seiner Entlassung aus dem Gefängnis zu meistern: Er hatte ein Zuhause, er hatte Arbeit, und er hatte ein wenig Unterstützung durch das Bewährungsteam und mich bekommen. In psychologischer Hinsicht konnten wir nicht mehr leisten. Ian war nicht in der Lage gewesen, mit sich selbst ins Reine zu kommen, und in seiner Vorstellung wurde der Tod zu seiner besten oder einzigen Option. Mit oder ohne Hamishs Brief hatte Ian mit seiner Scham leben müssen, und Scham ist wie gesagt ein mächtiger Motivator für Gewalt, einschließlich der, die gegen sich selbst gerichtet ist. Vor langer Zeit habe ich ein Buch über die Auswirkungen von Inzest und Kindesmissbrauch mit dem einprägsamen Titel *Seelenmord*[14] gelesen und seitdem viele Überlebende von sexuellem Missbrauch über ebendieses Gefühl sprechen hören – alle meinten, dass ein Teil von ihnen abgestorben war. Es mag befremdlich erscheinen, darüber nachzudenken, dass dies auch auf Täter:innen zutrifft, aber aufgrund meiner langjährigen Beobachtung und Arbeit mit pädosexuellen Straftätern wie Ian glaube ich, dass viele von ihnen diese Erfahrung machen. Es hat etwas Selbstzerstörerisches, ein Kind zu missbrauchen. Scham ist solch ein seelenfressendes Gefühl.[15]

KAPITEL 8

LYDIA

Ich frage mich, ob jemand mit Sicherheit hätte sagen können, wer von uns die Ärztin und wer die zukünftige Ex-Gefangene war, wäre er oder sie an jenem Tag am Besucherraum des Gefängnisses vorbeigekommen und hätte einen Blick durch die Glaswand geworfen. Zwei Frauen, beide blond, beide mittleren Alters, die sich die Hand reichten und auf die harten Metallstühle setzten, die auf beiden Seiten des kleinen Tischs am Fliesenboden festgeschraubt waren. Wahrscheinlich wirkten wir beide völlig »normal« mit unseren ähnlich schlichten Ohrringen, schmalen Uhren und der unauffälligen Kleidung. Die mit dem kurzen Haar, das zu einem ordentlichen Bob geschnitten war und am Haaransatz erste silberne Strähnen zeigte, trug Schwarz: einen Pullover und eine enge Hose. Die mit dem längeren, zu einem unordentlichen Dutt hochgesteckten Haar war ich, wie immer bequem und lässig gekleidet. Der einzige Hinweis wäre der schwere graue Mantel gewesen, der über der Rückenlehne meines Stuhls hing, doch auf den ersten Blick hätte man ihn leicht übersehen. Ich war für diesen Besuch aus der Februarkälte gekommen, während man die andere Frau, Lydia, später in ihre Zelle zurückbringen würde.

Diese:r hypothetische Passant:in ist eine treffende Metapher für mich, die in Fällen wie dem von Lydia etwas Bedeutsames übersah, weil ich mich auf das Äußerliche konzentrierte. Das war mir auch mit Zahra passiert, aber es ist ein langer Prozess, bis man lernt, andere nicht für bare Münze zu nehmen – zumindest für mich. Wie schon erwähnt, stelle ich mir die Psyche gern als Korallenriff vor, geheimnisvoll und komplex, immer im Wandel, voller Schönheit und Gefahr. Der Vater der amerikanischen Psychologie, William James, wählte ebenfalls eine Wassermetapher, als er seine berühmte Idee des »Bewusstseinsstroms« prägte,[1] und liefert damit ein hilfreiches Bild für das Verständnis von menschlicher Besessenheit. Stellen Sie sich fließendes Wasser vor, voll mit dem Treibgut der Gedanken. Hier und da kann es Strudel im Fluss geben, kurze Umwege, verursacht durch einen umgestürzten Baum oder achtlos weggeworfenen Müll – mentale Wellen, die sich um bestimmte Gedanken herum kräuseln. Wir alle kennen das: Denken Sie an einen Ohrwurm: Popsongs oder Werbejingles, die Ihnen nicht mehr aus dem Kopf gehen. Sie sind unangenehm, schaden aber nicht. Wenig später lösen sie sich von selbst wieder auf und werden von der Strömung mitgerissen.

Problematisch wird es erst, wenn ein großer Sorgenbrocken im Strom stecken bleibt. Der kleine Wirbel wird zu einem Strudel, der andere Gedanken und Gefühle anzieht, und die geistern dann im Kopf herum, bis sie sich in eine Wahnvorstellung verwandeln. Das geschieht langsam, ähnlich wie bei der Entwicklung einer Sucht, die ganz unauffällig beginnt, mit dem ersten Zug an einem Joint oder einem Besuch im Pub, bis sie allmählich die Kontrolle über das Ich übernimmt. Das erste Opfer einer Besessenheit oder Sucht ist die Wahrheit: wenn ein Mensch der gefährlichen Fantasie erliegt, dass er jederzeit damit aufhören kann.

Derartige festgefahrene Ideen oder Neurosen bilden die Grundlage für ein Verhaltensmuster, das wir als »Stalking« kennen. Es wird auch als »penetrantes Nachstellen«, »unerwünschte Verfolgung, Beobachtung und Überwachung«[2] und vom US-Justizministerium auch als »Terrorakt, der zum Teil aus einer Drohung und zum Teil aus der erwarteten Ausführung einer Drohung besteht«

definiert. Eine britische Kriminalitätsstudie aus dem Jahr 2019[3] ergab, dass zehn bis zwanzig Prozent der Bevölkerung Stalkingverhalten an den Tag legten – die Millionen nicht eingerechnet, die nach einer Trennung von ihrem oder ihrer Partner:in oder vor einem Vorstellungsgespräch regelmäßig das tun, was allgemein als »Social-Media-Stalking« bezeichnet wird. Im Durchschnitt dauert ein tatsächlich obsessives Stalking zwischen zwölf und achtzehn Monate, ein Zehntel der Stalker:innen aber bleibt länger als fünf Jahre dabei, und bei einigen wenigen kann es über Jahrzehnte hinweg andauern. Eine Umfrage ergab, dass Stalker in Großbritannien eher männlich sind und weibliche Opfer haben (in Deutschland ist das ebenso der Fall[4]), trotzdem gab einer von zehn Männern an, schon einmal von einer Frau gestalkt worden zu sein. Im Rahmen meiner Arbeit mit der Bewährungshilfe musste ich eine Frau begutachten, die zu dieser Gruppe gehörte und demnächst aus dem Gefängnis entlassen werden sollte. Und diese Frau war Lydia.

Dieser erste Termin mit Lydia war ein reiner Höflichkeitsbesuch, kein Erstgespräch. Ihr Antrag auf Bewährung war gebilligt worden. Sie würde demnächst aus dem Gefängnis in die Gesellschaft entlassen werden. Ich war vorbeigekommen, um mich vorzustellen, weil wir uns auf Wunsch ihres Bewährungsteams für eine Reihe von fünf oder sechs Sitzungen außerhalb des Gefängnisses treffen würden. Als ich den Auftrag übernahm, hatte ich ihr geschrieben und meine Funktion erklärt. Ich würde ihr Risiko einschätzen und sie dabei unterstützen, nicht rückfällig zu werden, indem ich mit ihr zusammen die Wurzeln ihrer Straftat untersuchte: ihre Lebensgeschichte, ihre Persönlichkeit und die Art und Weise, wie sie mit Stress umging. Ich hatte den Eindruck, dass sich niemand in ihrem Team allzu große Sorgen um das Risiko für die Allgemeinheit machte. Schließlich hatte es Lydia nur auf einen einzigen Menschen abgesehen gehabt.

Nach einem makellosen, unauffälligen Leben hatte Lydia vor zwei Jahren begonnen, ihren Therapeuten Dr. W. und dessen Familie zu belästigen und ihr Eigentum zu gefährden. Die Polizei hatte sich eingeschaltet und sie verwarnt. Dr. W. erwirkte eine einstweilige Verfügung nach der anderen. Das sind vom Gericht ausgestellte Schutzanordnungen, die verhindern sollen, dass sich ein:e Gewalttäter:in seinem oder ihrem Opfer nähert, und die zumeist in Fällen häuslicher Gewalt erwirkt werden. Sie können je nach Umständen und Gerichtsbarkeit Geldstrafen oder andere Sanktionen nach sich ziehen. Wenn sich das Verhalten fortsetzt, kann es sogar zu Strafanzeigen und Gefängnisstrafen kommen.

Wie viele Stalker:innen hatte auch Lydia die gerichtlichen Anordnungen ignoriert und weitergemacht, bis sie schließlich verhaftet wurde und sich der Belästigung für schuldig bekannte. Die Strafen für Stalking sind in Großbritannien in den letzten zehn Jahren härter geworden (bis zu zehn Jahre Gefängnis liegen mittlerweile im Spielraum der Gerichte). Damals aber bekam sie drei Jahre, von denen sie zwei absaß, dann wurde entschieden, dass sie auf Bewährung freikommen sollte. Ihre Überweisung an mich war dazu gedacht, ihr zusätzliche Unterstützung zu bieten. Ich würde ihr helfen, sich selbst zu helfen, während sie sich wieder in die Gesellschaft eingliederte. Sie war nicht verpflichtet, das Angebot anzunehmen, aber man hatte mir gesagt, dass sie dem Vorschlag sofort zugestimmt hatte. Das bedeutete hoffentlich, dass sie die Hilfe begrüßte und in der Lage war, mir zu vertrauen. Aus dem kurzen Überweisungsschreiben, das ich erhalten hatte, ging hervor, dass Lydia im Gefängnis einige Kurse oder Gruppentherapieprogramme absolviert hatte, ähnlich wie die Therapiegruppen, die Ian für Sexualstraftäter besucht hatte. Sie sollen hauptsächlich das Verständnis für die Erfahrungen der jeweiligen Opfer fördern. Meine Therapie wäre also nicht die erste, die Lydia nach ihrer Verurteilung erhalten würde, aber soweit ich wusste, hatte sie seit der mit dem Mann, der dann ihr Opfer geworden war, keine Einzeltherapie gehabt.

Für jede:n offen zu sein, die oder der an den forensischen Dienst überwiesen wird, heißt auch, auf die feinsten ersten Eindrücke zu achten, egal, ob sie positiv oder negativ sind. Bei unserem ersten Treffen schien Lydia wirklich der Inbegriff von Gelassenheit und Ruhe zu sein, und ich konnte mir nur schwer vorstellen, dass diese Frau jemanden so verängstigte, dass er die Behörden bitten musste, sie in die Schranken zu weisen. Es gab nichts an ihr, das mein Misstrauen weckte. Sie war von ihrem Therapeuten besessen gewesen, aber er war männlich, und für sie war es eine Liebesbeziehung gewesen. Ihr Interesse galt nicht »allen Therapeut:innen«, genauso wenig wie Ian sexuell an »allen Kindern« interessiert gewesen war. Auch hier gab es wieder eine eindeutige relationale Grundlage.

Später versuchte ich, mich zu erinnern, ob einige ihrer Sätze irgendwie einstudiert gewirkt hatten, aber damals war ich wahrscheinlich nur froh über ihre Gesprächsbereitschaft. Ich begann das Gespräch, indem ich ein paar allgemeine Fragen zu ihrer Straftat und der bevorstehenden Freilassung stellte. Ja, sie habe sich bei der Verhandlung schuldig bekannt, das treffe zu. Jetzt, sagte sie, könne sie sehen, dass die Art und Weise, wie sie »in der Vergangenheit vorgegangen« war, »ein schrecklicher Fehler« gewesen sei. Es war, als unterhielten wir uns über einen gesellschaftlichen Fauxpas oder falsches Parken. Ich fand, dass ich den Namen ihres Opfers fallen lassen und sehen sollte, ob sich ihr Tonfall änderte. Hatte sie über Dr. W. nachgedacht und könnte sie nach ihrer Entlassung versucht sein, wieder Kontakt zu ihm aufzunehmen? Bevor ich noch mehr sagen konnte, hob sie abwehrend die Hand, als wollte sie mich davon abhalten, eine solche Idee auch nur in Erwägung zu ziehen, und ihre Stimme wurde reumütig und ernst. »Oh, ich habe nicht vor, wieder Kontakt zu ihm aufzunehmen. Selbstverständlich nicht. Ich weiß, dass das nicht erlaubt ist. Und ich weiß Ihre Hilfe zu schätzen. Ehrlich gesagt, habe ich nicht die geringste Lust, noch einmal hier zu landen. Auf gar keinen Fall.«

Ich fragte sie nach ihren Plänen. Hatte sie nicht einen Platz in einem Übergangswohnheim bekommen? Sie erzählte, dass sie eine Wohnung besaß, um die sich eine Freundin gekümmert hatte, während sie im Gefängnis war, und dass sie dort einziehen würde, sobald die Mieter etwas Neues gefunden hatten. Sie hatte Glück, fand ich, denn die Hälfte der Frauen, die aus dem Gefängnis entlassen werden, können nirgendwohin und müssen damit rechnen, obdachlos zu werden. Aus diesem Grund fürchten sich viele vor einer Entlassung. Eine Frau, die wegen verschiedener kleinerer Delikte jahrelang im Gefängnis ein- und ausgegangen war, vertraute mir einmal an: »Das ist der beste Ort, an dem ich je gewohnt habe.« Lydia hingegen sprach davon, wie sehr sie sich darauf freute, nach Hause zurückzukehren, und fügte hinzu, dass sie sich vielleicht eine Katze zulegen würde, wenn sie sich eingelebt hatte. Sie liebte Tiere und sehnte sich danach, wieder welche um sich zu haben. Obwohl sie »vor alledem« Anwältin gewesen war, hatte jemand vorgeschlagen, dass sie anfangs als Hundeausführerin arbeiten könnte, nur um sich ohne Druck wieder an den Alltag zu gewöhnen. »Die Vorstellung, jeden Tag im Park spazieren zu gehen, ist wunderschön. Ich kann es kaum erwarten.« Ich nickte. Das klang alles sehr vernünftig.

Es gab nur einen Moment der Anspannung, ganz am Ende, als ich fragte, ob sie in der Vergangenheit je mit Psychiatern oder Psychiaterinnen wie mir zu tun gehabt hätte. Nach dem kurzen Telefongespräch, das ich mit ihrer Bewährungshelferin Jane geführt hatte, um dieses Treffen vorzubereiten, glaubte ich, die Antwort zu kennen. Als Jane versuchte, sich einzuloggen, um auf Lydias Akte zuzugreifen, stellte sie fest, dass das System nicht funktionierte, woraufhin sie vorschlug, ich solle es beim Betreuer-Team des Gefängnisses versuchen. Mit diesem verfahrenstechnischen Theater kannte ich mich aus. Trotz aller technologischen Fortschritte, die es seit meinen Anfängen in der Ära von Karteikarten und handschriftlichen Notizen gegeben hat, ist das Fehlen zentraler Systeme für forensische Psycholog:innen und Strafverfolgungsbehörden nach wie vor ein Problem, das ich auch schon in anderen Fällen erwähnt habe.

Jane erinnerte sich aber, dass tatsächlich mehrere psychiatrische Gutachten erstellt worden waren, die die Staatsanwaltschaft während des Prozesses vorgelegt hatte. Diese hatten Lydia als abweisend und auf ihr Opfer fixiert beschrieben. Ein Experte hatte sogar angedeutet, sie könne paranoid sein. Doch vielleicht war das falsch, oder ich hatte etwas missverstanden, denn jetzt behauptete Lydia, noch nie im Leben mit einem Psychiater gesprochen zu haben. »War nicht nötig!« Vielleicht log sie, glaubte es irgendwie tatsächlich oder wusste, dass sie zur Zeit des Prozesses mit jemandem gesprochen hatte, tat es aber als irrelevant ab. Vielleicht war es eine Mischung aus allem. Ihr gelassener Blick war jetzt eine Spur herausfordernd, und ich glaubte zu sehen, wie sich ihre Körperhaltung versteifte. Es war nicht meine Aufgabe, mit ihr zu streiten. Stattdessen fragte ich, was es für sie bedeutete, sich mit mir zu treffen, ob sie damit ein Problem hätte.

»Nein, überhaupt nicht, Dr. Adshead! Ganz im Gegenteil. Es ist doch nur zu meinem Besten, oder? Außerdem hat Jane es mir empfohlen. Ich muss sagen, es war ziemlich nervenaufreibend hier drin, und bestimmt hat man Ihnen erzählt, dass ich anfangs sogar kurz an Selbstmord gedacht habe. Gott sei Dank kann ich jetzt wieder nach Hause! Mich wieder aufrappeln und noch mal ganz von vorn anfangen. Mein Bestes geben, wie man so sagt.« Eine perfekt formulierte Antwort. Trotzdem war ich leicht verwirrt. Das Aufblitzen einer negativen Energie, das ich kurz zuvor registriert hatte, war plötzlich verschwunden. Ich beschloss, die Frage nach dem Psychiater auf später zu verschieben. Im Moment ging es mir nur darum, eine Art von Beziehung aufzubauen, damit wir bei unserem nächsten Treffen ein Gefühl von gegenseitiger Anerkennung empfanden. Wir verabschiedeten uns, die Aufseherin kam, um sie zurück in ihren Trakt zu bringen, während ich mir meinen schweren Mantel überstreifte. Als Lydia den Raum verließ, winkte sie mir kurz zu und rief: »Bis zum nächsten Mal!« Ich war erleichtert, dass sie weg war, und mir wurde bewusst, dass ich seit mehreren Minuten irgendwie angespannt gewesen war. Woran lag das?

—

Bis jetzt passt diese Frau vielleicht nicht in die Vorstellung einer typischen Stalkerin, aber wie wir gesehen haben, gibt es keine einheitliche Typologie für egal welche Kategorie von Gewalttäter:innen. Stalking ist ein Begriff, der früher im Zusammenhang mit Jagd und Wilderei verwendet wurde, und stellt eine relativ neue Kategorie von Straftat dar. Das Wort wurde erstmals in den 1980er-Jahren von den Medien verwendet, und zwar für einige aufsehenerregende und besonders blutrünstige Morde, in die von Hollywoodstars besessene Fans verwickelt waren. Daher war Kalifornien der erste Staat, der spezielle »Anti-Stalking«-Gesetze verabschiedete. Innerhalb der nächsten fünf Jahre folgten die meisten anderen amerikanischen Bundesstaaten diesem Beispiel. Zuvor waren Nachstellung und stalkingähnliches Verhalten in den USA als kriminelle Belästigung verfolgt oder mit vorsätzlichem oder versuchtem Mord gleichgesetzt worden – die bekanntesten Fälle waren Ronald Reagan und John Lennon. Nach der Gesetzesänderung in Kalifornien tendierte die Presse dazu, den Ausdruck mit weiblichen Berühmtheiten in Verbindung zu bringen, mit aufdringlichen Schlagzeilen und begleitet von Bildern schöner Frauen, die gejagt oder gehetzt wirkten. Solche Narrative, die Frauen als Beute betrachten, haben jahrhundertelang eine bestimmte Art von männlicher Fantasie angeregt. Berichte über »Promi-Stalker« schienen die Erfahrung des Opfers zu trivialisieren, als wäre obsessive Verfolgung der Preis, den man für Ruhm zu zahlen hätte, womöglich sogar eine bizarre Form von Auszeichnung.

Im Vergleich zu den USA ließ sich Großbritannien Zeit und machte Stalking erst 2012 zum Straftatbestand, in Deutschland fand die Einführung ins Strafgesetzbuch 2007 statt. Davor wurden Straftäter:innen (wie Lydia) aufgrund von Gesetzen, die bis Mitte der 1990er-Jahre zurückreichen, wegen »krimineller Belästigung« angeklagt. Unser Justizsystem mischt sich traditionell nur begrenzt in die Komplexität privater persönlicher Beziehungen ein. Die Justiz bevorzugt binäre Argumente, und Strafgesetze sind im Allgemeinen so formuliert, dass Handlungen richtig oder falsch gewertet werden, was etwa bei Mord hinreichend funktioniert. Aber ganz gleich, wo, werfen Verbrechen, die mit Stalking zu tun haben, kompliziertere Fragen bezüglich Wahrnehmung und Ausmaß auf, je nach vorherrschenden Geschlechterrollen, gesellschaftlichen Einstellungen oder Normen, die sehr unterschiedlich sein können. Die Gesetzesänderung in Bezug auf Stalking war letztlich erfolgreich, sodass Stalkingverhalten schlimmer als »Belästigung« eingestuft und anerkannt wurde, dass die chronische Fixierung, die der Tat zugrunde liegt, oder der schwere psychologische Tribut, den das Opfer im Laufe der Zeit zahlen muss, außer Acht gelassen wurden.

Die meisten Länder in Europa, aber auch auf anderen Kontinenten, haben in den letzten Jahren ähnlich spezifische Gesetze verabschiedet, aber wie bei allen Gewaltverbrechen ist es schwierig, das Ausmaß von Stalking auf globaler Ebene zu messen. Bestimmt gibt es dieses Verhalten überall, es wird aber in manchen Kulturen nicht als solches anerkannt, vor allem wenn andere Einstellungen zu Geschlecht und Bürgerrechten vorherrschen. In Gesellschaften, in denen Beziehungen zwischen Frauen und Männern einer stärkeren sozialen Kontrolle unterliegen oder in denen Männer zögern, Belästigungen durch Frauen anzuzeigen, scheint Stalking weniger verbreitet zu sein.

Lydias Opfer, Dr. W., war ein Therapeut mit einer Privatpraxis. Sie hatte sich auf Anraten ihres Hausarztes nach dem Tod ihres Vaters an ihn gewandt, weil sie an Schlaflosigkeit litt, und ihn gebeten, sie bei der Trauerarbeit zu unterstützen. Nach mehreren Sitzungen, die ihr offenbar halfen, endete die Therapie zum vereinbarten Zeitpunkt. Etwa sechs Monate später erhielt Dr. W. eine sehr persönliche Valentinskarte von Lydia, mit der sie ihm ihre Liebe gestand und schrieb, sie »könne es kaum erwarten, ihn wiederzusehen«, als hätten sie tatsächlich eine Beziehung gehabt. Er war alarmiert, antwortete zurückhaltend, ihre gemeinsame Arbeit sei abgeschlossen, aber natürlich stehe es ihr frei, sich anderweitig weiter therapieren zu lassen. Als sie zurückschrieb und um »eine letzte Sitzung« bat, antwortete er höflich, dass er eine solche Sitzung nicht für hilfreich halte. Wahrscheinlich hoffte er, dass sich die Angelegenheit damit erledigt hatte.

Für Lydia war diese Weigerung inakzeptabel. Sie überlegte sich eine Strategie, die ihn veranlassen sollte, sich mit ihr zu treffen, und bombardierte ihn mit Hunderten von E-Mails und SMS-Nachrichten. Als er nicht antwortete, zeigte sie ihn bei der ärztlichen Aufsichtsbehörde an und behauptete, er habe eine sexuelle Beziehung mit ihr angefangen, während sie seine Patientin war. Dies war für Dr. W. beruflich sehr peinlich und beunruhigend. Man leitete eine

Disziplinaruntersuchung ein, und solange diese lief, musste er seine Arbeit ruhen lassen. Die Dinge eskalierten, als er Lydia vor seinem Haus begegnete und darauf bestand, dass sie wieder ging. So etwas habe er noch nie erlebt, sagte er später vor Gericht aus. Allmählich bekam er es mit der Angst zu tun.

Ein Jahrhundert zuvor wäre ihr Verhalten als Zeichen von »Erotomanie« oder genauer als Clérambault-Syndrom gewertet worden, benannt nach dem französischen Psychiater, der Anfang des zwanzigsten Jahrhunderts erstmals Patient:innen beschrieb, zumeist Frauen, die sich in ihrem Wahn vorstellten, eine Liebesbeziehung mit einer anderen Person zu haben. In der Regel glaubten sie, dass ihre Gefühle erwidert wurden, selbst wenn sie dem Objekt ihrer Liebe nie begegnet waren. In einigen Fällen war die Person sogar imaginär. In den frühen psychiatrischen Lehrbüchern heißt es, dass es sich bei einem »typischen« Fall von Erotomanie um eine reife Frau handelt, deren amouröse Fantasien zwar lästig, aber nicht weiter gefährlich sind. Diese Darstellung von Erotomanie als harmlose psychische Erkrankung von Frauen steht im krassen Gegensatz zu unserem heutigen Bild von Stalking, das wir mit einer obsessiven Verfolgung von Expartnerinnen durch Männer assoziieren. Tatsächlich kommt es aber nur gelegentlich zu hochriskantem Verhalten und in seltenen Fällen zu tödlicher Gewalt. Diese extremen Beispiele oder Berichte über Promi-Stalker:innen sind aber natürlich die in der Öffentlichkeit bekannten Fälle.

In den vergangenen Jahrzehnten haben Forschende gezeigt, dass es viele verschiedene Arten von Stalking gibt. Einige Täter:innen halten sich an das Gesetz und nutzen Taktiken wie die Einleitung von Gerichtsverfahren über das Sorgerecht für Kinder, um ihre Expartner:innen unter Druck zu setzen und einzuschüchtern. Andere sind dem Objekt ihrer Begierde noch nie begegnet und verfolgen es virtuell. Manchmal suchen Stalker:innen auch die Nähe zu Familienmitgliedern oder Freund:innen der Opfer, was ebenfalls einen hohen Tribut fordert. Ein weibliches Opfer beschrieb das Stalking eines fremden Mannes als »ein Virus, das mein Leben infiziert hat«. Die unzähligen Möglichkeiten, die Menschen mit einer solchen Fixierung zur Verfügung stehen, sowie die potenzielle Abwanderung vieler Stalker:innen in den Cyberspace erschweren die Einschätzung, inwieweit dieses Verbrechen in unserer Gesellschaft zunimmt oder nicht. Möglicherweise werden wie bei einem Virustest umso mehr Fälle entdeckt, je mehr man testet.

Vor Kurzem erklärte mir ein Mann, der wegen Stalking verurteilt worden war, in einer unserer Sitzungen: »Ich glaube, wenn man jemanden liebt, versucht man nicht, ihn zu töten.« Diese scheinbare Binsenweisheit ignoriert die tiefere Komplexität menschlicher Beziehungen, in denen Liebe und Hass gelegentlich fein ausbalanciert sind und Ambivalenz und Intimität koexistieren. Meiner Ansicht nach ist es ein Irrtum zu glauben, dass es bei Stalking und Belästigung immer um Liebe geht. Vielleicht ist das nur ein Überbleibsel unserer früheren Vorstellungen von feinen Damen und ihrer harmlosen Fixierung auf eingebildete Verehrer. Viele Stalker:innen geben gar nicht vor, ihre Opfer zu »lieben«, manche wollen Rache, andere wollen kommunizieren, wieder andere wollen sicherstellen, dass das Opfer nicht vergisst, wer sie sind. Ich glaube, dass selbst diejenigen, die darauf bestehen, dass sie ihr Opfer »lieben«, es im Grunde nur kontrollieren wollen. Es fehlt die Fürsorge und Besorgnis, die wir mit Liebe verbinden. Wenn Liebe bedeutet, »erkannt zu werden«, wie Paulus an die Korinther schreibt, dann zeugt Stalking eher von einem grundlegenden Mangel an Wissen und einer absoluten Missachtung der Gefühle und Einstellungen der anderen Person.

Der Schulbuchdefinition von Risiko zufolge ging von Lydia keine große Gefahr für Dr. W. aus, aber das war nicht das, was er empfand oder erlebte. Ihre Nachstellungen waren übergriffig und hartnäckig. Sie zogen sich weit über ein Jahr hin und gefährdeten möglicherweise seine Lebensgrundlage. Zwar hatte sie ihm wiederholt ihre Liebe erklärt, doch schlug diese schnell in ein Gefühl von Kränkung um, weil er sich nicht so verhielt, wie sie es von ihm erwartete, und das trieb sie schließlich dazu, sich über sein berufliches Verhalten zu beschweren. Ihr ging es ausschließlich um ein persönliches Wiedersehen, und wenn auch nur bei einer behördlichen Anhörung. Für jemand, der in einem Wahn gefangen ist, ist negativer Kontakt besser als gar keiner. Als das fehlschlug, ging sie zur Polizei und behauptete, Dr. W. habe sie sexuell missbraucht, während sie seine Patientin war, woraufhin weitere Ermittlungen eingeleitet wurden. Dies brachte Dr. W. noch mehr in Bedrängnis. Er musste einen Anwalt einschalten und seine Arbeit erneut einstellen.

Als deutlich wurde, dass die Beschuldigungen unbegründet waren, bekam sie eine Verwarnung von der Polizei. Das kann als Abschreckung ausreichen, vor allem, wenn jemand ansonsten so prosozial ist, wie es bei Lydia nach wie vor den Anschein hatte. Aber das schürte nur ihre verletzten Gefühle. Sie observierte Dr. W.s Haus. Einmal zerkratzte sie den Lack seines vor dem Haus geparkten Wagens mit einem Schlüssel und schlug die Windschutzscheibe ein. Anschließend warf sie eine Karte in den Briefkasten, die an seine Frau adressiert war und in der sie die angebliche Vergewaltigung durch Dr. W. anschaulich schilderte.

An diesem Punkt riet man ihm, eine einstweilige Verfügung zu erwirken, die Lydia allerdings ignorierte. Sie tauchte erneut bei ihm auf und warf verfaultes Fleisch über den Zaun, in der Hoffnung, dass der Hund der Familie es fressen und daran sterben würde. Solche Grausamkeiten gegenüber den Haustieren des Opfers (die an das Zwergkaninchen aus dem Film *Eine verhängnisvolle Af-*

färe aus den 1980er-Jahren erinnern) sind nicht ungewöhnlich und stellen eine besorgniserregende Eskalation dar, weil sie sich gegen lebende Wesen richten, die den Opfern etwas bedeuten. Sie selbst oder ihre Angehörigen könnten als Nächstes dran sein. Lydias Verhalten wurde nun als hochriskant eingestuft, und als sie erneut in der Nähe des Grundstücks von Dr. W. gesehen wurde, nahm man sie schließlich fest. Während der polizeilichen Vernehmung behauptete sie, das Ganze sei ein Missverständnis. Sie habe Dr. W. nur von Angesicht zu Angesicht gegenübertreten wollen, damit er sich bei ihr für all das Leid, das er ihr angetan hatte, entschuldigen konnte. Sie sei das Opfer, nicht er. Sie wurde schuldig gesprochen und zu einer Haftstrafe verurteilt.

Als ich die Geschichte ihres Falls las, wurde mir zum x-ten Mal klar, welches Glück ich hatte, die meiste Zeit meines Arbeitslebens als Therapeutin in Hochsicherheitseinrichtungen verbracht zu haben, wo es für meine Klient:innen unmöglich ist, sich so aufzuführen wie Lydia. Als forensische Psychiaterin, die mit gemeingefährlichen Straftäter:innen arbeitet, bin ich besonders vorsichtig, wenn es um potenzielles Stalking durch Patient:innen geht, aber meine einzige Erfahrung damit fand in einer kommunalen Einrichtung statt und betraf keine Patient:innen. Jemand, die ich noch nie gesehen hatte, nahm Anstoß an einem Artikel, den ich für eine wissenschaftliche Zeitschrift geschrieben hatte, und beschwerte sich bei meinem Arbeitgeber und schließlich bei der medizinischen Aufsichtsbehörde. Ich bin normalerweise der Meinung, dass Beschwerden über die eigene Arbeit nicht nur kränkend, sondern auch erhellend sein können, aber als ich über mehrere Monate Briefe von dieser Person erhielt, fühlte es sich eher wie eine Belästigung an als wie eine Kritik – besonders als eins der Schreiben an meine Privatadresse ging. Später erfuhr ich, dass die Verfasserin sich andauernd über Psychiater:innen beschwerte. Es war irgendwie beruhigend, eine von vielen zu sein, auch wenn es mir damals wie ein persönlicher Angriff vorkam. Nach einiger Zeit verlagerte sich offenbar der Fokus von meiner Arbeit und meiner Person auf andere Objekte im Gedankenstrom der Absenderin, denn irgendwann hörten die Briefe auf.

Um in unseren bevorstehenden Sitzungen Lydias Risiko einschätzen zu können, musste ich genau darauf achten, wie sie das Geschehene beschrieb und welche Bedeutung es für sie hatte. Besonders interessierte mich, weshalb sie Dr. W.s Nein nicht respektieren oder verstehen hatte können. Unsere erste Begegnung war beruhigend gewesen, und ich wusste auch, dass ihre Bewährungshelferin Jane der Meinung war, dass sie gute Fortschritte gemacht hatte. Lydia sei im Gefängnis nicht aufgefallen und hatte wegen guter Führung schnell den »erweiterten« Status erhalten, das heißt, man vertraute ihr eine Reihe von Aufgaben an, darunter die Arbeit mit älteren Menschen oder dass sie anderen beim Lesen half. Sie hatte einen obligatorischen Kurs im Gefängnis absolviert, der darauf abzielte, das Mitgefühl für Opfer zu verstärken, und Reue und Bedauern für ihre Straftaten ausgedrückt. Das alles machte einen positiven Eindruck, aber einer der Gründe, warum die Bewährungshilfe so eng mit dem psychiatrischen Team zusammenarbeitet, ist das bekannte Risiko, unmittelbar nach der Entlassung wieder straffällig zu werden. Die Wiedereingliederung in die Gesellschaft bringt viele Stressfaktoren mit sich. Deshalb ist Unterstützung wichtig, wenn man eine Resozialisierung fördern will.

Unsere erste richtige Sitzung fand ein paar Wochen nach ihrer Entlassung statt. Ich hatte ihr vorgeschlagen, zu mir in die örtliche geschützte Einrichtung zu kommen, in der ich gelegentlich arbeitete. Es gibt einige Räumlichkeiten außerhalb der geschlossenen Einrichtung, die für professionelle Besuche zur Verfügung stehen. Ich buchte einen hellen kleinen Raum mit zwei Stühlen, die sich vor einer Flügeltür gegenüberstanden. Von dort blickte man auf einen Gartenbereich, in dem sich gerade zaghaft die ersten Anzeichen des Frühlings bemerkbar machten. Ich setzte mich und war gespannt, der »freien« Lydia zu begegnen, offen für alle Veränderungen, die ich bemerken würde. Auf den ersten Blick schien es kaum einen Unterschied zu geben: Sie war genauso sympathisch wie bei unserer ersten Begegnung und trug wieder Schwarz, diesmal mit einer schlichten weißen Bluse. Wir unterhielten uns auf Augenhöhe. Sie plauderte über ihren Plan, möglichst bald aus dem Bewährungswohnheim wieder in die eigene Wohnung zu ziehen, und erzählte mir von den vielen kleinen frustrierenden Dingen, um die sie sich nun wieder kümmern musste, wie ein neuer Breitbandanschluss oder die Anmeldung beim Finanzamt. Sie kramte in ihrer Handtasche und zeigte mir einen Flyer, den sie entworfen hatte, um für sich als Hundeausführerin zu werben, mit der ansprechenden Comic-Zeichnung einer lächelnden schlanken Gestalt in schwarzer Tusche, die sich von einem halben Dutzend großer Hunde an der Leine einen Weg entlangzerren ließ. Selbst als ich sie dazu beglückwünschte, fiel es mir schwer, sie mit dem in Einklang zu bringen, was ich über ihre Straftaten erfahren hatte, einschließlich des Versuchs, das Haustier von Dr. W. zu vergiften.

Ich wollte mehr über ihre Vergangenheit erfahren, sie sollte mit eigenen Worten von sich erzählen, damit ich genauer beurteilen konnte, welche Gefahr in Zukunft von ihr ausgehen würde. Aber in dieser ersten Sitzung ließ ich mich von ihr führen, und sie schlängelte sich irgendwie durch, beschrieb ein paar Renovierungsarbeiten, die sie in ihrer Küche durchführen wollte, und sprach über das Wetter. »Ich habe tatsächlich bei meinem Spaziergang heute Morgen Narzissen gesehen.« Wir lächelten beide über diesen britischen Code für den Anflug von Erleichterung, den wir angesichts des möglichen Winterendes empfinden. »Gärtnern Sie?«, fragte ich.

»O nein«, antwortete sie schnell, »das war die Domäne meines Vaters, nicht meine.« Mir war bewusst, dass wir kaum noch Zeit hatten, aber dem wollte ich nachgehen. »Sind Sie ihm sonst irgendwie ähnlich?« Vielleicht war das zu viel oder zu früh, jedenfalls wurde sie ein bisschen stachelig. »Eher nicht, nein.« Am Ende der Sitzung hatte ich das Gefühl, dass wir eine einigermaßen angenehme Verbindung hergestellt hatten, aber ich kannte sie nicht besser als vorher.

Nachdem wir einen neuen Termin vereinbart hatten, brachte ich sie zur Tür. Sie war im Begriff zu gehen, hielt dann jedoch inne und wandte sich noch einmal um. »Ach, übrigens, ich habe Sie gegoogelt.« Ich war nicht überrascht und nickte. Die meisten Leute, die mit Fachleuten zu tun haben, googeln sie erst einmal, daran ist nichts Unheimliches. Doch wie die meisten Leute mache ich mir Gedanken um Cybersicherheit und versuche, meinen digitalen Fußabdruck so minimal und banal wie möglich zu halten. Bei Lydias Vorgeschichte ließ ich ein gewisses Maß an Vorsicht walten, hatte aber nicht das Gefühl, dass von ihr Gefahr ausging, denn sie hatte keinerlei Bindung zu mir. Sie betrachtete mich als eine Aufgabe, die es zu bewältigen galt, zumindest glaubte ich das. »Bis dann«, rief sie, als sie aufrecht und erhobenen Hauptes den Korridor hinunterging. Das Wort »Kontrolle« kam mir in den Sinn. Sie hatte das Gespräch beherrscht – wie eine Hundeführerin mit straffer Leine.

Ich hielt es für wichtig, dass sie mir etwas über ihre Kindheit erzählte, zumal ihre Bindung zu Dr. W. mit dem Verlust ihres Vaters zu tun hatte. Da ich mich zu diesem Zeitpunkt meiner Karriere bereits umfassend mit der Bedeutung von Bindungen in der Kindheit für spätere Beziehungen im Erwachsenenalter befasst hatte, überraschte es mich nicht, dass mehrere renommierte Forschende, die sich mit Stalking beschäftigten, dieses Verhalten als Manifestation einer frühen toxischen Bindung verstanden. Einer von ihnen, J. Reid Meloy, ein forensischer Psychiater aus Amerika, der eng mit dem FBI zusammenarbeitete, hatte bereits in den 1990er-Jahren mehrere wissenschaftliche Untersuchungen über solche Bindungen bei Stalker:innen veröffentlicht.[5] Seitdem hatten diverse Studien gezeigt, dass fast alle Stalker:innen in der Kindheit instabile Bindungen zu ihren Eltern gehabt hatten, und zwar häufiger, als man in der Gesamtbevölkerung oder sogar bei anderen Gewalttäter:innen im Allgemeinen erwarten würde. In den letzten Jahren nahm eine Reihe von Forschungsarbeiten spezifisch weibliche Stalker in den Blick und bestätigte diesen Zusammenhang.[6] Psychologische Erklärungen, die die verheerenden Folgen von instabilen frühkindlichen Bindungen verdeutlichen, dürfen keine Entschuldigung für Gewalt liefern, aber sie sind entscheidend, wenn wir die Bedeutung der Straftat für den oder die Täter:in verstehen und Strategien für das Risikomanagement sowie therapeutische Interventionen entwickeln wollen.

Ich stellte mir vor, dass möglicherweise Erinnerungen an andere unverarbeitete Verluste aus Lydias Vergangenheit an die Oberfläche gekommen waren, als sie mit ihrem Schmerz über den Tod des Vaters zu Dr. W. gegangen war. Vermutlich hatte sie sich gewünscht, dass Dr. W. ihren Kummer für sie regelte. Es war so ähnlich, wie wenn man in einer Liebesbeziehung eine asymmetrische Abhängigkeit eingeht. Die Erwartung, dass ein:e Partner:in einem jederzeit das Gefühl von Sicherheit, Geborgenheit und Glück geben kann, ist eine Zumutung. Wenn der- oder diejenige das nicht schafft, und das wird unweigerlich der Fall sein, fühlt sich die abhängige Person verletzt und verängstigt, was Gewalt, ja sogar Feindseligkeit nach sich ziehen kann. An diesem Punkt beschließt der oder die Partner:in häufig, die Beziehung zu beenden, was dann als Ablehnung interpretiert wird und in Wut, Aggression und manchmal eben auch in Gewalt umschlägt. Statistiken zeigen, dass die Opfer am meisten gefährdet sind, wenn sie versuchen, ihre:n kontrollbesessene:n Partner:in zu verlassen. Falls ich mit meiner Theorie richtig lag und Lydia ein ähnliches Abhängigkeitsverhältnis aufgebaut hatte, könnte das erklären, weshalb sie begonnen hatte, Dr. W. zu stalken, nachdem er ihre gemeinsame Arbeit für beendet erklärt hatte.

Diese Art von Bindung wurde auch zwischen manchen gewalttätigen Männern und ihren Opfern beobachtet,[7] vor allem wenn die Täter patriarchale Narrative verinnerlicht hatten, wie dass Frauen und Kinder als »Eigentum« des männlichen Familienoberhaupts gelten oder man als Mann »keine Widerrede« dulden müsse. Solche Einstellungen sind deutliche Marker von »toxischer Männlichkeit«. Ein erschütterndes Beispiel aus jüngster Zeit ist der australische Profi-Rugbyspieler Rowan Baxter, der seine getrennt von ihm lebende Frau und die gemeinsamen Kinder bedrohte und ihnen nachstellte. Er übergoss den Wagen, in dem sie saßen, mit Benzin und zündete ihn an. Dann hinderte er andere daran, ihnen zu Hilfe zu kommen und die Flammen zu löschen. Während seine Familie ihrem schrecklichen Schicksal zum Opfer fiel, brachte er sich selbst mit einem Messer um. Man möchte es nicht glauben, aber ich bin sicher, dass diese Tat einer perfekten Symmetrie in seinem Kopf folgte: Seine Frau und seine Kinder gehörten »ihm«, und wenn er nicht ohne sie leben konnte, dann durften sie auch nicht ohne ihn leben. Dieses Konzept des rechtmäßigen Besitzes, egal, ob es bei Männern oder Frauen vorkommt, ist besonders gefährlich.

Lydia hatte eindeutig ein Narrativ erfunden, um ihre Trauer und ihren Schmerz zu rechtfertigen: Sie war von Dr. W. missbraucht worden. »Wenn ich mich so schlecht fühle, muss er mich missbraucht haben und sollte bestraft werden.« In Vorbereitung auf meine nächste Sitzung mit ihr las ich die psychiatrischen Gutachten aus dem Prozess, die sich auf die Aufzeichnungen von Dr. W. stützten. Es stellte sich heraus, dass Lydia nach dem Tod ihres Vaters von Erinnerungen aus ihrer Teenagerzeit verfolgt worden war, und sie hatte Dr. W. offenbart, dass ihr Vater sie sexuell missbraucht hatte. Sie hatte noch nie jemandem davon erzählt – erst die immer wiederkehrenden Albträume brachten sie dazu, ihm ihr Geheimnis anzuvertrauen. Es war denkbar, dass die schmerzhafte Schilderung des Missbrauchs durch einen vergötterten Vater eine starke emotionale Verwirrung ausgelöst und dazu beigetragen hatte, dass Lydia die Gefühle für ihn auf ihren Therapeuten übertragen hatte.

—

Als sie zu unserer nächsten Sitzung kam, sprach ich mit ihr über ihre Erinnerungen an die Beziehungen in ihrer Familie. Ich stelle gern einige Standardfragen über die Kindheit, aber als ich das jetzt bei Lydia tat, runzelte sie die Stirn. »Warum soll das relevant sein?« Ich erklärte, wie ich es oft bei Patient:innen tun muss, dass frühe Erfahrungen im Leben einen Einfluss auf die Beziehungen und das Verhalten von Erwachsenen haben und dass es wichtig ist, die Vergangenheit zu begreifen, um Menschen in der Gegenwart zu helfen. Lydia nickte zustimmend, wirkte aber leicht beunruhigt. Bei ihrer Ankunft war mir aufgefallen, dass sie dieses Mal eine große Aktentasche aus Leder dabeihatte statt ihrer üblichen schicken Handtasche. Sie hatte sie kommentarlos neben ihren Stuhl gestellt, und ich beschloss, nicht danach zu fragen, sondern mit der anstehenden Arbeit loszulegen.

Ich fing also mit ein paar allgemeinen Fragen über Lydias Kindheit an: Wo sie zur Welt gekommen war, wie ihr Familienleben ausgesehen hatte und wo sie gewohnt hatten. Ihre Antworten waren kurz, fast lapidar. Sie war das einzige Kind älterer Eltern, umsorgt von einer Mutter, die Hausfrau, und einem Vater, der Anwalt war. Sie war in einer englischen Provinzstadt aufgewachsen, hatte gute schulische Leistungen erbracht und war beruflich ihrem Vater gefolgt, der sich als Anwalt auf Immobilien- und Vertragsrecht spezialisiert hatte. Ich bat sie, ihre Beziehung zu ihrem Vater mit fünf Worten zu beschreiben, wobei jedes Wort an eine Erinnerung geknüpft sein sollte. Zum Beispiel könnte ich meine Beziehung zu meinem Vater als »liebevoll« bezeichnen und mich daran erinnern, wie er mich nach dem Klavierunterricht abholte, damit ich nicht im Dunkeln nach Hause laufen musste, und wie ich mich, wenn ich ihn kommen sah, in seine offenen Arme gestürzt hatte.

Lydia wirkte bei dieser Frage ratlos, und wir saßen ein paar Minuten schweigend da. Das war nicht ungewöhnlich. Es war eine neue Aufgabe, die einiges Nachdenken erfordern kann. Bis zu diesem Punkt war sie so wortgewandt gewesen, dass ich mir nicht vorstellen konnte, dass sie damit lange zu kämpfen haben würde. Doch die Stille dehnte sich aus. Ich blickte hinter ihr aus dem Fenster auf den sich verdunkelnden Himmel und wartete. Schließlich sagte ich: »Ich weiß, das kann ein bisschen schwierig sein«, doch sie brachte mich mit erhobener Hand zum Schweigen. »Einen Moment noch. Ich denke nach.« Ich wartete noch etwas. Dann seufzte sie und sagte: »Tut mir leid, nein. Mir fallen keine Worte ein. Ich meine, er war in jeder Hinsicht ein vorbildlicher Vater. Hat für unsere Familie gesorgt. Ein wirklich vorbildlicher Mann.« »Gibt es irgendeine Erinnerung, die Sie mit dem Wort ›vorbildlich‹ verbinden?« Lydia runzelte die Stirn und gab keine Antwort.

Während sich das Schweigen erneut in die Länge zog, fühlte ich mich allmählich unbehaglich. Lydias Antworten waren »abweisend«, distanziert und emotional »ausweichend«. Sie schienen anzudeuten, dass meine Fragen sinnlos waren. Ich hatte das Gefühl, dass die Atmosphäre zwischen uns irgendwie abgekühlt war. Unser Gespräch fühlte sich nicht mehr entspannt an. Ich hatte auch den Eindruck, auf der Hut sein zu müssen, und kein:e forensische:r Psychiater:in würde ein solches Gefühl ignorieren. Wir sind darauf trainiert zu erkennen, dass jede Emotion, die wir im Raum spüren, für die Therapie relevant ist, ob es nun Irritation ist, wie ich es bei Patient:innen wie Marcus viele Male erlebt hatte, oder Mitgefühl wie bei Zahra. Was ich jetzt spürte, war eine nagende Angst. Ich warf einen Blick durch das Fenster in der Tür, um zu sehen, ob jemand im Gang war, und dachte an das Alarmgerät, das ich immer am Gürtel trug, auch wenn ich mich in den nicht geschützten Bereichen der Klinik aufhielt. Ich fragte mich, was ich gesagt haben mochte, um eine derartige Veränderung auszulösen, oder ob ich mir das nur einbildete.

Plötzlich wurden meine Gedanken von metallischem Klicken unterbrochen. Lydia hatte sich über die Stuhllehne gebeugt und war dabei, die Verschlüsse ihrer Aktentasche zu öffnen. Was war da drin? Eine Waffe? Mein Angstpegel schoss in die Höhe, als sie ächzend vor Anstrengung einen dicken, mit Papieren vollgestopften Ordner aus dem Aktenkoffer zog. Sie legte ihn auf ihren Schoß und klappte ihn auf. Ich entspannte mich ein wenig, bis ich merkte, dass die Papiere darin eng mit der Hand beschrieben waren, nicht getippt. Obwohl ich sie nur verkehrt herum sah, entging mir nicht, dass der Text voller Unterstreichungen, Ausrufezeichen und Großbuchstaben war, die mir geradezu manisch erschienen. Irgendetwas stimmte nicht.

Als sie wieder zu sprechen begann, kam mir Lydias Stimme verändert vor. Sie war kälter, schärfer, wie der Tonfall eines Feldwebels, der mit einem Untergebenen spricht. »Was ich erklären muss und was Sie verstehen müssen, Dr. Adshead, ist, dass diese Sache nichts mit meinem Vater zu tun hat. Ich mag Ihre Fragen nicht, und offen gesagt finde ich sie unpassend und unprofessionell. Worüber ich heute sprechen möchte und was Sie begreifen müssen, ist die Tatsache, dass ich Opfer eines schweren Justizirrtums geworden bin.« Mein Mund fühlte sich trocken an, aber ich ermutigte sie, sich näher zu erklären. »Ich kann Ihnen genau zeigen, wo die Staatsanwaltschaft gelogen und sich mit meinem angeblichen Opfer« – dieses Wort spuckte sie fast aus – »gegen mich verschworen hat, um mich ungerechtfertigterweise wegen einer angeblichen Straftat zu verurteilen.«

Ihr Vokabular war von einer auf die andere Sekunde von höflichem Geplauder in knappen Juristensprech umgeschlagen, eine Veränderung, die mich ebenso beunruhigte wie die hektisch hingekritzelten Notizen, in denen sie nun energisch blätterte, um eine bestimmte Stelle zu finden. Klack – sie öffnete die Klammer und kramte ein handgezeichnetes Fließdiagramm hervor, ein komplexes Geflecht aus Linien und Pfeilen zwischen den verschiedenen Kästchen mit farblichen Markierungen. Sie hielt es hoch, damit ich es sehen konnte, und folgte ihrer »Logik«, indem sie beim Sprechen den Finger von Kästchen zu Kästchen bewegte, als würde sie einer Jury von Geschworenen forensische Beweise vorlegen. Das grenzte schon an Komik: Die Anwältin für Immobilienrecht, die zur Hundeausführerin geworden war, spielte die Rolle der Anklägerin. Aber sie meinte es todernst.

»Ich werde Ihnen Beweise dafür vorlegen, dass Dr. W. ein Serientäter ist, der sich an mir und vier weiteren ahnungslosen Patientinnen vergriffen hat. Ich werde gegen meine Verurteilung Berufung einlegen und dafür sorgen, dass Dr. W. wegen schwerer sexueller Nötigung angeklagt wird. Ich werde zeigen ...« – sie warf einen kurzen Blick auf das Diagramm, während sie versuchte, ihre eigene Handschrift zu entziffern, und fuhr dann entschlossen fort: »Ich werde zweifelsfrei belegen, dass die Staatsanwaltschaft bewusst Beweise unterschlagen hat, die meinen Fall gestützt hätten.«

Peng – sie schlug mit der Handfläche auf die dicke Akte, um ihren Standpunkt zu unterstreichen. Ich versuchte, mir nichts anmerken zu lassen, spürte aber, wie ich zusammenzuckte.

Ich musste ein paarmal durchatmen. Sie schien von der Realität abgekoppelt zu sein, und mir war klar, dass ihr in ihrem Zustand meine Meinung zu dem, was sie gerade gesagt hatte, nicht gefallen würde. Deshalb beschloss ich, mich am besten daran zu halten, was mir selbst durch den Kopf ging. Ich sei verwirrt, sagte ich ihr. »Als wir uns das erste Mal im Gefängnis begegneten, haben Sie gesagt, Sie wüssten, dass das, was Sie getan hatten, falsch war, nicht wahr? Sie hätten erkannt, dass Sie die Vergangenheit hinter sich lassen und unsere Unterstützung annehmen wollten. Habe ich irgendwas missverstanden?« Sie sah mich misstrauisch an und runzelte die Stirn, als wäre ich diejenige, die sich seltsam verhielt. »Natürlich will ich Ihre Unterstützung. Ich brauche Ihre Hilfe, um Berufung gegen meine Verurteilung einzulegen, damit ich meine Arbeit als Anwältin wieder aufnehmen kann. Ich meine, ich bin hier das Opfer – das Opfer von Übergriffen und haltlosen Lügen, diejenige, die gezwungen wurde, ins Gefängnis zu gehen, sehen Sie das nicht? Das ist doch absurd! Dr. W. ist ein Vergewaltiger! Ein Mann, der verletzliche Frauen ausnutzt, wenn sie eine Therapie brauchen. Widert Sie das nicht an? Er war grausam, übergriffig und schäbig! Und ich habe nichts anderes getan, als die Polizei und die Öffentlichkeit über seine Verbrechen in Kenntnis zu setzen.« Allmählich fragte ich mich, ob meine Fragen einen mentalen Schalter umgelegt hatten. Die Adjektive, die sie aufzählte, hätten ihren Vater beschreiben können. Jetzt hielt sie inne. »Hören Sie mir überhaupt zu?« Sie wartete nicht auf eine Antwort. »Verstehen Sie nicht, Dr. Adshead, ich bin diejenige, die gelitten hat. Sie und ich – wir müssen zusammenhalten.« Das schien eine Anspielung auf uns beide zu sein, nicht nur als Berufskolleginnen, die sich gegen ein korruptes System zur Wehr setzen, sondern auch als »Schwestern«, die gemeinsam das Patriarchat bekämpften.

Ich musste nachdenken, sorgfältig und schnell. Wenn sie sich selbst nicht als Straftäterin sah und nicht wirklich begriff, wie andere sie wahrnahmen, dann war ihr psychischer Zustand vielleicht viel weniger stabil, als ihr Bewährungsteam dachte. Fairerweise muss man sagen, dass sie im Gefängnis offenbar unauffällig gewesen war und man keine Anzeichen für eine psychische Erkrankung festgestellt hatte. Ich dachte zurück an ein frühes Telefonat, das ich mit ihrer Bewährungshelferin Jane geführt hatte. Diese hatte gesagt, dass Stalking zu einer »Frau wie Lydia« eigentlich nicht passte. Das war eine Art Warnsignal, das ich auch bei Zahra übersehen hatte. Ich erinnerte mich auch daran, dass Lydia bei unserem ersten Treffen im Gefängnis ihre früheren Selbstmordgedanken nur beiläufig erwähnt hatte, als wären sie uninteressant wie vorbeiziehende Wolken an einem blauen Himmel. Ich dachte, dass wir, die Lydia helfen wollten, vielleicht wie Dr. W. die Anzeichen von Chaos und Gefahr in ihrem Kopf übersehen hatten, die offen zutage traten, wenn sie sich ausgeliefert oder in die Enge getrieben fühlte. Ihre »gute Führung« war eine Maske, eine Persona, die sie nach Belieben auf- oder absetzen konnte und die eine andere Realität verdeckte.

Ich ging die Liste ihrer Behauptungen über Dr. W. durch, eine nach der anderen, und jeden Punkt kommentierte sie mit einem knappen »Korrekt«. Plötzlich hatte sich alles umgekehrt: Jetzt war ich die Staatsanwältin und sie saß auf der Anklagebank. »Nur zur Klarstellung, Lydia, Sie wollen also die dem Gericht vorgelegten Beweise für Ihre täglichen Anrufe und zahllosen SMS-Nachrichten nicht akzeptieren? In denen Sie ihn anflehten, sich mit Ihnen zu treffen, damit Sie ihm sagen konnten, dass Sie ihn lieben?« Lydia warf mir einen verächtlichen Blick zu. »Lügen. Alles erfunden, um mich zum Schweigen zu bringen und mich dafür zu bestrafen, dass ich die Wahrheit gesagt habe. Sehen Sie das denn nicht?« Ich versuchte, einen lockereren Ton anzuschlagen, aber das war schwierig, weil ich alle Protokolle gelesen hatte und die Details kannte. »Sie haben also nicht sein Auto zerkratzt oder verdorbenes Fleisch für seinen Hund hinterlassen? Habe ich das falsch verstanden? Sie wurden nicht wegen Sachbeschädigung verurteilt?«

»Ach, kommen Sie, Dr. Adshead. Verstehen Sie denn nicht? Ich musste diese Dinge tun, weil die Polizei einfach nichts unternahm. Es war keine ›Sachbeschädigung‹, sondern ein winziger Kratzer an der Tür seines Autos mit einem Schlüssel, um Himmels willen. Ein bisschen albern, aber keineswegs ein Grund, mich zu verhaften oder ins Gefängnis zu stecken. Es wurde doch niemand verletzt, oder?« Ich versuchte zu nicken und hoffte, nachdenklich und aufgeschlossen zu wirken. »Und es hat funktioniert! Die Polizei wurde aufmerksam, und dann konnte ich denen endlich alles genau erklären: wie er mich angelockt und in meiner Not mein Vertrauen gewonnen hat, nur um mich dann wie alle anderen auszunutzen.« Ich brachte ein nicht gerade überzeugendes »Tja ...« hervor, und sie unterbrach mich. »Sehen Sie? Ich war das Opfer. Und keiner hat etwas unternommen. Jedenfalls nicht gegen ihn.«

Ich wusste, dass man mit einer vernunftlosen Person nicht vernünftig reden kann, aber ich musste das Offensichtliche zur Sprache bringen. »Soweit ich weiß, hat die Polizei gegen Dr. W. ermittelt. Und man hat keinerlei Beweise gegen ihn gefunden.« Lydia winkte ab. »Alles Vertuschung. Eine klassische Pervertierung der Rechtsprechung. Und wie Sie sehen, ist er immer noch auf freiem Fuß, eine Bedrohung für jede ahnungslose Frau, die in seine Praxis kommt. Er darf wieder praktizieren und seine sogenannte Trauer- und Verlustberatung für Familien und Einzelpersonen anbieten, als wäre nichts passiert.« Vermutlich hatte sie ihn gegoogelt, sobald sie aus dem Gefängnis gekommen war, so wie sie es auch mit mir getan hatte. Aber bevor ich danach fragen konnte, fuhr sie leise fort, als würde sie mich für eine wichtige geheime Mission instruieren: »Sie waren alle eingeweiht, Dr. Adshead, verstehen Sie? Die Polizei, die Anwälte, der Richter – alle. Sogar meine Bewährungshelferin, da bin ich mir sicher. Sie sind alle gegen mich. Ich weiß es. Er muss seine Tat gestehen und bestraft werden. Ich wollte nur ...« Ihre Stimme brach, als würde sie jeden Moment in Tränen ausbrechen, aber das war es nicht, sie war einfach nur wütend. »Ich will bloß, dass ihn jemand dazu bringt, sich bei mir zu entschuldigen, weil er mich ausgenutzt hat, als es mir so miserabel ging. Keiner hilft mir! Das hat noch nie jemand getan.« Mir fiel auf, dass ihr Tonfall nicht zu den klagenden Worten passte. Es lag keinerlei emotionale Regung oder Traurigkeit in diesen verletzlichen Aussagen, und die Atmosphäre im Raum fühlte sich nach wie vor hart und fremd an. Ich war verwirrt. Ich versuchte, auf ihre Bitte um Hilfe zurückzukommen, und erklärte ihr, dass ich keine rechtliche Handhabe hatte, dass ich Ärztin war. »Wie kann ich Ihnen helfen?« Sie lehnte sich zurück, verschränkte die Arme und starrte mich an, als würde sie mein (fehlendes) Potenzial einschätzen. »Ich habe alles gelesen, was ich im Internet über Sie finden konnte.« Ich hatte keine Ahnung, worauf sie hinauswollte. »Ich weiß, dass Sie mit Sexualstraftätern arbeiten. Sie sind eine Expertin auf dem Gebiet. Sie haben über sie geschrieben, Vorträge gehalten. Sie haben alles schon gesehen. Ich möchte, dass Sie bei meiner Berufung aussagen, dass Dr. W. einer von denen ist, dass er mich angegriffen hat und dass Sie mir glauben, dass Sie auf meiner Seite sind.«

Endlich war es raus. Ich sollte eine Nebenrolle oder zumindest einen winzigen Part in Lydias Drama erhalten. Eine konstruktive Diskussion war nicht mehr möglich, und wenn ich noch etwas sagte, könnte sie völlig ausrasten. Ich warf einen Blick auf die offene

Aktentasche, fragte mich erneut, ob eine Waffe darin war, und spürte einen Hauch jener Angst, die Dr. W. empfunden haben musste. Mein eigenes Denken geriet durcheinander, und vielleicht spiegelte ich ihr sogar ihre Paranoia mit meiner eigenen wider. Ich musste die Sitzung beenden und dringend telefonieren.

»Lydia, können wir es für heute dabei belassen? Ich muss darüber nachdenken, was Sie mir erzählt haben. Sprechen Sie bitte auch mit Jane darüber.« Lydia knallte den Ordner zu und stopfte ihn wieder in die Aktentasche, offensichtlich enttäuscht von mir. »Jane? Die ist nur ein weiteres Rädchen in der korrupten Maschinerie, die mich ins Gefängnis gebracht hat. Deshalb bin ich zu Ihnen gekommen. Ich habe geglaubt, Sie könnten mir helfen. Sie wissen, wovon ich rede – Sie verstehen es. Ich weiß, dass Sie es verstehen!« Klick! Die elende Aktentasche war wieder verschlossen. Ich war erleichtert. Sie streckte die Hand aus, berührte kurz meinen Arm, und ich hatte das Gefühl, dass sie den Tränen nahe war. »Bitte helfen Sie mir. Ich bin hier das Opfer, Dr. Adshead. Und er ist der Täter. Wir müssen ... wir müssen nur dafür sorgen, dass die Wahrheit ans Licht kommt. Um all die anderen Frauen zu retten, die in Zukunft unter seiner schrecklichen Brutalität und Herzlosigkeit leiden könnten.«

Es war extrem beunruhigend, dass sie es geschafft hatte, die Wahrheit über ihr verzerrtes Denken vor jedem Profi zu verbergen, der sie seit ihrer Verhaftung gesehen hatte, einschließlich mir. Das stimmte nicht ganz: Die Psychiater:innen der Staatsanwaltschaft, die sie während des Verfahrens untersucht hatten, hatten auch einige Bedenken geäußert. Unglücklicherweise waren Lydias »normales« Verhalten und ihre bemerkenswert »gute Führung« im Gefängnis als Zeichen einer einsichtigen Straftäterin gewertet worden, ein weiteres Beispiel dafür, wie trügerisch es sein kann, jemandem einfach zu glauben, selbst wenn man darin geschult ist, hinter die

Oberfläche zu schauen, und ein feines Gespür für Risiken hat. Ich hatte nicht begriffen, dass sich hinter Lydias beherrschter Fassade ihr »wahres Gesicht« verbarg, ein inneres Gefühlsleben, das reich an lebhaften Empfindungen wie Paranoia, Wut und Empörung war. Mittlerweile glaubte ich, dass Dr. W. ernsthaft gefährdet war.

Lydias erfolgreiche Darbietung war eine mahnende Erinnerung daran, dass sich eine psychische Störung manchmal wie ein Chamäleon im Verborgenen halten kann. Seit ihrer Verhaftung musste sie geplant haben, bei der erstbesten Gelegenheit zum Objekt ihrer Besessenheit zurückzukehren. Es spielte keine Rolle, dass er sie nicht wollte oder seine Anklage sie für zwei Jahre ins Gefängnis gebracht hatte. Ihre Wahnvorstellungen hatten tiefe Wurzeln. Ich musste davon ausgehen, dass sie bald wieder Kontakt zu ihm aufnehmen würde, und sei es als Gegnerin vor Gericht. Erleichtert atmete ich auf, als sie sich mit einem schroffen »Denken Sie darüber nach, Dr. Adshead« statt dem gewohnten »Bis dann« verabschiedete. Kaum war sie außer Sichtweite, versuchte ich herauszufinden, ob Dr. W. eine Website hatte und dort seine Adresse aufgeführt war. Zum Glück gab es nur ein Kontaktformular, eine Vorsichtsmaßnahme, die er angesichts seiner Erfahrungen mit Lydia getroffen haben musste. Ich rief ihre Bewährungshelferin an, die genauso bestürzt und besorgt war wie ich. Jane versprach mir, sich mit Kolleg:innen und der Polizei zu beraten, um einen Aktionsplan zu erarbeiten. Unterdessen stellte ich mir vor, wie Lydia zu Hause vor Wut schäumte, Akten und gekritzelte Notizen durchforstete, frustriert auf ihrer Tastatur herumtippte und im Internet nach Dr. W. suchte.

Später erfuhr ich, dass sie Dr. W.s alte Praxis aufgesucht hatte, die sich in einem lokalen Gesundheitszentrum befand. Die junge Frau am Empfang erklärte der normal wirkenden Dame mittleren Alters, die nach ihm fragte, dass er schon vor Monaten ausgezogen sei. Lydia beharrte darauf, dass die Frau log, drängte sich an ihr vorbei und stieß die Tür des ehemaligen Sprechzimmers von Dr. W. auf. Erregt stellte sie fest, dass er tatsächlich nicht da war, und ließ eine bittere Tirade vom Stapel, in der sie unter anderem die Frau am Empfang bezichtigte, ihn zu verstecken, weil sie seine Geliebte war. Die verängstigte junge Frau verbarrikadierte sich auf der Toilette und rief die Polizei an, während Lydia die Bücher aus den Regalen riss, Möbel umwarf und in ihrer Wut eine Glasvase zerschmetterte.

Die Polizei war schnell da und verhaftete sie. Der lokale psychiatrische Versorgungsdienst nahm eine rasche Bewertung vor und kam zu dem Schluss, dass sie einen akuten psychotischen Schub hatte. Ich muss gestehen, dass ich sehr erleichtert war, als ich am nächsten Tag zur Arbeit kam und erfuhr, dass man sie in Gewahrsam genommen hatte. So traurig und beunruhigend es auch war, von Lydias Zusammenbruch zu hören, das bemerkenswert schnelle Handeln der zuständigen Stellen, ohne dass Dr. W. oder seine Familie zu Schaden kamen, war ein erfreuliches Ergebnis. Aufgrund der Drohungen gegen Dr. W. entschied der diensthabende forensische Psychiater, das Risiko sei so groß, dass Lydia langfristig in der geschützten Abteilung einer psychiatrischen Klinik untergebracht werden musste, statt sie wegen Verletzung der Bewährungsauflagen wieder zurück ins Gefängnis zu verlegen. Zumindest hätte sie in einer forensischen Klinik Zugang zu einer Therapie. Allerdings hätte ich nicht sagen können, ob sie ihr helfen würde.

Zugegeben, je mehr ich über Stalker:innen lerne, desto mehr beeindruckt mich, wie hartnäckig ihre Besessenheit sein kann und wie fest dieser »Felsbrocken« in ihrem Bewusstsein verankert ist. Menschen wie Lydia leben in einem ausgeklügelten Paralleluniversum, in dem sie um etwas kämpfen, das sie nie hatten. Ich halte sie für psychologisch taub, weil sie eine Zurückweisung nicht akzeptieren können. Jemand mit offenen Ohren könnte Klartext wie

»Ich bin verheiratet und werde nie mit dir zusammen sein« oder »Ich will dich nicht in meiner Nähe haben« kaum ignorieren.

Meiner Meinung nach würde Lydia auf unbestimmte Zeit in ihrem Wahn verharren, um ungelösten Kummer und Trauer in Schach zu halten. Leider glaubte ich nicht, dass sie imstande wäre, eine Therapie in Anspruch zu nehmen, um die Bedeutung ihres Tuns zu erforschen. Ebenso wenig konnte sie die Realität akzeptieren, dass ihr verstorbener Vater sich nie für das entschuldigen würde, was er ihr angetan hatte. Sollte sie sich jemals der vollen Tragweite dessen bewusst werden, was sie getan hatte und was das für ihre zukünftigen Lebensaussichten bedeutete, könnte sie sogar selbstmordgefährdet sein. Paradoxerweise wäre es vielleicht für sie sicherer, in ihrer Fantasiewelt zu bleiben, in der sie eine wohlerzogene, kompetente Expertin war, Tochter eines »vorbildlichen Mannes«, die nur einen Weg finden musste, die Welt davon zu überzeugen, dass sie recht hatte und alle anderen sich irrten.

Genau wie ich mag der oder die Leser:in den Schmerz ihrer Geschichte und all dessen, was sie verloren hat, stärker empfinden, als Lydia selbst es jemals tun wird. Meine kurze Interaktion mit ihr liegt über ein Jahrzehnt zurück, und es ist sehr wahrscheinlich, dass sie nach wie vor in der geschützten Abteilung lebt, ihre Notizen herunterkritzelt, ihre farbcodierten Diagramme zeichnet und sich im Wahn einer Verschwörung verliert, die nun zum Narrativ ihres Lebens geworden ist.

KAPITEL 9

SHARON

»Danke, dass Sie heute zu mir gekommen sind – darf ich Sie Sharon nennen?« Sie sah nicht von ihrem Handy auf. »Mir egal.« Schon spürte ich eine ungewöhnliche Mischung von Gefühlen für sie: Sympathie, Irritation und Traurigkeit. Sie war neunzehn, ein Schwellenalter, in dem das Mädchen und die Frau in ihr um ihre jeweilige Position rangen, und Sharon lief Gefahr, das Sorgerecht für ihren kleinen Sohn zu verlieren. »Zuallererst würde ich Ihnen gern erklären, wie wir ... Sharon?« Ich blickte auf ihren hellen Scheitel, der sich zickzackförmig durch dunkle Haarwurzeln zog. »Ich weiß, dass es Ihnen möglicherweise schwerfällt, aber könnten Sie das Handy beiseitelegen, damit ich Ihnen erklären kann, was wir gemeinsam tun müssen?« Wir saßen in einem Raum des örtlichen Bürgerzentrums. Hier verabredete ich mich hauptsächlich mit Menschen, die in gerichtsmedizinische Verfahren verwickelt waren, für die ich gelegentlich Gutachten erstellte. Der Raum wurde auch von anderen Therapeut:innen genutzt, deshalb war er unpersönlich eingerichtet, mit bequemen Sesseln, ein paar kleinen Tischen mit Lampen und der unvermeidlichen Schachtel mit Taschentüchern. An den blassgrünen Wänden hingen unauffällige gerahmte Bilder und gegenüber von meinem Stuhl eine Uhr, die die Zeit auf die Minute genau anzeigte.

Nachdem ich 2013 im Broadmoor Hospital aufgehört hatte, arbeitete ich weiterhin als forensische Psychiaterin, die, wie bereits erwähnt, verschiedene psychiatrische Gesundheitsteams in Frauengefängnissen und in der Bewährungshilfe beriet. Zudem versuchte ich, meinen Arbeitsplan so zu gestalten, dass ich noch Zeit hatte, psychiatrische Gutachten für das Familiengericht zu erstellen, das sich neben anderen familienrechtlichen Angelegenheiten auch mit der Betreuung und dem Schutz von Kindern befasste. Jetzt hatte man mich gebeten, Sharon zu begutachten, und sie war offensichtlich nur widerwillig gekommen. Ihr rundes, von orangeblonden Strähnen umrahmtes Gesicht war finster verzogen, ihre Stimme klang leise und mürrisch. »Wie lange wird das dauern?« Sie stieß einen übertriebenen Seufzer aus, legte aber immerhin ihr Handy weg. Am liebsten hätte ich ebenfalls geseufzt.

Die Lage war ziemlich ernst. Ihr dreizehn Monate alter Sohn Thomas hatte schon kurz nach der Geburt eine rätselhafte Krankheit entwickelt, die sich niemand erklären konnte. Statt mit den Ärzt:innen zusammen an einer Lösung zu arbeiten, gab Sharon ihnen die Schuld. Sie wurde zunehmend aggressiv und unkooperativ, sodass das Jugendamt befürchtete, Thomas sei bei ihr nicht mehr gut aufgehoben. Es hatte eine Betreuungsanordnung angeregt, was dazu führte, dass er vorübergehend in einer Pflegefamilie untergebracht worden war. Außerdem hatte das Familiengericht ein psychiatrisches Gutachten für Sharon angeordnet, um zu beurteilen, ob er in ihre Obhut zurückgegeben werden konnte. Im Gegensatz zu Strafgerichten warten Familiengerichte, wenn Gefahr im Verzug ist, nicht auf den Beweis einer Straftat. Die Sicherheit des Kindes steht an erster Stelle, und der Staat handelt normalerweise zügig, um seine kleinsten Bürger:innen zu schützen.

Ich versuchte, ihr unsere Aufgabe zu erklären, und betonte, dass ich nicht da sei, um etwas zu entscheiden oder Partei zu ergreifen. »Ich habe die Aufgabe, neutral zu sein und dem Gericht zu helfen, die Dinge aus Ihrer Sicht …« Aber sie unterbrach mich. »Ich hab keinen Bock auf das alles, okay? Ich bin eine gute Mutter, egal, was die sagen. Das beschissene Jugendamt hat mich mein halbes Leben lang verfolgt, wozu soll das gut sein? Ich kann mich sehr gut um Thomas kümmern. Es sind diese Ärzte – sie hören nicht zu, sie kümmern sich nicht, sie tun einfach gar nichts!« Als sie die Stimme erhob, nahm ich eine Spur von Angst wahr. »Im Grunde genommen behaupten die, ich würde meinen Sohn misshandeln, stimmt's? Die nehmen ihn mir weg! Dabei bin ich eine gute Mum, nicht wie meine eigene Mutter, verdammt, so viel steht fest! Die Ärzte sind schuld, nicht ich.« Sie lehnte sich zurück, und jetzt konnte ich auch ihre mit Tränen gefüllten Augen sehen. Ich schob ihr die Schachtel mit den Taschentüchern zu und glaubte ein halb ersticktes »Danke« zu hören, als sie sich die Nase putzte.

Ihr Handy summte, jemand hatte eine SMS geschickt, und sie griff sofort danach, um sie zu beantworten. »Sharon?« Ich widerstand dem Impuls, ihr das Gerät abzunehmen und es aus ihrer Reichweite zu entfernen. »Ich muss es anlassen, falls es um Thomas geht, verstehen Sie? Ich stelle es auf Vibrieren.« Sie bot mir eine Art Waffenstillstand an, und ich nahm ihn dankbar an. »Also, wie kommt es zu diesem Treffen?«, fragte ich. Sie grunzte nur und verdrehte die Augen. Als sie vorhin angekommen war, hatte sie sich in einen Sessel fallen lassen und die Beine über die Lehne geschwungen, als wollte sie ihre Verachtung für den Prozess oder für das, was wir gemeinsam zu tun hatten, dadurch zeigen, dass sie mir nicht in die Augen sah. Vielleicht wollte sie sich mit ihrem aggressiven Auftreten gegen das Gefühl wehren, klein und verletzlich zu sein. Sie war der junge David, der dem bösen Goliath des Familiengerichts und des Jugendamtes Paroli bot, ein Opfer des schikanösen Bevormundungsstaates. »Mein Kleiner war krank. Wirklich, wirklich krank, seit einer Ewigkeit. Ich habe versucht, ihm zu helfen, und die beschissenen Ärzte haben nichts unternommen. Als ich mich beschwerte, wollten sie es mir heimzahlen, deshalb haben sie das Jugendamt belogen. Ende.« Ich machte mir ein paar Notizen, dann sah ich zu ihr auf. »Es Ihnen heimzahlen? Wie meinen Sie das?«

»Boah, die konnten mich – oder Thomas – nicht ab, weil ich nicht mitspielen wollte, okay? Den Rest kennen Sie ja.« Sie kaute auf ihrem abgebissenen Daumennagel herum. Ich war nicht entmutigt – ich fand, dass sie eine gewisse Einsicht zeigte. Vielleicht hatte sie recht und die Ärzt:innen waren einfach nicht mit ihr warm geworden. Ich machte eine weitere Notiz und merkte, dass sie sich fast den Hals verrenkte, um einen Blick darauf zu werfen. Ich drehte ihr den Block zu. »Sie können es gern lesen.« Sie rutschte in eine normale Sitzposition zurück und runzelte die Stirn, während sie versuchte, mein Gekritzel zu entziffern. »Sie sind doch Seelenklempnerin, sollte da nicht alles, was ich Ihnen erzähle, unter uns bleiben, also zwischen Ihnen und mir?« Ich erklärte ihr, dass das Gericht erfahren müsse, worüber wir gesprochen hatten, damit es ihren Standpunkt besser verstehen konnte, und das hieß, dass ich alles genau festhalten musste. »Okay«, sagte sie und klang ein wenig skeptisch. Ich ließ mich von ihrem Smartphone inspirieren, das wackelig auf der Armlehne ihres Sessels balancierte. »Ich muss mir ein klares Bild von Ihrer Geschichte machen, ohne Filter oder Photoshop. Verstehen Sie?« Sie verdrehte die Augen, nickte aber, als hätte sie verstanden.

Den groben Sachverhalt kannte ich bereits aus dem Gespräch mit ihrer Anwältin und der Lektüre der Gerichtsakte, die man mir zur Verfügung gestellt hatte. Sharon war alleinerziehende Mutter und wohnte in einer Sozialwohnung am äußeren Rand von West-London. Ihre Eltern waren beide tot. Ihre Mutter hatte einen Autounfall gehabt, als sie noch klein war, und ihr Vater war ein paar Jahre später an einer Krankheit gestorben. Infolgedessen war sie ab ihrem dreizehnten Lebensjahr in Pflegefamilien aufgewachsen und fünf Jahre später, kurz nachdem sie aus dem Pflegesystem entlassen worden war, schwanger geworden. Die Unterlagen, die ich gesehen hatte, enthielten keine Details über den Vater des Kindes, aber einige medizinische Einträge zeigten, dass Schwangerschaft und Geburt normal verlaufen waren.

Bereits einen Monat nach der Geburt ihres Sohnes tauchte Sharon zwei- oder dreimal pro Woche aus Sorge um seine Gesundheit in einer lokalen Arztpraxis auf. Es ist nicht ungewöhnlich, dass frischgebackene Eltern, besonders wenn sie keine Familie um sich herum haben, Hausärzt:innen und Krankenpfleger:innen mit Fragen löchern, aber der Gesundheitszustand des kleinen Thomas war jedes Mal für gut befunden worden. Größe und Gewicht lagen am oberen Ende des durchschnittlichen Bereichs und keins der Symptome, die seine Mutter beschrieb, war bei einer Untersuchung bestätigt worden. Eine Gesundheitsberaterin hatte sie zu Hause aufgesucht, allerlei hilfreiche Broschüren über das Stillen und dergleichen dagelassen und ihr geraten, sich Mutter- und Babygruppen anzuschließen. Doch das war Sharon nicht genug gewesen, und sie fing an, ihren Sohn regelmäßig in die Notaufnahmen verschiedener Krankenhäuser zu bringen, um Antworten auf ihre anhaltenden Sorgen zu finden. Eine Krankenschwester hatte festgehalten, dass sie geweint und gesagt habe, sie sei »verzweifelt«. Doch mehrere Ärzt:innen in verschiedenen Krankenhäusern konnten nichts feststellen – das Baby schien kerngesund zu sein.

Eines späten Abends, als Thomas etwa zwanzig Wochen alt war, brachte Sharon ihn in die Notaufnahme und sagte, er habe hohes Fieber, er »könnte eine Blutvergiftung haben«. Sie schilderte, wie »andere Ärzte« ihr gesagt hatten, dass »etwas mit seinen Nieren nicht stimmt«. Sie gab dem diensthabenden Assistenzarzt eine Urinprobe, die angeblich von Thomas stammte, und behauptete, ihre Gesundheitsberaterin habe ihr dringend empfohlen, eine Probe zu nehmen, falls die Symptome anhalten sollten. Sie war hellrot. Weitere Tests wurden bei dem Baby durchgeführt. Eine Kinderärztin wurde hinzugezogen, um den Fall zu überprüfen. Sie stellte fest, dass die Nierenuntersuchungen unauffällig waren und das Baby wohlauf zu sein schien. Eine neue Urinprobe wurde entnommen, und kein Blut war mehr zu sehen. In den Berichten war von einem »verwirrten Auftritt« der Mutter die Rede.

Nach einem Anruf bei Sharons Hausärztin erfuhr die Kinderärztin von den häufigen Besuchen und Fehlalarmen in der Notaufnahme und vertrat die Ansicht, dass eine Kinderschutzfachkraft den Fall überprüfen sollte. Dabei handelt es sich zum Beispiel um einen Mitarbeiter oder eine Mitarbeiterin des Krankenhauses, der oder die speziell damit beauftragt ist, Schutzmaßnahmen für gefährdete Patient:innen zu koordinieren und notfalls weitere Maßnahmen durch das Jugendamt einzuleiten. Und so fielen die Dominosteine, einer nach dem anderen: Das zuständige Jugendamt wurde eingeschaltet, ein Kindesschutzverfahren eingeleitet, eine Anhörung vor dem Familiengericht anberaumt und Thomas vorübergehend in einer Pflegefamilie untergebracht. Ein vom Gericht bestellter Vormund würde seine Interessen vertreten, und gleichzeitig wurde eine psychiatrische Begutachtung seiner Mutter veranlasst.

Damals hatte ich bereits seit mehr als einem Jahrzehnt Gutachten für das Familiengericht erstellt, auch während meiner Tätigkeit am Broadmoor Hospital. Die Arbeit stützte sich auf mein zunehmendes Interesse an der frühkindlichen Entwicklung im Zusammenhang mit der Entstehung von Risiken, aber meine Beschäftigung mit Kindesmisshandlung in einem medizinischen Umfeld hatte schon viele Jahre früher begonnen, kurz nachdem ich forensische Psychotherapeutin geworden war und zum Teil angeregt durch meine eigenen Erfahrungen während der Mutterschaft und ihrem Einfluss auf meine Psyche. Wie viele Frauen stellte ich fest, dass sich mütterliche Instinkte nicht wie eine Lampe ein- und ausschalten ließen, und fand meine Mutterrolle nicht immer leicht. Ich war es gewohnt, in meinem Job als kompetente Betreuerin zu gelten, aber zu Hause fühlte ich mich gelegentlich überfordert, und das machte mich nervös.

Ich interessierte mich für die Ursachen jener besonderen Art von mütterlicher Angst, die zu extremen Verhaltensmustern führt, und startete zusammen mit ein paar Kolleg:innen ein ebenso aufschlussreiches wie schwieriges Forschungsprojekt. Im Verlauf der Arbeit erhielten wir Zugang zu einigen verstörenden, heimlich gemachten Überwachungsaufnahmen, die einem Kinderschutzverfahren der 1980er-Jahre zugrunde lagen. Sie zeigten eine Gruppe von Müttern, die dabei erwischt worden waren, wie sie im Krankenhaus ihre Kinder am Atmen hinderten. Diese Videos waren nicht einfach zu verkraften, aber sie boten einem Team forensischer Psychiater:innen die seltene Gelegenheit, Gewalttäterinnen in Aktion zu beobachten. Die meisten Frauen wiesen keine »Zahlenschloss«-Gewaltrisikofaktoren auf und wirkten nach außen wie fürsorgliche Mütter – bis sie ihren Babys Nase und Mund zuhielten. Wir kamen zu dem Schluss, dass der gemeinsame Nenner von solchen Frauen und anderen Gewalttäterinnen ein Bindungsmuster war, das einen hohen Anteil an Misshandlung, Vernachlässigung und Verlust in der Kindheit aufzeigte.[1]

Seitdem bin ich vielen Fällen wie dem von Sharon begegnet. Jeder Fall, an dem ich gearbeitet habe, war einzigartig, menschlich bereichernd und immer ergreifend. All diese Frauen schienen Geschichten über den schlechten Gesundheitszustand ihrer Kinder zu erfinden oder sie aktiv krank zu machen und darüber zu lügen. Gleichzeitig waren sie verblüfft von der Vorstellung, dass sie ihrem Kind Schaden zufügen könnten, als läge dies völlig außerhalb ihres psychologischen Horizonts. Fast alle benutzten immer wieder dieselbe Formulierung: Sie »spürten einfach, dass etwas nicht stimmt«. Dieses auffallende elterliche Verhalten war allgemein als Münchhausen-Stellvertretersyndrom bekannt. Heute ist der offizielle Begriff »Kindesmisshandlung in einem medizinischen Umfeld«, also die künstliche oder sogar absichtliche Herbeiführung von Symptomen einer Erkrankung beim Kind. Münchhausen ist ein Name, den der britische Arzt Richard Asher in den 1950er-Jahren von dem sagenumwobenen Baron von Münchhausen übernommen hat, einer Figur, die herumlief und fantastische Geschichten über sich selbst erzählte. Asher benutzte den Namen als Begriff, um Patient:innen zu beschreiben, die falsche oder übertriebene Angaben über ihre Krankheit machten. Später erkannte man, dass Menschen dies auch »stellvertretend« für ihre Kinder (oder andere schutzbedürftige Personen in ihrer Obhut) tun können, woraus der Begriff Münchhausen-Stellvertretersyndrom abgeleitet wurde.

Normalerweise erzählt die Betreuungsperson – in neun von zehn Fällen die Mutter – den Ärzt:innen, ihr Kind sei krank, obwohl das nicht stimmt, und erfindet entsprechende Symptome. Die schwersten Fälle betreffen in der Regel Kinder, die jünger als fünf Jahre sind, zweifellos weil sie sich nicht wehren oder ihren Eltern widersprechen können. Haus- und Kinderärzt:innen müssen solche elterlichen Schilderungen ernst nehmen – dazu werden sie sogar ausdrücklich angehalten. Das wiederum bedeutet, dass es einige Zeit dauern kann, bis die Wahrheit ans Licht kommt. Wie Sharon stellen sich Mütter möglicherweise bei vielen verschiedenen Ärzt:innen und in unterschiedlichen Krankenhäusern vor und berichten über unterschiedliche Symptome. Wenn schließlich herauskommt, dass sie die Symptome oder Verletzungen eines Kindes erfunden oder sogar selbst verursacht haben, wird das Jugendamt eingeschaltet.

Einige Mütter geben sich als besorgte, aber tapfere, heldenhafte Betreuerinnen aus, die nur versuchen, sich für ihre Kinder einzusetzen. Andere sind fordernd oder anklagend und bestehen darauf, dass die Ärzt:innen falsch liegen, die Tests des Kindes nicht in Ordnung sind und mehr getan werden muss. Sie verlangen immer neue und bessere Untersuchungen. Einige nutzen die Sozialen Medien, um sich als furchtlose Kriegerinnen gegen das medizinische »System« zu profilieren. Selbst wenn es dem Kind »besser geht«, gibt es Mütter, die zurückkommen und von ganz neuen »Symptomen« berichten, und so beginnt der Kreislauf von vorn, bis eine Expertin oder ein Experte misstrauisch genug wird, um eine Untersuchung einzuleiten. Bei all dem Blendwerk kann das Monate, wenn nicht Jahre dauern.

Kindesmisshandlung in einem medizinischen Umfeld ist heute noch genauso umstritten wie zu der Zeit, als der Begriff zum ersten Mal geprägt wurde. Kritiker:innen bezweifeln, dass sie schlüssig bewiesen werden kann, bringen sie mit struktureller Frauenfeindlichkeit in Verbindung oder bezeichnen die Vorstellung selbst als absurd – mit dem gleichen Eifer wie diejenigen, die die amerikanische Mondlandung infrage stellen. Es ist für jede Gesellschaft schwer zu akzeptieren, dass Mütter ihren Kindern Schaden zufügen, aber es gibt genügend zuverlässige Erhebungen, die zeigen, dass so etwas vorkommt, wenn auch selten. Wie hoch die Zahlen tatsächlich sind, ist eine andere Frage, da man solche Daten nur schwer erheben und verifizieren kann, wie wir bei anderen Arten von Misshandlung gesehen haben. Eine in den 1990er-Jahren durchgeführte britische Studie ermittelte einen Durchschnitt von etwa fünfzig Fällen pro Jahr.[2] Neuere Erhebungen in den USA deuten auf eine ähnlich niedrige Inzidenz im Verhältnis zur Bevölkerungsgröße hin.[3] Am meisten Sorge bereiten Fälle, in denen jemand aktiv eine Krankheit bei einem Kind herbeiführt, das bereits eine bestehende körperliche Behinderung hat. Jeder Zweig der Kinderheilkunde kann seine eigene Horrorgeschichte dazu erzählen: die Mutter, die einen intravenösen Zugang mit Fäkalien verschmierte, die Mutter, die lebensrettende Medikamente oder Sauerstofflieferungen zurückhielt oder manipulierte, die Mutter, die einen Kugelhammer benutzte, um »unerklärliche« Hämatome an den Beinen ihres behinderten Sohnes zu erzeugen. Obwohl ein solches Verhalten extrem selten ist, sind Expert:innen für den Kinderschutz auf mögliche Anzeichen sensibilisiert und reagieren entsprechend. Sie wissen auch, dass das Münchhausen-Stellvertretersyndrom ein fortschreitendes Verhalten sein kann. Ein Baby wie Thomas könnte eine ganze Weile bei guter Gesundheit sein, mit diversen milden Symptomen und einer geringen unmittelbaren Gefahr, abgesehen von den Risiken, die von unnötigen medizinischen Eingriffen und hochgradig besorgten Eltern ausgehen. Wenn aber die laut Mutter oder Betreuungsperson notwendige medizinische Behandlung ausbleibt, kann die Situation derart eskalieren, dass sie spontan für neue alarmierende Symptome sorgt. Angesichts von Sharons Vorgeschichte mit Thomas und der zunehmenden Häufigkeit ihrer Krankenhausbesuche sah sich das Jugendamt zum Handeln gezwungen.

Sharon reagierte ungehalten auf die Interventionen und war schwierig und aufsässig. Sie ließ nicht zu, dass die Sozialarbeiter:innen ihren Sohn anrührten oder ihn allein untersuchten. Oft sagte sie Termine in letzter Minute ab. Sozialarbeit ist ein unschätzbarer, aber undankbarer Job, der zu den anspruchsvollsten Aufgaben im Außendienst gehört, insbesondere was den Kinderschutz betrifft. Im Strafvollzug und in der allgemeinen Gesundheitsfürsorge müssen Sozialarbeiter:innen innerhalb einer überforderten und unterfinanzierten Bürokratie funktionieren, und natürlich passieren dabei auch Fehler. Wenn dann Fälle von Kindesmisshandlung übersehen oder falsch interpretiert werden, sehen sich die Verantwortlichen zwangsläufig mit einer Welle von Medienberichten und Schuldzuweisungen konfrontiert. Darum spielen Familiengerichte eine so wichtige Rolle: Sie schützen sowohl die Interessen der Eltern als auch die der Kinder, und in jedem Fall müssen alle Beweise genau geprüft werden. Meiner Erfahrung nach gehen Familiengerichte diesbezüglich sehr gewissenhaft vor und holen sämtliche notwendigen unabhängigen Gutachten ein. Es kommt vor, dass Richter:innen in bestimmten Fällen mehr als zehn verschiedene Expert:innen anhören.

Als sich meine Sitzung mit Sharon dem Ende zuneigte, wurde mir bewusst, dass ich keinerlei Informationen über ihre Kindheit hatte, und das hieß, dass ich keine möglichen Probleme in ihren frühen Bindungen untersuchen konnte. Wie es oft der Fall ist, bestanden die Unterlagen des Jugendamtes aus Listen und nicht zusammenhängenden Erzählungen, es waren hauptsächlich Daten über ihren Sohn und seine Gesundheit, die aber fast nichts über Sharons Vergangenheit enthielten. Ich fragte nach ihren verstorbenen Eltern, doch sie war nicht gerade mitteilsam. »Was hat das denn damit zu tun? Hören Sie, ich brauche nur eins: Sagen Sie dem Richter, dass ich eine gute Mutter bin!« Später fiel mir auf, dass sie damit unbewusst etwas sehr Wichtiges über ihr eigenes Bedürfnis, eine gute Mutter zu sein, gesagt hatte. Aber dahinter steckte offenbar noch mehr: Sie schien ihren Sohn zu brauchen, um erwachsen zu sein. Ohne ihn wurde sie wieder zu einem verstörten und frustrierten Mädchen, das wahrscheinlich ziemlich ängstlich war.

Kurz nach diesem Treffen legte ich meinen Bericht vor. Nach dem UK Children and Families Act von 2014 müssen Betreuungsverfahren innerhalb von sechsundzwanzig Wochen bearbeitet werden. In der Vergangenheit hatten der Rückstau und weitere Verzögerungen dazu geführt, dass durchschnittlich mindestens ein

Jahr verstrich, ehe ein Bericht vorlag, was zu Recht als unhaltbar angesehen wurde. Ich kam zu dem Schluss, dass Sharon zwar unter extremen Ängsten litt, aber nicht psychisch krank war, und empfahl eine Therapie für sie, falls möglich. Wenn sie bereit war, diese Hilfe anzunehmen, dachte ich, stünden die Chancen, dass sich ihre Angstzustände besserten, nicht schlecht. Mit dieser Ansicht war ich keineswegs überschwänglich optimistisch: Ich hatte durchaus Fälle gesehen, in denen Frauen wie Sharon ihre Einstellung positiv verändert hatten.

Ich glaubte nicht, dass ich sie noch einmal wiedersehen würde, und hielt den Fall für erledigt. Doch das war nur das Ende vom Anfang. Sechzehn Monate später schickten mir Sharons Anwältinnen eine E-Mail und fragten, ob ich sie mir noch einmal ansehen könnte. Seit unserer letzten Begegnung war ihr Alkohol- und Drogenkonsum eskaliert, und sie hatte versucht, ihren Sohn unerlaubt aus der Pflegefamilie zu nehmen. Am Ende hatte das Familiengericht entschieden, dass Thomas zur Adoption freigegeben werden sollte. Das ist immer der letzte Ausweg, also mussten die Gerichte die dauerhafte Trennung von Sharon als »im Interesse des Kindeswohls« angesehen haben. Ihr Rechtsbeistand erzählte mir, dass Sharon kurz nach diesem Urteil vollends aus der Bahn geworfen worden war. Sie war immer wieder obdachlos geworden, und es wurde vermutet, dass sie methsüchtig sei, aber sie lehnte jede Beratung oder Behandlung ab. Vor etwa einem Jahr hatte sie einen neuen Partner kennengelernt, Jake, einen jungen Mann in ihrem Alter, der bei der Polizei und der örtlichen Drogenberatung gut bekannt war. Sie war erneut schwanger geworden, und die Hebamme, die sie in der Geburtsklinik anmeldete, hatte wegen der Geschichte mit Thomas das Jugendamt über ihren Drogenmissbrauch informiert. Außerdem waren ihr kürzlich ein blaues Auge und blaue Flecken an den Armen aufgefallen. Mir war klar, wohin diese Geschichte führen würde. Offensichtlich planten die Sozialarbeiter:innen, das Baby direkt nach der Geburt in eine Pflegefamilie zu geben.

Dieses Verfahren ist sicher nicht auf Großbritannien beschränkt. Die meisten Länder mit organisierten Rechtssystemen haben ähnliche Gesetze zur Aufhebung der elterlichen Rechte, sei es wegen Drogenmissbrauchs, körperlicher Misshandlung oder Verwahrlosung.[4] Die Abwägung von »Rechte versus Risiko« ist im familiären Bereich nicht immer einfach, und es gab zunehmend Proteste gegen die Verletzung der bürgerlichen Freiheiten von Müttern, insbesondere in den USA. Ein Kind auf diese Weise von seinen Eltern zu trennen, ist in Großbritannien nicht üblich, wird aber im Rahmen der Kinderschutzgesetzgebung rechtlich unterstützt. Die dauerhafte Trennung erfolgt nur dann, wenn es ernsthafte Sicherheitsbedenken gibt. Die Entscheidung wird normalerweise Monate im Voraus getroffen – Mutter (und Vater, falls vorhanden) werden informiert und rechtlich vertreten, es gibt kein Überraschungsmoment. Aber das Sozialarbeiter:innenteam in Sharons Fall ahnte zu Recht, dass die Wegnahme des Kindes schwierig werden würde. Und so war es auch. Während einige Eltern es schaffen, sich unter derartigen Umständen zusammenzureißen, im Allgemeinen weil ihre Anwält:innen ihnen zur Kooperation raten, wenn sie das Sorgerecht jemals wiedererlangen wollen, mussten Sharon und Jake mit Gewalt zurückgehalten werden, als man ihren Sohn aus der Entbindungsstation holte.

Angesichts ihrer Vergangenheit verlangte das Gericht eine Überprüfung von Sharons psychischer Gesundheit, und ich wurde angewiesen, sie erneut zu begutachten. Als ich die Unterlagen las, stellte sich heraus, dass sie seit unserem letzten Treffen leider weder eine Therapie noch sonstige Hilfe erhalten hatte. Das überraschte mich nicht, mit diesem Dilemma war ich vertraut. Die lokalen psychiatrischen Versorgungsdienste konnten sie nicht behandeln, weil Sharon nicht als schwer psychisch krank diagnostiziert worden war, und Einrichtungen für die psychiatrische Versorgung von Müttern sagten, sie könnten nur helfen, solange sie sich um ein Baby kümmerte. Ich wusste, dass es in einigen Bezirken von London spezielle Therapiegruppen gab, um Patient:innen wie Sharon aufzufangen. Ich hatte viele Jahre zuvor selbst eine solche Gruppe gegründet und gesehen, wie hilfreich sie sein können. Aber auch diese Option hatte ihr nicht zur Verfügung gestanden.

Der fehlende Zugang zu Therapien in Fällen wie diesem ist aus mindestens zwei Gründen sehr ärgerlich und frustrierend. Erstens ist es innerhalb des Spektrums von Straftaten ungerecht, dass diejenigen, die am meisten profitieren könnten, oft nicht mal eine elementare Behandlung bekommen. Besonders bitter aber ist es im Fall von jemandem, der so jung ist wie Sharon. Ihre Probleme wären potenziell behandelbar gewesen, und sie hätte durchaus weitere Kinder bekommen können. Gleichzeitig werden anderen misshandelnden Menschen, einschließlich denen im Gefängnis, regelmäßig Therapien angeboten, um über den Schaden, den sie angerichtet haben, nachzudenken – tatsächlich erwartet man sogar von ihnen, an Behandlungsprogrammen teilzunehmen, wenn sie Bewährung erhalten wollen, wie ich am Beispiel von Ian und Lydia geschildert habe. Weshalb gilt das nicht auch für Mütter, denen man ihre Kinder unter dem Vorwurf der Misshandlung weggenommen hat? Es könnte ein automatischer Zusatz zu einem Betreuungsverfahren sein. Vielleicht macht sich eine Gesellschaft, die so viel Wert auf »gute« Mütter legt, auf diese Art und Weise vor, dass es die schlechten gar nicht gibt.

Zweitens, solange Sharon nicht die Aufmerksamkeit und Behandlung bekam, die sie brauchte, würde sie meiner Ansicht nach mit ziemlicher Sicherheit weiterhin immer wieder auf chaotische und ungeplante Art schwanger werden. Das Risiko für ihre Babys würde fortbestehen, und das Trauma einer gerichtlichen Intervention könnte sich ein ums andere Mal wiederholen. Sie wäre damit nicht allein: Etwa ein Fünftel aller Fälle, bei denen Kinder ihren Müttern weggenommen werden, sind mehrfach hintereinander auftretende Pflegeverfahren, wobei viele dieser »wiederholten Wegnahmen« Mütter betreffen, die als Minderjährige selbst in Pflegefamilien aufgewachsen sind.[5] Ich weiß von einer lokalen Behörde, die derselben Frau neun Kinder weggenommen hat, weil sie nach wie vor ein Risiko darstellte. Die tragischen Auswirkungen auf die Kinder und die Frau selbst, aber auch die leichtfertige Verschwendung von Steuergeldern und Gerichtszeit hätten mit einer Therapie und möglicherweise einer langfristigen Verhütung verhindert werden können, wenn sie dazu bereit gewesen wäre, aber es war keine Hilfe verfügbar. Erfreulicherweise gibt es inzwischen eine wunderbare Wohltätigkeitsorganisation namens »Pause«, die 2013 in London ins Leben gerufen wurde und wichtige Lücken bei der Unterstützung von Frauen schließt, deren Kinder in Obhut genommen wurden.[6] Sie hat im Laufe der Jahre expandiert, ist aber nicht überall verfügbar.

—

Als sie zu unserem zweiten Treffen in mein Büro platzte, war Sharon weder abgelenkt oder trotzig noch den Tränen nah, sie war einfach nur wütend. Ich bot ihr einen Platz an, aber sie wollte sich nicht setzen, sondern tigerte verzweifelt in dem kleinen Raum auf und ab und machte ihrem Frust Luft. »Als lebten wir in einem verdammten Polizeistaat, diese Schweine … Alle sind gegen uns!« Rote Flecken breiteten sich auf ihrem Hals aus, und ihre Augen blitzten. Ich ließ sie einfach gewähren. »Jake sagt, sie versuchen, uns kleinzukriegen, wissen Sie, und wir müssen kämpfen. Sie müssen uns helfen. Meine Anwälte haben gesagt, Sie könnten das.« Ich runzelte die Stirn, beschloss dann aber, nicht darauf einzugehen. Stattdessen fragte ich sie: »Was empfindet Jake für das Baby?« Sharon setzte sich abrupt hin. Ich sah, dass sie ihr Handy wieder umklammerte, aber jetzt konzentrierte sie sich auf mich, immer noch schäumend vor Wut. »Glauben Sie etwa, er will es nicht? Er war außer sich, als sie es mitgenommen haben. Sie hätten ihn sehen sollen – ich hatte schon Angst, er könnte jemanden umbringen.« Ich habe nur wissen wollen, ob er sich freute, Vater zu sein, und ihr bei der Erziehung ihres Sohnes helfen würde, erklärte ich. »Er ist hin und weg«, sagte sie hastig, »restlos begeistert. Er kommt aus einer großen irischen Familie, deshalb kann er wirklich gut mit kleinen Kindern umgehen – liebt seine Mum und so.« Vielleicht glaubte sie, sie müsse nur Mutter werden, um ebenfalls von ihm geliebt zu werden. Sie wäre nicht die erste Frau, die diesem Irrtum erlag.

Ihre Anwältin hatte gesagt, Sharon wäre bereit zu kooperieren, aber ich hatte den Eindruck, dass sie immer noch zögerte, meine Fragen zu beantworten, und wie beim letzten Mal hauptsächlich darauf erpicht war, verschiedene Sozialarbeiter:innen, Ärzte und Ärztinnen schlechtzumachen, die »nichts taugten« und sie »hintergangen« hätten. Als ich fragte, wie Jake und sie das neue Baby genannt hätten, wirkte sie für einen kurzen Moment ein bisschen offener. Sie antwortete nicht sofort, sondern wischte sich mit dem Handrücken über die Augen. Dann widmete sie sich ihrem Handy, um eine SMS zu schreiben, und tat so, als hätte sie meine Frage vergessen. Ich spürte, wie mich eine Welle von Traurigkeit und Hoffnungslosigkeit überrollte.

»Sharon? Wollen Sie mir nicht seinen Namen verraten?«, fragte ich leise. Ich dachte an Charlottes Geschichte und alles, was ich über die Bedeutung eines Namens, den man sich selbst oder anderen gibt, gelernt hatte. »Ist doch egal«, sagte sie schroff. »Wir leben in einem verdammten Polizeistaat, wissen Sie? Jemandem das Baby wegzunehmen, einfach so, ohne Grund!« Ihre Augen waren jetzt trocken und kalt, ihre Erregung unpersönlich: Diese schreckliche Sache war mit »dem Baby von jemandem« geschehen, einem Kind, dessen Namen sie nicht aussprechen konnte. Vielleicht war das eine Art Selbstschutz für den Fall, dass sie es nie wiedersehen würde. »Jake meint, das alles wäre eine große Verschwörung«, fügte sie hinzu. »Er sagt, sie hassen uns, weil wir uns gewehrt haben.«

Ich fragte, ob sie sich da, wo sie mit Jake lebte, sicher fühle. Kaum waren die Worte ausgesprochen, unterbrach sie mich und wollte wissen, was »die« mir erzählt hätten und ob »die« wieder »irgendwelche Scheiße erfunden« hätten, etwa dass Jake sie verletzt oder geschlagen hätte oder »was weiß ich«. Ich sagte, wir müssten nicht darüber sprechen, wenn sie nicht wollte, und sie hätte mir fast ins Gesicht gespuckt. »Das ist alles Quatsch. Glauben Sie denen kein Wort.« Ich fand, es sei an der Zeit, die Atmosphäre ein wenig zu entschärfen, und fragte, ob eine Pause angebracht sei. »Ja«, brummte sie. Ich wollte gerade aufstehen und ihr die Tür öffnen, als mir klar wurde, was sie meinte. »Genau, ich brauche eine Pause – wir beide brauchen eine Pause. Jake und ich haben die Nase voll von diesen Leuten und ihren Fragen und dem ganzen Scheiß. Es ist unser Baby, und sie nehmen es mir nicht weg – wir holen es uns zurück! Ich werde ... Ich meine, wir werden uns eine eigene Wohnung besorgen und so. Die Stadtverwaltung gibt uns eine schöne Wohnung, meint Jake, wenn wir unser Baby zurückbekommen. Schreiben Sie das auf. Sagen Sie es ihnen. Das ist das, was ich brauche. Eine Wohnung!« Sie zeigte mit dem Finger auf meinen Notizblock. »Na los, schreiben Sie das auf!«

Ich tat es und nahm jedes Wort, das sie über ihre Hoffnungen und Pläne gesagt hatte, in meinen Bericht auf. Es schien, als litte sie weniger unter dem Verlust ihrer Kinder als unter dem Verlust ihrer sozialen Identität als Mutter. Davon hängt so viel ab – praktische Dinge wie Hilfe bei der Wohnungssuche, die sie angedeutet hatte, aber auch eine Woge von Sympathie, die einem dicken Bauch oder einem Kinderwagen entgegenschlägt, zu Hause ebenso wie in der Gesellschaft. Trotz aller Großspurigkeit und Flucherei war sie klug und wusste, dass die Mutterschaft ihr einen gewissen Status verleihen würde. Sie hatte ihn schon einmal gehabt, und sie wollte ihn zurück. Das machte mich noch neugieriger auf ihre eigenen Kindheitserfahrungen, aber so sehr ich mich auch anstrengte, Sharon weigerte sich immer noch, auf Fragen dazu einzugehen, und ich konnte sie nicht zwingen. Traurig schrieb ich meinen Bericht und empfahl erneut, ihr eine Therapie bei kompetenten Kolleg:innen zu ermöglichen, die ihr helfen könnten. Ich hielt es für unwahrscheinlich, dass ich vor Gericht gebraucht werden oder vom Ergebnis der richterlichen Überlegungen hören würde, und so kam es auch.

—

Als drei Jahre später mein Telefon klingelte, musste ich mich anstrengen, um mich zu erinnern, woher ich den Namen der Anwältin kannte. Dann fiel der Groschen: Es war Sharons Rechtsbeistand, der mich erneut um einen Termin für seine Mandantin bat. Sharon war zum dritten Mal schwanger und stand wieder einmal vor dem Familiengericht. Das Jugendamt überlegte, eine weitere vorgeburtliche Betreuungsanordnung zu beantragen, aber sie wollte dieses Baby unbedingt behalten dürfen, wenn es da war. Ich konnte einen tiefen Seufzer am Telefon nicht zurückhalten, aber die Anwältin unterbrach mich beschwörend: »Sie hat große Fortschritte gemacht, Dr. Adshead.« Ich murmelte höflich: »Ja, bestimmt«, aber es klang so skeptisch, dass wir beide lachen mussten. Wir scherzten, dass ich in diesem Fall der I-Aah für sie als Tigger sei, aber sie wollte mich nicht vom Haken lassen und gab zu bedenken, wie wichtig meine Expertise für das Gericht sei, denn ich hatte eine Vergleichsgrundlage, nachdem ich sie schon zweimal begutachtet hatte. »Tigger« erklärte, dass alle – Sozialarbeiter:innen, Vormund und die Richterin – der Meinung waren, Sharon habe sich gebessert, aber das Gericht wollte von mir wissen, ob es sich auf die Veränderung, die es beobachtete, auch wirklich verlassen konnte. Natürlich wollte ich dem Gericht gern nützlich sein – aber ich gebe zu, ich war auch neugierig auf diese Veränderung, die die anderen ausgemacht hatten.

Sie war im fünften Monat, als wir das dritte Mal aufeinandertrafen. Als sie mein Büro betrat, merkte ich sofort, dass sie sich körperlich auf jeden Fall verändert hatte. Sie hatte dieses sagenumwobene »Strahlen« des zweiten Trimesters, das manche Frauen in der Schwangerschaft erleben. Ihre Haut sah gesund aus, und ihr dichtes Haar glänzte jetzt in einem natürlichen Braun. Ein netter junger Mann, etwa in ihrem Alter, hatte sie begleitet und stellte sich mir als Simon vor. Er küsste sie zärtlich und sagte, er würde sie wieder abholen, wenn wir fertig waren. Zur Begrüßung streckte sie mir die Hand entgegen und bedankte sich, dass ich sie erneut empfing. Das war sogar noch bemerkenswerter als ihre körperliche Verwandlung. Sie schien meine Gedanken zu lesen. »Ich wette, Sie hätten nicht gedacht, dass Sie mich noch mal wiedersehen, oder? Aber diesmal ist es anders, was?« »Allerdings«, antwortete ich und setzte hinzu, dass sie, wenn ich mich recht erinnerte, bei unserem letzten Treffen ziemlich wütend gewesen war. Sie nickte und lächelte zerknirscht. »Ja, tut mir leid ... Aber aller guten Dinge sind drei, stimmt's?« Dann stürzte sie sich in eine Rede, die ein wenig vorbereitet, aber aufrichtig klang. Sie sei dankbar, dass das Gericht mich gebeten hatte, sie erneut zu begutachten, und sie wolle mir erklären, wie sehr sich die Dinge verändert hatten, damit das Gericht Simon und ihr eine Chance mit diesem Baby gab. Während sie sprach, bemerkte ich, wie sie ihre Hände um den Bauch gelegt hatte, als wollte sie das Kind festhalten. Sie folgte meinem Blick. »Oh, wir haben heute Morgen gespürt, wie es sich bewegt, die ersten kleinen Tritte, wissen Sie? Vielleicht passiert es ja noch mal.« Ich lächelte, wie man es tut, wenn eine schwangere Frau von einer so intimen Erfahrung berichtet, und es war leicht, ihre Vorgeschichte für einen Moment zu vergessen und Zuneigung für sie zu empfinden. Dann sah sie zu mir auf, und ihr Gesicht wurde ernst. »Ich kann verstehen, weshalb alle so besorgt sind.«

In den nächsten paar Stunden fielen mir am meisten die sprachlichen Veränderungen auf, mehr noch als ihr Äußeres und ihr Ton. Ihre Sprache war ungezwungen und kohärent, und vor allem fluchte sie nicht mehr. Mit Kohärenz meine ich in diesem Kontext nicht etwa ihre Redegewandtheit, sondern die Fähigkeit, reflektiert und zusammenhängend zu kommunizieren. Diesen Unterschied verdeutliche ich unseren Auszubildenden oft am Beispiel eines Mannes, der mehrere Familienmitglieder umgebracht hatte und mir bei unserer ersten Begegnung erklärte: »Es war alles ein schreckliches Missverständnis.« Für sich genommen ist das ein einwandfreier Satz, doch unter den gegebenen Umständen war er erschütternd und bizarr: die Worte eines Mannes, der keine kohärente Geschichte zu erzählen hatte und in einer Parallelwelt lebte.

Sharon war jetzt in der Lage, über ihre Vergangenheit zu reflektieren und anzuerkennen, dass andere Menschen das Recht hatten, eine Ansicht zu vertreten, die ihrer eigenen widersprach. Offensichtlich war sie von einer verzerrten Realität und Verweigerungshaltung in einen »lebendigeren« Zustand übergegangen, in dem auch Humor oder Emotionen wie Bedauern existieren konnten. Ich war nicht überrascht, als ich erfuhr, dass die große Entwicklung in ihrem Leben zwischen dem Verlust ihres letzten Kindes und dieser Schwangerschaft darin bestand, dass sie es endlich an die Spitze der Warteliste für eine Therapie geschafft hatte. Im britischen Gesundheitssystem wird die Therapie vom Hausarzt beziehungsweise von der Hausärztin verschrieben, dann wird man begutachtet und auf eine Warteliste gesetzt. Es kann durchaus zwei Jahre dauern, bis man einen Therapeuten oder eine Therapeutin zu sehen bekommt. Das ist ein schädlicher und gefährlicher Zustand, der jedoch in der Öffentlichkeit keine allzu große Aufmerksamkeit erhält, anders als die langen Wartelisten bei körperlichen Leiden. Obendrein waren die Wartezeiten auf einen Therapieplatz wegen der globalen Wirtschaftskrise und der daraus erfolgten Streichungen von Dienstleistungen deutlich länger geworden – schlechtes Timing für Sharon. Aber das ist ein Problem, mit dem ich mich in meiner Karriere schon immer habe herumschlagen müssen. Jedoch hatten die Ärzt:innen der psychosozialen Dienste vor der Umstrukturierung des NHS, bevor dort die Normen aus der Geschäftswelt aufgezwungen wurden, mehr Flexibilität: In Fällen, die als heikel oder dringend eingestuft wurden, konnten wir die starren Warteschlangen umgehen, überdies standen uns auch mehr Kliniker:innen zur Verfügung, viele mit langjähriger Erfahrung. Ich kann mich an mehrere sehr begabte Kolleg:innen in Altersteilzeit erinnern, mit denen ich in meinen Anfangsjahren zusammenarbeitete und die zur Unterstützung von Therapiekliniken in den Gemeinden eingesetzt wurden. Heute machen »Effizienzstandards« (ein Code für »jüngere, unerfahrenere Therapeut:innen kosten deutlich weniger«) dies unmöglich.

Die Gruppe für Mütter, der sich Sharon schließlich angeschlossen hatte, war von ihrem lokalen psychiatrischen Versorgungsdienst eingerichtet worden und hatte Ähnlichkeit mit der Gruppe, die ich Jahre zuvor geleitet hatte. Ich war sehr froh über diese Nachricht und ermunterte sie, mir mehr darüber zu erzählen. Sie gab zu, sie wäre gar nicht begeistert gewesen, als ihre Sozialarbeiterin ihr die »gute Nachricht« von einem freien Platz in der Gruppentherapie überbracht hatte, vor allem, weil sie nicht wusste, was sie erwartete. Aber diese Sozialarbeiterin, Lisa, »hat einfach nicht lockergelassen«, erklärte Sharon – ich bemerkte, dass dies das erste Mal war, dass ich sie etwas Positives über eine Fachkraft sagen hörte, die ihr helfen wollte. Mehr als das, es klang beinahe liebevoll.

Lisa war nur wenige Jahre älter als Sharon und hatte ihr geholfen, sich von Jake zu trennen, der sie zunehmend misshandelte, nachdem sie ihren Sohn verloren hatten. Mit Lisas Ermutigung und Unterstützung hatte Sharon eine neue Wohnung und ein Programm gefunden, das ihr bei ihren Drogenproblemen half. »Sie ist wie eine Freundin, wissen Sie?« Ich vermutete, dass sie die erste echte Freundin war, die sie je gehabt hatte. Kurz bevor der Therapieplatz frei wurde, hatte sie Simon kennengelernt, und zusammen mit Lisa hatte er sie ermutigt, daran teilzunehmen. »Sie haben sich gegen mich verschworen«, lachte sie, »und am Ende hab ich nachgegeben.« Sie war zu einem Erstgespräch bei einer Therapeutin gewesen, erklärte sie, und auch hier hatte sie sich verstanden gefühlt. Diese positive Interaktion habe ihr geholfen, den Schritt zu wagen und zu der wöchentlichen Gruppensitzung zu gehen. Sie sei nicht die Einzige dort, die zwei Babys verloren hatte, erzählte sie mir, und dann beugte sie sich vor und senkte ihre Stimme ein wenig. »Sie werden es nicht glauben, aber eine von ihnen hatte FÜNF! Fünf Kinder, die ihr hintereinander weggenommen wurden.«

»Wie war das für Sie, als Sie das erfahren haben?«, fragte ich. »Besch…« Eine Sekunde war ich sicher, dass sie wieder fluchen würde, aber sie hielt inne und entschied sich für ein anderes Wort. »Krass.« »Wie meinen Sie das?«, fragte ich. Sie beschrieb, wie die Mutter der fünf Kinder eine Ewigkeit vor der Gruppe gesprochen und einen schrecklichen Kreislauf von Schwangerschaft, Betreuungsanweisungen, Gerichtsverfahren und Interventionen durch die Polizei geschildert hatte. Es hatte angefangen, als sie gerade erst sechzehn war. Schließlich war sie zusammengebrochen, »hat sich die Augen ausgeweint wie ein Baby« und zugegeben, dass sie einfach keine Mutter sein wollte. »Zuerst konnte ich nicht verstehen, was sie gesagt hatte, und dann sagte sie es noch einmal lauter: ›Ich will keine Mutter sein, ich *halte es nicht aus,* Mutter zu sein.‹ Einfach so, vor allen Leuten. Krass.« Sie schüttelte den Kopf, und ihre Augen leuchteten, als sie den Moment noch einmal durchlebte. »Und dann? Wie haben die anderen reagiert?«, fragte ich. Sharon grinste. »Sie haben sie umarmt. Es klingt verrückt, ich weiß, aber es war gut. Wir haben ihr gesagt, dass sie mutig ist, weil sie es ausgesprochen hat, verstehen Sie? Dann fingen alle an zu klatschen. Klingt vielleicht komisch, jemanden zu bejubeln, weil er so was gesagt hat, aber es machte Sinn, echt.« Das stimmte, ich war ganz ihrer Meinung. Die Anerkennung der Realität ist immer ein Grund zum Feiern.

Ich fragte, ob sie mir noch etwas über die Gruppe erzählen wolle. »Was zum Beispiel?« Ein Hauch ihres früheren Misstrauens huschte über ihr Gesicht. »Irgendwas«, sagte ich. Sie dachte einen Moment lang nach. »Es tat gut zu wissen, dass ich kein Freak bin. Ich meine, niemand wird einfach als gute Mutter geboren.« Ich fand, dass ich noch nie etwas Klügeres gehört hatte, und sagte es ihr auch. »Die Sache ist«, fuhr sie fort, »ich habe meine Mutter verloren, als ich noch so jung war, und als ich dann Thomas bekam …« Sie zögerte, als sie seinen Namen aussprach. Ich hatte den Eindruck, dass sie von Mitgefühl für ihr jüngeres Ich ebenso bewegt war wie von dem Gedanken an den kleinen Jungen, den sie verloren hatte. Ihre nächsten Worte hätten auf das eine oder auch beides zutreffen können: »Ich wünschte, es wäre nicht so gekommen.«

Sie griff nach einem Taschentuch und putzte sich lautstark die Nase. »Es ist nur ... Man hat einfach keine Ahnung, wie man sein soll, wenn man ein Baby bekommt, wissen Sie? Und es ist so schwer, mit jemandem darüber zu reden. Man fühlt sich ...« Hier korrigierte sie sich mühsam und wechselte in die erste Person, um zu demonstrieren, dass es um *ihre* Geschichte ging. »Ich meine, ich fühlte mich, ich weiß nicht ... Jeden Tag schrie der Kleine, er schrie den ganzen Tag, und selbst wenn ich ihn fütterte und wickelte, schrie er, und nichts, was ich tat, konnte ihn beruhigen. Es war so hoffnungslos, keiner schien es zu verstehen, und ich fühlte mich so ... gefangen.« Ich versuchte, jedes Wort aufzuschreiben, während sie sprach. Sie hielt inne, als wollte sie mir höflich erlauben, mitzuhalten, aber vielleicht wollte sie sich auch nur einen Moment Zeit nehmen und sich sammeln. Dann näherte sie sich einem Eingeständnis vergangener Schuld, auch wenn sie dabei wieder in die dritte Person auswich. »Ich schätze ... man tut alles, was einem einfällt, um Hilfe zu bekommen. Man ist einfach verzweifelt.«

Ich sprach vorsichtig, denn ich wusste, wie schwierig die nächste Frage war. »Sharon, bei unseren ersten Treffen wollten Sie nicht über Ihre Kindheit sprechen. Meinen Sie, dass Sie mir jetzt ein bisschen mehr erzählen können?« Sie starrte eine Weile zu Boden, dann sah sie mir in die Augen. »Ich musste über all das schon in der Gruppe sprechen, deshalb ist es jetzt nicht mehr so schwer. Aber auch nicht leicht.« Ich sagte, sie solle sich ruhig Zeit lassen. Sie begann mit ihrem Vater, der, wie sie sagte, Alkoholiker gewesen war. Sie glaubte, dass vielleicht beide Eltern alkoholabhängig gewesen waren, konnte sich aber kaum an ihre Mutter erinnern, die einige Jahre vor ihrem Vater gestorben war. Da war sie erst sieben gewesen. »Und wie alt waren Sie, als Ihr Vater starb?« Sie zuckte die Achseln, und wieder sah ich den wütenden Teenager aufblitzen. Mit dem Schmerz kam auch die alte Wut wieder zum Vorschein. »Ist doch egal. Dreizehn? Er war echt krank, seine Leber war völlig hin. Aber er trank weiter oder versuchte es zumindest. Eine Zeit lang habe ich mich um ihn gekümmert. Es war besch… Es war grässlich.« Das glaubte ich sofort. Leberversagen kann einen langsamen, schmerzhaften Tod bedeuten – kein schöner Anblick für ein junges Mädchen. Ich mochte mir nicht vorstellen, wie diese traumatisierte junge Heranwachsende versuchte, allein damit fertig zu werden. »Er starb, nachdem ich in die Pflegefamilie gekommen war. Ich habe ihn nicht mehr wiedergesehen.« Sie sagte das ohne jede Regung, fast achselzuckend. Vielleicht war es eine Erleichterung gewesen.

»Und Ihre Mutter?«, hakte ich nach und hoffte, dass sie bereit war, weiter zu gehen. Sharon atmete tief aus, dann verschränkte sie die Unterarme tief unter dem Bauch, als würde sie ihr Baby wiegen, um es vor einer drohenden Gefahr zu schützen. Sie hielt den Kopf gesenkt, sodass ich mich anstrengen musste, um sie zu verstehen. »Ich kann mich nicht an viel erinnern, aber … es gab einen Unfall … Ich war bei ihr. Es war nachts. Ich weiß nicht, warum, aber das Auto überschlug sich, unser Auto … Ich war mit ihr zusammen darin eingeklemmt. Ich glaube, sie ist gestorben, während wir auf Hilfe warteten.« Sie erzählte, dass es stundenlang gedauert hatte, bis die Rettungskräfte eintrafen, zumindest hatte es sich für sie so angefühlt, und dass sie mit Schweißbrennern aus dem Wrack befreit werden musste.

Sie war bei dem Unfall nur leicht verletzt und bald aus dem Krankenhaus entlassen worden. Trauernd und zweifellos behandlungsbedürftig wegen des Traumas, das sie erlebt hatte, musste sie sich mit ihrem Vater zu Hause durchschlagen und hatte keinerlei Hilfe erhalten. Sie hatte versucht, ihrem Vater zu helfen, der, wie sie sagte, »zu nichts zu gebrauchen« war. In den folgenden Jahren ertränkte er seinen Kummer im Alkohol. Schließlich erzählte sie einer

Lehrerin vom Gesundheitszustand ihres Vaters. Das Jugendamt schaltete sich ein und brachte sie in einer Pflegefamilie unter. Zwischen ihrem zwölften und sechzehnten Lebensjahr wechselte sie diese sechs- oder siebenmal. »Als ich dann aus der Pflege rauskam, tja, also, da war ich ein Waisenkind, verstehen Sie? Ich wollte so schnell wie möglich mein eigenes Zuhause und meine eigene Familie haben, und dann, mit Thomas …« Hier stockte sie, holte tief Luft und fuhr fort: »Ich wusste einfach, dass etwas mit ihm nicht stimmte, und niemand hörte mir zu.« Ein Echo ihres alten Refrains, dachte ich – wollte sie zur alten Sharon zurückkehren? Stattdessen sah sie mir in die Augen und sagte: »Ich schaffte es nicht. Ich konnte mich nicht um ihn kümmern, und es stimmt, ich habe all die Dinge getan, die man mir vorwirft – Blut in seinen Urin gemischt und so was. Es stimmte.«

Ich musste sie auch nach dem zweiten Kind fragen, dem Baby, das sie mit Jake bekommen hatte und das man ihr schon im Krankenhaus weggenommen hatte. »Stephen«, sagte sie. »Aber keine Ahnung, wie sie ihn jetzt nennen. Sie behaupten, er wird jetzt geliebt und umsorgt, in seiner neuen Familie. Ich hoffe nur, dass er – vielleicht sogar beide Jungs – nach mir suchen werden, wenn sie groß sind, und ich ihnen erklären kann, dass ich nur …« Sie hielt inne und platzte dann heraus: »Ich war einfach *am Arsch*.« Trotz der bedrückenden Atmosphäre und der heftigen Emotionen lachten wir beide über ihre Wortwahl. Es war eine Erleichterung. »Ich meine, ich würde es ihnen gegenüber nicht so ausdrücken – aber sie sollen wissen, dass ich damals ein Wrack war.« Ich nickte ermutigend, und sie lächelte leicht und fuhr fort: »Es war nicht so, dass ich sie nicht geliebt hätte, und das sollen sie auch erfahren. Ich wollte ihnen nur etwas geben, was ich selbst nie gehabt hatte. Aber das ist eine andere Sache, die ich von der Gruppe gelernt habe, verstehen Sie? Wie kann man jemandem etwas geben, was man nie hatte?« Und dann kamen ihr die Tränen. Schluchzend saß sie da, umarmte das neue Leben in ihrem Bauch und zitterte. Ich schob die Schachtel mit den Taschentüchern zu ihr hin und wartete. Mir geisterten die Worte des englischen Dichters William Wordsworth durch den Kopf, mit denen er den Klang der Klage – »ruhiger, getragener Gesang der Menschheit« – so eindrücklich beschrieb.

Vielleicht setzte sie Mutterschaft mit Trauer gleich. Ich wusste nicht, ob sie um ihre verlorenen Söhne oder um ihre Mutter weinte. Der frühe Tod ihrer Mutter hatte sie eines Elternteils und eines Vorbilds beraubt, aber auch der Fürsorge und Aufmerksamkeit, die sie dann notgedrungen woanders suchen musste. Die chronische Angst, dass ihr Baby sterben könnte, wie unbegründet auch immer sie sein mochte, war für sie auf anschauliche Weise real. Das könnte erklären, weshalb ihr die Beruhigungen der Ärzt:innen nicht geholfen hatten, warum sie von Arzt zu Arzt gelaufen war und all diese panischen Fahrten ins Krankenhaus gemacht hatte. Die Notaufnahme war ein Ort, den sie mit dem Schmerz und Verlust ihres eigenen traumatischen Kindheitserlebnisses, aber auch mit Rettung assoziierte. Die falschen Symptome, die sie für Thomas erfunden hatte, waren Teil einer Tarngeschichte gewesen, um ihre unerträgliche Sehnsucht nach Geborgenheit und ihre Angst vor Verlust zu verdecken.

Dann sprach sie wieder über die Gruppentherapie für Mütter und wie sehr sie ihre Perspektive verändert hatte. »Am ersten Tag konnte ich es nicht fassen, die Leute sprachen genau das laut aus, was ich mein ganzes Leben lang gedacht hatte, als würden sie meine Gedanken lesen oder so was. Sie sagten die Wahrheit, egal, wie schlimm sie war. Mir wurde klar ... Wir alle wünschen uns, dass bestimmte Dinge anders gelaufen wären, und vielleicht werden wir uns auch nie damit abfinden, was in der Vergangenheit passiert ist, aber wenigstens ... bin ich nicht allein.« Wir saßen beide einen stillen Moment lang da und dachten darüber nach, dann brach sie zu meiner Überraschung in Gelächter aus. »Allein! Von wegen.« Ihre Hände waren auf den Babybauch gepresst. »Da ist es wieder!« Sie senkte den Kopf und sprach mit ihm: »So, jetzt reicht's aber, du da drin, jetzt hast du genug gestrampelt!«

So viel Liebe und Fürsorge verbargen sich in ihrer Körpersprache und ihren Worten, dass meine letzte Frage vielleicht überflüssig erscheinen würde, aber ich wollte ihre Antwort hören. Wie ging es ihr mit dem neuen Baby? Hätte sie mir ein automatisches, strahlendes »Wunderbar« angeboten, hätte ich mir Sorgen gemacht. Es beruhigte mich, als sie zugab, dass sie sich noch viele Sorgen darüber machte, was passieren würde, wenn es erst auf der Welt war. Aber sie war entschlossen, auf jeden Fall mit Lisa und mit Barbara zusammenzuarbeiten, der gerichtlich bestellten Verfahrenspflegerin des ungeborenen Babys, einer älteren Frau, die hilfreich und freundlich war und »anscheinend eine Menge darüber wusste, wie Babys fühlen und denken«.

Unsere Sitzung neigte sich dem Ende zu. Sharon holte ihr Handy heraus, was mich daran erinnerte, dass sie während unserer Sitzung nicht ein einziges Mal das Bedürfnis gehabt hatte, damit herumzuspielen. Sie schickte Simon eine SMS, um ihm mitzuteilen, dass sie fertig war, und bevor sie aufstand, um zu gehen, fragte ich, ob sie noch irgendwelche Fragen an mich hätte. Sie dachte eine Weile nach und kaute schweigend an ihrem Daumennagel. »Werden Sie das aufschreiben?« Ich legte meinen Block und den Stift auf den Tisch zwischen uns. »Ich mache mir Sorgen«, sagte Sharon, »dass ich mich immer um die Gesundheit der Kleinen sorgen werde, mich nie ganz sicher mit ihr fühlen werde oder weiß, dass es ihr gut geht. Glauben Sie, dass das sein kann?« Zum ersten Mal hatte sie das Geschlecht des Kindes erwähnt. »Ihr?«, fragte ich. »Ja, es ist ein Mädchen.« Sie lächelte.

Sie stellte mir eine so gewaltige Frage, und die Antwort, die ich geben konnte, wirkte so klein dagegen. Ich sagte, dass sich alle Eltern Sorgen um ihre Kinder machten, insbesondere um deren Gesundheit, aber sie müsse bedenken, dass das, was in ihrem Kopf vor sich gehe, nicht unbedingt den Tatsachen entspreche. Deshalb brauchen wir Freunde, Familie und verschiedene Berater:innen (manchmal auch Therapeut:innen), die uns helfen, unsere Realität zu überprüfen und unsere Gefühle zu erforschen. Ohne dieses Gegengewicht können wir ganz leicht die Balance verlieren. Ich erklärte ihr, dass sie sich jederzeit Hilfe suchen könne, jetzt, da sie die Vorteile kenne. Leise stöhnend stemmte sie ihren runden Körper hoch, bedankte sich noch einmal und lief hinaus zu ihrem Freund. Es freut mich, dass ich sie seitdem nicht mehr gesehen habe.

Als ich mich hinsetzte, um mein drittes – und letztes – Gutachten über Sharon zu schreiben, war ich zuversichtlich. Ich erklärte dem Gericht, wie ungelöste Trauer und posttraumatische Erlebnisse ihre Psyche seit ihrer Kindheit durcheinandergewirbelt hatten, was dann wiederum die Kontrolle über ihre Stimmungen und die Beziehungen zu ihren Bezugspersonen beeinträchtigte. Aber ihre Probleme waren behandelbar, und sie hatte Hilfe erhalten. Ich schrieb, dass ich mich geehrt fühlte, Zeugin ihres Fortschritts gewesen zu sein, und wies darauf hin, dass Fälle wie der ihre davon zeugen, dass Menschen sich ändern können und dies auch tun, wenn sie Hilfe bekommen, und dass es nicht Jahre dauern muss, bis eine Therapie zum Tragen kommt.

Auch wenn ich keine Beweise dafür hatte, glaubte ich, dass eine Tochter Sharon helfen könnte, mehr Mitgefühl für den Teil von sich selbst zu haben, der sich noch immer wie ein kleines, verletzliches Mädchen fühlte. Diejenigen unter uns, die Kinder zur Welt bringen, sind keine Madonnen – wir alle hören nie auf zu lernen. Um den Kreislauf von Schwangerschaft und Pflegeanordnungen zu verhindern, den Sharon durchlaufen hatte, müssen Fachleute auf die Frauen zugehen, und das nicht unbedingt erst, nachdem sie bereits ein Kind verloren haben. Es könnte enorme Vorteile bringen, die schwangeren Frauen zu identifizieren, die mit der Mutterschaft zu kämpfen haben, und ihnen schon bei ihrem ersten pränatalen Termin – neben Folsäurekapseln und Geburtsvorbereitungskursen – eine Therapie anzubieten. Ich bin sicher, dass dadurch die Familiengerichte nicht mehr so überlastet wären und unzählige Leben verbessert oder sogar gerettet werden könnten. Natürlich ist es politisch nicht gerade bequem oder billig, eine solche Maßnahme zu ergreifen, aber wie Walt Disney sagen würde, »wenn man davon träumen kann, kann man es auch tun«.

KAPITEL 10

SAM

Die Donnerstagsgruppe kam gerade in Fahrt, als Sam sich zu Wort meldete. Er war schon seit ein paar Monaten bei uns, hatte aber bisher kaum etwas gesagt. Normalerweise schaute er an demjenigen vorbei, der gerade sprach, als konzentrierte er sich auf etwas, das wir anderen nicht sehen konnten. Er war groß gewachsen und schlank, Anfang vierzig, hatte aber das schlaksige Aussehen eines pubertierenden Jugendlichen und saß entweder zusammengekauert auf seinem Stuhl oder streckte seine Beine in voller Länge aus, die großen Füße an den Knöcheln überkreuzt. Bewusst oder unbewusst, es wirkte wie eine Barriere.

Nach drei Jahren Abwesenheit hatte man mich gebeten, als Teilzeit-Therapeutin ins Broadmoor Hospital zurückzukehren, vor allem, um andere auszubilden und für abwesende Kolleg:innen einzuspringen. Einer der Gründe für meine Zustimmung war, dass ich in der Gruppentherapie eingesetzt werden sollte. Während meiner Ausbildung hatte ich bei Murray Cox persönlich, aber auch durch die Lektüre seiner veröffentlichten Werke gelernt, wie wichtig Gruppentherapie für seelisch kranke Straftäter:innen ist. Kurz nach Beginn meiner Ausbildung zur Gruppentherapeutin hatte ich an einer Konferenz teilgenommen und eine psychiatrische Klinik in Connecticut besucht, wo ich amerikanischen Kolleg:innen bei der Arbeit in einer Therapiegruppe für Menschen zuschauen konnte, die ein Elternteil umgebracht hatten. Ich war fasziniert, nicht nur von dem, was ich sah, sondern auch von der Erkenntnis, wie wertvoll es für Menschen war, sich gegenseitig zu helfen, Worte zu finden, um über ihre Straftaten zu sprechen. Zugleich konnte ich mir anschauen, wie sich das auf ihre Familien auswirkte. Es hatte seine Zeit gebraucht, doch schließlich hatte ich mit mehreren Kolleg:innen im Broadmoor Hospital Therapiegruppen gegründet, speziell für Menschen, die Familienmitglieder umgebracht hatten. Diese Gruppen waren fortgesetzt und erweitert worden, und jetzt arbeitete ich mit einigen Psychotherapeut:innen, die eine solche Gruppe leiteten.

Gruppentherapie ist für forensische Psychotherapeut:innen der »Goldstandard«. Sie kann ergiebiger sein als Einzelgespräche, weil sie eine ganz andere Dynamik hat und ich nicht die Einzige bin, die versucht zu begreifen, was vor sich geht. Es sind immer zwei Therapeut:innen im Raum (manchmal sogar drei), neben den vier oder fünf Patient:innen, die mit uns zusammenarbeiten. Sobald die Gruppe eingerichtet ist, werden Letztere gewissermaßen zu den Expert:innen für die anderen – das Leitprinzip ist die Therapie »der Gruppe durch die Gruppe«. Ich habe gelesen, dass die Pioniere der Gruppentherapie in den USA als »Dirigenten« bezeichnet wurden, das klingt wie eine perfekte Analogie, einschließlich der Tatsache, dass sie der Gruppe »den Takt vorgeben«. Zudem erinnert es mich an eine Bemerkung über Psychopath:innen, die ich einmal vor vielen Jahren gehört habe: Sie kennen »den Text, nicht aber die Musik« emotionaler Begegnungen. Therapeut:innen, die eine Gruppe moderieren, sind keine Musikerkolleg:innen, und doch haben wir Autorität und führen sie, während sie wiederum etwas hervorbringen, das vielschichtig und auf seltsame Art schön sein kann. Wie in vielen Orchestern entsteht mit der Zeit eine abgeflachte Hierarchie, die das Ergebnis nur verbessert. Ich hatte die Arbeit mit diesen Gruppen immer geliebt und sehr vermisst, als ich die Klinik verließ.

—

»Ich sag's dir, seine Frau kommt jeden Moment dahinter.« »Ja, der Nachbar wird die beiden verpfeifen, ist doch klar.« »Weißt du noch, letzte Woche, da hat er sie im Pub gesehen …« Drei Männer in der Gruppe, Tim, Benny und Kaz, unterhielten sich über eine Fernsehserie, die sie am Abend zuvor gesehen hatten. Wie in den meisten stationären Einrichtungen, ob mit oder ohne Sicherheitsverwahrung, ist das Fernsehen ein soziales Bindeglied zwischen Menschen, die abgesehen von ihrer Identität als Klient:innen oder Insass:innen wenig miteinander gemeinsam haben. In einer geschützten Umgebung kann man beim Fernsehen unterschiedliche Meinungen austauschen und sogar streiten. In unseren Gruppensitzungen schienen Gespräche über das Fernsehen es den Männern zu erleichtern, in die Therapiearbeit einzusteigen. Normalerweise diskutierten sie über Sport, vor allem Fußball, aber sie schauten sich auch gern Fernsehspiele an, am liebsten Krimis. Ich erinnere mich vor allem an *Dexter* (eine amerikanische Serie über einen Mann, der tagsüber Gerichtsmediziner war und nachts zum Serienmörder wurde), einen ihrer Favoriten.

Als das Geplauder weiterging, wirkte Sam unruhig, schien aber zuzuhören. Kaz versuchte nun bewusst, ihn einzubeziehen. »Hast du das auch gesehen, Sam? Diese Frau … Sie kriegt nicht mit, was sich vor ihrer Nase abspielt … Sie himmelt ihn an.« Benny fügte hinzu: »Das ist mir alles viel zu schmalzig … Solche Ehen gibt es nicht.« Sam räusperte sich, als wollte er etwas sagen. Er öffnete den Mund, aber es kamen keine Worte. Wir saßen da und warteten, ohne ihn zu unterbrechen. Diejenigen von uns, die schon länger als Sam in der Gruppe waren, Therapeut:innen und Patienten gleichermaßen, spürten die Veränderung in der Atmosphäre, die gelegentlich der Äußerung eines wichtigen Gedankens vorausgeht.

Ich ließ die Stille ein wenig andauern, dann sagte ich leise: »Sam?« Er schob sich eine dicke Strähne seines blonden Haars aus der Stirn. »Ich wollte gerade ... Ich wollte gerade sagen ... Meine Mum und mein Dad waren fast vierzig Jahre zusammen. Jugendliebe. Haben vermutlich nie wen anders angeschaut.« Seine Stimme war flach und nasal, sein Ton unpersönlich, als spräche er über die Protagonist:innen eines Spielfilms. Tim, der ihm gegenübersaß, schaute skeptisch drein. »Wie kann man das mit Sicherheit wissen? Ich meine, die Leute machen sich doch die ganze Zeit was vor.« Jetzt mischte sich Kaz wieder ein, laut und selbstbewusst: »Manche Menschen lieben sich einfach, verstehst du?« Beide Äußerungen sagten viel über sie selbst aus, aber in diesem Moment interessierte mich Sams Reaktion. Sein Gesichtsausdruck war schwer zu deuten. »Meine Mum wäre um ein Haar Teil von meinem Index geworden, wisst ihr.« Ich registrierte, dass er den vertrauten Jargon benutzte, um sich von seiner Straftat zu distanzieren, nicht ungewöhnlich für Leute, die neu in der Therapie waren. Dann fuhr er fort: »Um ein Haar hätte ich ...« Sein Blick kreuzte den meinen, und er hielt inne. Ich nickte aufmunternd. »Hätten Sie ...?«

Er brach den Blickkontakt ab, schaute zu Boden und murmelte: »Ich war in einem Loch. Ich musste mich da rausbuddeln.« Eine meiner Kolleginnen meldete sich zu Wort, ihr weicher nordenglischer Tonfall brachte einen Hauch von Harmonie in das Gespräch. »Wie haben Sie sich da rausgebuddelt, Sam?« Er warf ihr einen Blick von der Seite zu. »Es war ... Ich war krank.« Wir warteten, aber mehr hatte er nicht zu sagen. Es war das erste Mal, dass er über seine Tat sprach, den Mord an seinem Vater vor zehn Jahren. Ich sagte, dass das, was er uns erzählt hatte, sich anhörte, als wäre es wichtig, und dass wir vielleicht später noch einmal darauf zurückkommen könnten. Sein Beitrag löste unter den drei anderen Männern einen nachdenklichen Austausch über die Beziehungen ihrer eigenen Eltern aus, wobei ihre unterschiedlichen Emotionen die Atmosphäre verdichteten wie ein Musikstück.

Als die Therapiestunde fast vorbei war, stand Sam plötzlich auf und schob seinen Stuhl zur Seite. »Zeit zu gehen.« Woraufhin meine Kollegin meinte, Sam hätte recht, es sei Zeit, aber wir sollten alle anerkennen, was er uns vorhin mitgeteilt hatte. »Es kommt mir vor, als hätten Sie heute einen großen Schritt getan, Sam.« Ich glaubte, er würde ihr antworten, aber er war erschöpft, fertig für heute. Die Männer gingen hintereinander hinaus zu dem wartenden Pfleger, der sie auf ihre Station zurückbringen würde. Ich sah, wie Kaz Sam im Gehen auf die Schulter klopfte und ihm zuraunte: »Gut gemacht, Kumpel.« Sam antwortete nicht, aber er schüttelte ihn auch nicht ab; das war ein gutes Zeichen. Ich hoffte, dass er den Mut aufbringen und uns in den folgenden Sitzungen mehr über seine Eltern erzählen würde, wusste aber auch, dass es noch einige Zeit dauern konnte.

Wir können nicht darauf bestehen, dass Menschen in einem forensischen Kontext an jeglicher Art von Therapie teilnehmen. Die Gruppe ist nicht für jeden das Richtige. Ich erinnere mich an einen Mann, der sich hartnäckig weigerte mitzumachen und stur behauptete: »Ich hab niemand umgebracht. Wenn Sie mir nicht glauben, können Sie ja meinen Bruder ausgraben und ihn fragen.« Widerstand kann auch aus Angst vor dem Unbekannten entstehen; das ist eine ganz normale menschliche Reaktion, die wir alle kennen. Einmal fragte ein Patient, den ich eingeladen hatte, der Gruppe beizutreten, nervös: »Können Sie mir sagen, was am Ende dabei rauskommt?« Den meisten Straftäter:innen ist bewusst: Wenn sie mit einem Therapeuten oder einer Therapeutin über ihre Straftat sprechen, signalisieren sie ihre Bereitschaft, an der Verringerung des Risikos mitzuarbeiten, das von ihnen ausgeht. Einige willigen ein, an einer Gruppentherapie teilzunehmen, nur um dieses Kästchen abzuhaken und so zu tun als ob. Aber das war dann auch der Punkt, an dem unsere Gruppe zeigte, was in ihr steckte. Die Gruppenmitglieder bestimmten die Agenda selbst. Es war, als würden sie einen Aufsatz schreiben, statt einen Multiple-Choice-Test zu absolvieren, und die richtige Antwort oder das, was von der Gesellschaft erwünscht war, lag nicht unbedingt auf der Hand. Diejenigen, die einfach nur ein Kästchen abhaken wollten, schieden bald aus, wenn sie merkten, dass sie es mit Leuten zu tun hatten, die genau wie sie selbst wussten, was es bedeutete, zu töten. Nachdem Sam aus dem Gefängnis hierherverlegt worden war und sich nach einer Weile mithilfe von Medikamenten stabilisiert hatte, war er bereit, an der Gruppentherapie teilzunehmen. Er hatte einige Vorbehalte geäußert, dann aber trotzdem die Gruppe einer Einzeltherapie vorgezogen. Kolleg:innen hatten mir erzählt, er habe zugegeben, seinen Vater umgebracht zu haben, aber nie darüber gesprochen, was es für ihn bedeutete. Er hatte jahrelang in einer Art geistiger Isolation verbracht, was sehr schmerzhaft gewesen sein muss. Ein Kollege hat einmal gesagt: »Wahnsinn ist, sich sein eigenes Luftschloss zu bauen und darin zu leben.« Wir bieten solchen Menschen an, die Zugbrücke herunterzulassen.

Ich erinnere mich, dass wir im Team zu Anfang einige qualvolle Debatten darüber führten, wie wir die Gruppe nennen sollten. Der erste unverblümte Vorschlag lautete »Mördergruppe«, aber einige waren der Meinung, dass es schwierig wäre, die Geschichte der Teilnehmenden auf diese Weise zu »outen«, und manche Patienten davon abhalten könnte, sich uns anzuschließen. Ich erinnere mich, dass im Krankenhaus von Connecticut die Therapiegruppe für Menschen, die ihre Eltern getötet hatten, einen poetischen Namen hatte, der von den Mitgliedern gewählt worden war: die Genesis-Gruppe. Das hielt ich damals für eine vielversprechende Wahl. Ihre begnadeten »Dirigenten«, meine amerikanischen Kollegen Marc Hillbrand und John Young, haben inspirierende Werke zum Thema Hoffnung in forensischen Einrichtungen geschrieben.[1] Aber es gab im Broadmoor Hospital viele andere Therapiegruppen mit eindeutigen Namen – von der Sexualstraftätergruppe bis zur Entlassungsgruppe –, und so einigten wir uns schließlich doch auf Mördergruppe. Später, als die Nachfrage stieg und wir anfingen, zwei wöchentliche Sitzungen abzuhalten, entwickelten sich daraus die Donnerstagsgruppe und die Freitagsgruppe. Ich schätze, dass die etwa zehn Jahre, die ich mit diesen Gruppen verbrachte, zu den besten meines Berufslebens gehören: nachdenklich, herausfordernd, bewegend und nicht ohne Humor.

Schon früh erkannten wir, dass die Dinge am besten funktionierten, wenn wir die Gruppen auf vier oder höchstens fünf Personen beschränkten, im Gegensatz zu den zehn oder fünfzehn, die in Gruppentherapien sonst die Regel sind. Es war irgendwie wichtig, dass es ein »familienähnliches« Ganzes war. Wir beschlossen auch, mindestens drei zusätzliche Therapeut:innen im Rotationsverfahren einzusetzen, damit wir bei Krankheit oder Urlaub die Kontinuität wahren konnten. Aus Sicherheitsgründen mussten immer zwei von uns mit im Raum sein, aber es wurde schnell klar, dass unsere Sicherheit kein Problem war. Hier war niemand auf Ärger aus.

Ich habe gesagt, dass die Leute, mit denen ich arbeite, mir wie Überlebende einer Katastrophe erscheinen, wobei sie selbst die Katastrophe sind, und ähnlich wie andere Überlebende können sie Schwierigkeiten mit der Sprache haben, die man braucht, um Unaussprechliches in Worte zu fassen. Anders als bei Trauma-Überlebenden fordern wir sie nicht auf, schmerzhafte Erinnerungen zu verarbeiten, indem wir jedes Detail in allen Einzelheiten wiederholen. Vielmehr ermuntern wir sie, ihre Erkenntnis dessen, was sie getan haben, zu vertiefen, indem sie ihre Geschichte laut vor der

Gruppe erzählen und bereit sind, anderen bei derselben Prozedur zuzuhören. Manchmal sind sie noch nie aufgefordert worden, so über ihre Tat zu sprechen, also außerhalb eines spezifisch rechtlichen Rahmens, der sich mehr auf Motiv, Methode und die Ausarbeitung einer Verteidigungsstrategie konzentriert. Die Zugehörigkeit zu einer solchen Gruppe kann die emotionale Vereinsamung der Teilnehmenden verringern, und so können sie voneinander lernen, wie man mit veränderten Identitäten zurechtkommt.[2] Niemand suggeriert ihnen, dass die Vergangenheit nicht existiert. Die britische Psychoanalytikerin Caroline Garland bringt es auf den Punkt: Bei einem solchen Genesungsprozess geht es eher darum, »damit zu leben, statt darüber hinwegzukommen«.[3] Nach der Gruppensitzung setzen sich die Therapeut:innen immer bei einer wohlverdienten Tasse Kaffee zusammen, machen sich Notizen zu den besprochenen Themen, tauschen sich über das Erlebte aus und reflektieren es. An dem Tag, als Sam zum ersten Mal seine Eltern erwähnte, fragte einer meiner Kollegen, ob er schon mal mit einem von uns über seine Mutter gesprochen hätte oder ob sie seit seiner Verurteilung wegen der Tötung seines Vaters noch Kontakt zu ihm habe. Ich erzählte, dass ich zufällig im Rahmen meiner gerichtsmedizinischen Tätigkeit mit Sams Mutter Judith zu tun gehabt hatte. Ich wusste daher, dass sie nach wie vor Kontakt zu ihrem Sohn hatte und ihn regelmäßig besuchte. Verständlicherweise brechen manche Familienmitglieder in solchen Fällen den Kontakt ab, weil sie keine Ahnung haben, wie sie mit dem oder der Täter:in umgehen sollen, aber ich bin immer wieder gerührt, wenn Menschen sich weiterhin um ihre Angehörigen kümmern und an ihrem Leben teilnehmen. Meistens sind es die Mütter, die zu ihrem »Sorgenkind« stehen, egal wie alt ihr Sprössling und was geschehen ist.

Nach Sams Strafprozess hatte Judith vor einem Zivilgericht eine Klage wegen Fahrlässigkeit gegen die psychiatrische Klinik eingereicht, die Sam zum Zeitpunkt der Tat betreute. Ich war von ihren Anwälten gebeten worden, zu begutachten, ob sie selbst psychischen Schaden erlitten hatte, nachdem die Einrichtung versäumt hatte, sie vor Sam und den damit verbundenen tragischen Folgen zu warnen. Das war, lange bevor ich nach Broadmoor zurückgekommen war und Sam kennenlernte, der einige Jahre seiner Haftstrafe verbüßt hatte, ehe sich sein psychischer Gesundheitszustand verschlechterte und er zur Behandlung in die geschützte Abteilung der Klinik verlegt worden war. Ich erinnerte mich gut an Judiths Fall, denn er hatte wichtige ethische Fragen zum Thema Schweigepflicht und Risikobewertung aufgeworfen. Es war darüber öffentlich berichtet worden, sodass ich meinen Kolleg:innen einige Hintergrundinformationen darüber geben konnte, was passiert war und welchen Einfluss es möglicherweise auf das gehabt hatte, was Sam an diesem Tag in der Gruppensitzung erzählt hatte.

Sam gehörte zu einer kleinen Gruppe von jungen Menschen, meistens Männern mit chronischen psychischen Erkrankungen, die in unseren psychiatrischen Versorgungsdiensten »Drehtür-Patienten« genannt werden. Der Zyklus beginnt in der frühen Jugend, wenn die ersten psychotischen Symptome auftreten, typischerweise Halluzinationen oder Wahnvorstellungen und andere Arten der Realitätsverzerrung. Manchmal sind Medikamente hilfreich, manchmal nicht; sie können die Halluzinationen zwar stoppen, aber nicht die Trauer oder Angst auslöschen, die Nathan Filer, Autor und psychiatrische Pflegekraft, so bewegend beschrieben hat.[4] Vor allem Teenager zögern häufig, ihre Medikamente zu nehmen, weil sie unangenehme Nebenwirkungen haben oder die Jugendlichen nicht einsehen wollen, dass sie ein Problem haben. Einige greifen wie Sam zu Drogen und Alkohol, um psychotische Symptome zu lindern und mit schmerzhaften Gefühlen fertigzuwerden. Doch leicht erhältliche Substanzen wie Skunk oder Kokain verschlimmern nur ihren psychischen Zustand und triggern Paranoia, die wiederum zu akuten psychotischen Schüben und Zwangseinweisungen in die Psychiatrie führt. Dort können sie Fachkräften gegenüber gewalttätig werden, wobei das psychiatrische Pflegepersonal am stärksten von Übergriffen bedroht ist. Die wenigen körperlichen Angriffe, die ich während meiner langen Karriere erlebt habe, ereigneten sich auch bei mir auf psychiatrischen Stationen und nicht in Gefängnissen oder Hochsicherheitstrakten, wie man erwarten würde. Sam hatte zwar einige Male versucht, Betreuer:innen anzugreifen, aber den Großteil bekam seine Familie ab. Auch das ist nicht weiter überraschend, wie gesagt, die meisten Gewaltverbrechen haben mit bestehenden Beziehungen zu tun.[5] Als seine Schwester und gleichaltrigen Freund:innen auf die Universität gingen oder Jobs fanden und erste Liebesbeziehungen hatten, kam Sam nicht mehr mit. Hätte jemand seine Entwicklung auf einer Karte verfolgt, so wie Meteorolog:innen ein extremes Wetterereignis, wäre klar gewesen, dass er draußen auf dem Meer an Wucht gewann und möglicherweise eine Verwüstung anrichten würde, wenn er das Festland erreichte. In diesem Szenario war seine Familie fast zwangsläufig das Ziel. »Fast« ist das entscheidende Wort: Genauso wie ein Hurrikan seinen Kurs ändern oder an Wucht verlieren und damit eine Katastrophe in letzter Minute abwenden kann, ist es möglich, dass sich akute mentale Zustände verändern, wie ich in mehreren Fällen gezeigt habe. Aber Sam konnte oder wollte die Hilfe nicht annehmen, die er brauchte, und seine Gewaltepisoden eskalierten, bis sie in dem Mord an seinem Vater gipfelten.

Ich erklärte meinen Kolleg:innen, wie Judith und ich in Kontakt gelangt waren. Das war etwa drei Jahre nach der Tragödie, da Zivilrechtsstreitigkeiten viel länger als Strafsachen brauchen, bis sie vor Gericht landen. Dass es zu einer solchen Überschneidung kommt, ist zwar ungewöhnlich, aber möglich. In der Region, in der sich Sams Straftat ereignete und sich sein Gefängnis befand, gibt es nur eine Hochsicherheitsklinik – dort arbeite ich und erstelle von Zeit zu Zeit auch Gutachten wie in Sharons Fall. Aufgrund meiner Berufserfahrung in Trauma-Kliniken und meines Interesses an den Auswirkungen von Mord auf Familien bat man mich, einen Termin mit Judith zu vereinbaren. Ihr Anwaltsteam war besonders an Beweisen für ihr Langzeittrauma interessiert. Neuere Forschungen amerikanischer Kolleg:innen legen nahe, dass Menschen, die einen Verlust durch Mord erlitten haben, intensive und atypische Trauerreaktionen aufweisen können, die über Jahre hinweg anhalten und den Symptomen einer posttraumatischen Belastungsstörung ähneln.[6] Meine Aufgabe bestand darin, mir Judiths Geschichte anzuhören, ihre medizinischen Unterlagen zu prüfen, eine Diagnose zu erstellen und eventuell eine Behandlung zu empfehlen. Sam zu treffen, gehörte nicht dazu, und es hätte auch keinen Grund dafür gegeben. Anders als in einer allgemeinen psychiatrischen Einrichtung, wo wir die vorgeschriebene Stunde (besser gesagt fünfzig Minuten) haben, konnte ich mir hier so viel Zeit nehmen, wie wir brauchten. Ich erinnerte mich, dass es ein sehr nachdenkliches Gespräch gewesen war und ich den Eindruck gewonnen hatte, dass sie eine außergewöhnlich würdevolle und sympathische Person war.

Ich hatte sie als schlanke Frau von Mitte sechzig in Erinnerung, ihre blasse Haut hatte fast die gleiche Farbe wie das kurze Haar. Anfangs machte sie einen auf typisch englische Art stoischen Eindruck, doch während unser Gespräch voranschritt, stiegen ihr die Tränen in die Augen und ihr Schmerz wurde sichtbar. Sie erzählte, dass sie viele Jahre in der Personalabteilung einer Buchhaltungsfirma gearbeitet hatte, bevor es zu dem Mord kam. Seitdem war sie krankgeschrieben, und der daraus resultierende Einkommensverlust war Teil ihrer Schadensersatzklage gegen die Einrichtung, die Sam zur Zeit des Mordes betreut hatte. Sie erzählte, wie ihr Mann Ralph und sie sich in ihren späten Teenagerjahren kennengelernt und ineinander verliebt hatten. Sie hatten sich immer zwei Kinder gewünscht, und Sam war das jüngere, er wurde geboren, als seine Schwester Caroline drei Jahre alt war. Judith lächelte zärtlich, als sie sich daran erinnerte, was für ein unkompliziertes Baby und wie fröhlich er als kleiner Junge gewesen war.

Aber das Lächeln verschwand, als sie Sams Veränderung während der Pubertät beschrieb. Zuerst hatten Ralph und sie geglaubt, sein Verhalten sei auf die üblichen Allüren eines heranwachsenden Teenagers zurückzuführen, doch dann wurde er immer unglücklicher und unruhiger und zugleich ihnen gegenüber zunehmend aggressiv. Alle Jugendlichen kämpfen bis zu einem gewissen Grad mit ihren Eltern, erleben das innere Tauziehen zwischen Nähe und Distanz, doch diese Gefühle werden durch psychische Krankheiten erheblich verschlimmert, und Sam entwickelte Symptome, die schließlich zu der Diagnose Schizophrenie führten.

Seine Eltern wollten es nicht wahrhaben. Als Sam wegen des Konsums von Cannabis von der Schule flog, glaubten sie für eine Weile, das sei das Problem. Er war zunehmend verwirrt und verängstigt, schien Selbstgespräche zu führen und »Stimmen« zu hören.

Akustische verbale Halluzinationen gehören vermutlich zu den bekanntesten Symptomen für Schizophrenie. Sie sind ein faszinierendes Phänomen, das allerdings nicht besonders gut verstanden wird. Es ist nicht so, dass sie automatisch ein Indikator für eine dauerhafte psychische Erkrankung sind; sie können in religiösen Kontexten oder wenn Menschen beschreiben, dass sie die Stimme eines verstorbenen geliebten Menschen hören, durchaus positiv und tröstlich sein (es gibt einige interessante Arbeiten dazu von einer Gruppe namens Hearing Voices Network). Einmal hatte Judith Sam gefragt, wie sich die Stimmen anhörten. Mir gegenüber gestand sie, dass sie sich vorgestellt hatte, sie könnten verschiedene Akzente oder Geschlechter haben, eine Idee, die sie aufgeschnappt hatte, als sie reißerische Filme über Menschen mit »multiplen Persönlichkeiten« gesehen hatte, ein weitverbreiteter Irrglaube. »So wie ich, Mama«, hatte ihr Sohn zu ihr gesagt und sie angesehen, als wäre das offensichtlich. Andere Patient:innen haben mir von zusammenhanglosem Murmeln oder Flüsterstimmen erzählt, die nur schwer zu unterscheiden waren. Das könnte eine Erklärung dafür sein, weshalb Menschen, die akustisch-verbale Halluzinationen haben, sich anscheinend intensiv konzentrieren, wenn sie versuchen, sie zu verstehen. Bei schweren psychischen Erkrankungen geben die meisten Klient:innen jedoch an, dass die Stimmen fast immer negativ sind und undurchschaubare Befehle erteilen, etwa: »Du weißt, was du zu tun hast.« Es ist auch üblich, dass die Stimme in der dritten Person spricht, etwa: »Sam wird bald sterben« oder »Alle hassen Sam«. Trotz einiger berühmter Fälle von Gewalttäter:innen, die behaupteten, sie hätten die »Stimme des Teufels« (oder Gottes) gehört, die ihnen sagte, was sie tun sollten, kommen spezifische Befehle wie »Bring dich um« oder »Bring sie um« selten vor, und natürlich folgen die Betroffenen auch nicht immer den Anweisungen, die von solchen verbalen Halluzinationen ausgehen.

Judith und Ralph schleppten Sam zu ihrem Hausarzt und schilderten ihm, was los war, was schließlich zu einem Termin bei der Kinder- und Jugendpsychiatrie führte, wo Sam von einem Spezialistenteam für junge Menschen mit Psychosen behandelt wurde. Er weigerte sich jedoch, die verordneten Medikamente zu nehmen und klagte über Schwindel, »Dumpfheit« und Libidoverlust, was sich für einen Jungen in seinem Alter nicht nur ungerecht, sondern auch fremd anfühlen musste. Nach seinem achtzehnten Geburtstag kam er in die Obhut der psychiatrischen Versorgungsdienste für Erwachsene, und seine Eltern wurden nicht mehr über Einzelheiten seiner Betreuung informiert. Es hätte eine Verletzung der Schweigepflicht bedeutet, weil er nicht mehr minderjährig war. Aber er lebte weiterhin bei ihnen, und sie waren in ständiger Sorge. Er machte extrem paranoide Phasen durch und beschuldigte sie, sich gegen ihn verschworen zu haben. Einmal nahm er das Zimmer seiner Schwester Caroline auf der Suche nach irgendwas auseinander, das sie seiner Meinung nach gestohlen oder vor ihm versteckt hatte. Er zertrümmerte ihre Sachen und jagte ihr solche Angst ein, dass sie beschloss, auszuziehen und bei Freundinnen zu wohnen. Ihre Eltern unterstützten sie dabei. Wenn Sam wieder »zu sich kam«, wie Judith es ausdrückte, war er extrem verstört über das, was er getan hatte, und konnte es sich nicht erklären, und das wiederum war enorm frustrierend. Solche Phasen des Realitätsverlusts werden als »psychotische Schübe« bezeichnet.

Sam konnte auch rührselig, verzweifelt und hilfsbedürftig sein. Judith kamen die Tränen, als sie sich daran erinnerte, wie er einmal zu ihr kam und schluchzte, er hätte nichts in seinem Leben, und wie sehr er sich wünschte, »normal« wie seine Altersgenossen zu sein und eine Freundin oder Pläne für die Zukunft zu haben. Von den Eltern angespornt, versuchte er gelegentlich, mit den lokalen Rehabilitationseinrichtungen zusammenzuarbeiten, aber seine Symptome kehrten immer wieder zurück, und er wurde erneut paranoid und aggressiv, besonders wenn er starkes Cannabis wie Skunk rauchte. Allmählich bildete sich ein Muster von wiederkehrenden psychotischen Phasen heraus, die immer schwerer zu ertragen waren. Es hörte sich so an, als wäre die Liebe von Judith und Ralph zu ihrem Sohn während dieser Zeit unerschütterlich gewesen, selbst wenn er ihnen gegenüber gewalttätig wurde. Als Sam einmal seinen Vater dermaßen schlug, dass er ihm fast den Arm gebrochen hätte, rief Judith die Polizei, wollte aber genauso wie Ralph keine Anzeige erstatten. Neue Hoffnungen wurden geweckt, als Sam in einer speziellen Reha-Einrichtung untergebracht wurde, wo ihm mit Beschäftigungstherapie und anderen Maßnahmen geholfen werden konnte. Eine Weile ging es ihm besser, trotzdem tauchte er immer wieder sporadisch im Elternhaus auf, um Geld zu verlangen oder sich über das Leben im Wohnheim zu beschweren. Nach einigen angespannten und beängstigenden Auseinandersetzungen konnte man Ralph und Judith überzeugen, eine einstweilige Verfügung gegen ihn zu erwirken.

Das hätte ihnen ein wenig Frieden verschafft, sagte Judith, aber sie hatten weniger Kontakt mit Sam und erfuhren kaum noch etwas über seinen Zustand. Sie wussten, dass er immer wieder in die Psychiatrie eingewiesen worden war, nachdem er seinen Platz im Wohnheim verloren hatte. Eine Zeit lang hatte er sogar auf der Straße gelebt, was seinen Eltern Schuldgefühle und Sorgen bereitete. Als er in stationärer Behandlung war, wurden sie hin und wieder eingeladen, an Fallbesprechungen in der Klinik teilzunehmen, doch sobald Sam sie nicht dabeihaben wollte, mussten sie gehen. Sie ließen das Behandlungsteam wissen, dass sie ihn weiterhin so gut wie möglich unterstützen würden, ihn aber wegen seiner Gewaltausbrüche nicht wieder bei sich im Haus aufnehmen könnten. Ich hatte den Eindruck, dass sie in einem Zwiespalt gefangen waren: Einerseits mussten sie ihre Machtlosigkeit akzeptieren, andererseits wollten sie sich nicht vollständig von einem Sohn lossagen, den sie schon vor vielen Jahren verloren hatten.

Kurz vor dem Mord an seinem Vater hatten sie an seinen Betreuer geschrieben, ihm Sams Gewaltausfälle geschildert und gefragt, ob er nicht dauerhaft in einer psychiatrischen Einrichtung untergebracht werden müsste, obwohl sie wussten, dass sie selbst keinen Einfluss auf eine solche Entscheidung haben würden. Dass es dazu kam, war sehr unwahrscheinlich, wenn nicht sogar ausgeschlossen. Es hat sich noch nicht herumgesprochen, dass das alte System der unbefristeten Unterbringung von psychisch kranken Menschen längst überholt ist; im NHS beträgt die durchschnittliche Aufenthaltsdauer in einer geschützten psychiatrischen Abteilung drei Wochen. Im Anschluss an die Anti-Psychiatrie-Bewegung der 1970er-Jahre, dem allgemein regierungsfeindlichen Zeitgeist dieser Ära und den darauffolgenden Sparmaßnahmen übernahmen die meisten sozialdemokratisch regierten Länder die Idee der sozialen Integration von Menschen mit psychischer Erkrankung oder Lernbehinderung und gingen zum Modell der »Community Care« über. Im Klartext bedeutete das, dass die Last der Versorgung der Familie zufiel, weil die kommunalen Einrichtungen drastisch unterfinanziert waren (und es bis heute sind). Hierin offenbart sich einmal mehr der unangebracht niedrige Stellenwert, den unsere Gesellschaft der geistigen gegenüber der körperlichen Gesundheit beimisst, und möglicherweise wird es an dieser Stelle am gravierendsten deutlich.

Eine gute Freundin, deren Mann zur selben Zeit schwer an Krebs erkrankte, als ihr Sohn im Teenageralter ähnliche schizophrene Symptome wie Sam entwickelte, erfuhr so aus erster Hand, wie dürftig das Konzept von Community Care in der Praxis ist. Sie beschrieb mir die extrem unterschiedliche Behandlung der beiden als Patienten: Die Gesundheitsdienste überschütteten ihren Mann mit Pflegeleistungen und versicherten, dass sie ihm bis an sein Lebensende zur Verfügung stünden, wofür die Familie dankbar war. Dagegen erhielt ihr Sohn, dessen psychischer Zustand sich rapide verschlechterte, kaum Behandlungsmöglichkeiten, und die wenigen, die es gab, waren zeitlich begrenzt und ineffektiv.

Judiths Erfahrung war ähnlich und wurde durch die Tatsache verschlimmert, dass sie sich von der Betreuung ihres Sohnes im Erwachsenenalter abgekoppelt fühlte, weil sie über die meisten Details seiner Diagnose oder Behandlung nicht mehr unterrichtet wurde. Als sie sich auf meine Fragen hin an die zwei oder drei letzten Male erinnerte, die sie Sam im Jahr vor dem Mord gesehen hatte, stockte ihre Stimme. Er sei dreißig gewesen, sagte sie, obwohl er immer noch sehr jung für sein Alter aussah. Sie habe sich Sorgen gemacht, weil er so zittrig und verschwitzt war, was an den Medikamenten lag, wie man ihr gesagt hatte. Es habe ihr das Herz zerrissen, dass er immer so traurig war. Als sie begann, den Mord zu beschreiben, merkte ich, dass sie ihre Fassung wiedergewann, wahrscheinlich, weil sie diese Geschichte schon viele Male vor verschiedenen Fachleuten hatte wiederholen müssen.

Sie schilderte, wie Sam eines Abends, als sie glaubten, er sei noch in der Klinik, nach Hause kam und sich durch die unverschlossene Hintertür Zutritt verschaffte. Ralph hatte nach dem Abendessen abgewaschen, und sie war in einem Nebenzimmer mit der Wäsche beschäftigt, als sie das Geschrei hörte – Ralphs laute Stimme und Sam, der ihn beschimpfte und Geld forderte. Sie lief in die Küche, wo die beiden Männer miteinander rangen. Als sie den Notruf wählen wollte, sah sie zu ihrem Entsetzen, wie Sam nach einem Nudelholz aus dem Behälter mit Küchenutensilien griff und damit auf Ralphs Kopf zielte. Sie ließ den Hörer fallen und versuchte einzugreifen, aber Sam stieß sie mit einer solchen Wucht beiseite, dass sie gegen die Wand schlug und zu Boden fiel. Dabei brach ihr mit einem vernehmbaren Knirschen der Arm. Außerdem schlug sie so hart mit dem Kopf auf, dass ihr das Blut in die Augen schoss. Aber sie sah und hörte noch, wie Sam immer wieder mit voller Wucht auf Ralph eintrat, ein ums andere Mal, obwohl er schon bewusstlos auf dem Boden lag. »Ich glaube, dann bin ich ohnmächtig geworden«, sagte sie tonlos.

Sam lief vom Tatort weg, wurde aber kurz darauf von der Polizei aufgegriffen und gestand die Tat. Er wurde angeklagt, wegen

Mordes verurteilt und erhielt das obligatorische Lebenslänglich. Das war für mich angesichts seiner psychiatrischen Vorgeschichte ein wenig überraschend. Sie hätte ein milderes Urteil wegen Totschlags nahegelegt, aber die beiden Psychiater, die Sam für den Prozess begutachteten, hatten sich nicht einigen können, ob er zum Zeitpunkt des Mordes psychotisch gewesen war oder nicht. Die Geschworenen waren der Aussage des Psychiaters der Anklage gefolgt und hatten Sam des Mordes für schuldig befunden, und so hatte die Richterin keine andere Möglichkeit gehabt, als ihn schuldig zu sprechen.

Judiths Aussage war ebenfalls relevant; sie hatte gehört, wie Sam Geld von seinem Vater forderte. Die Staatsanwaltschaft betonte Sams Vorgeschichte: Er hatte seine Eltern bedroht und war gewalttätig geworden, wenn er Geld für Drogen brauchte. Die psychiatrische Vorgeschichte wurde von den Geschworenen nicht völlig ignoriert, aber in einem Fall wie diesem ist es schwierig, zwischen »normalen« und »wahnhaften« Motiven zu unterscheiden, und man weiß nie, wie die Geschworenen entscheiden werden. Sollte Sams Zustand sich im Gefängnis verschlimmern, würde er behandelt und notfalls in eine geschlossene psychiatrische Einrichtung verlegt werden. Zehn Jahre nach dem Mord an seinem Vater war genau das geschehen. Als Teil seiner Behandlung und mit seinem Einverständnis trat er unserer Mördergruppe bei.

Auf dem Papier sah Judiths Fall ganz einfach aus: Die Einrichtung hatte ihre Sorgfaltspflicht gegenüber Sam verletzt, indem sie ihn falsch beurteilt hatte. Das wurde noch verstärkt durch die Tatsache, dass man ihm erlaubt hatte, die Station zu verlassen, obwohl man wusste, dass er eine Gefahr darstellen könnte. Man hatte seine Familie nicht darüber informiert, auch dann nicht, als er sich »unerlaubt entfernt« hatte. Diese Verfehlung hatte sowohl Sam als auch seiner Familie großen Schaden zugefügt, und deshalb sollte

Judith Anspruch auf Schadensersatz haben. Die Klinik hingegen vertrat den Standpunkt, dass sie keine rechtliche Verpflichtung gegenüber Sams Familie hatte, sondern nur gegenüber ihrem Patienten, also Sam. Sie verwies auf die Einschätzung des Strafgerichts, dass er zum Zeitpunkt des Mordes nicht psychisch krank gewesen sei. Sie sei gesetzlich nicht verpflichtet, ihn daran zu hindern, anderen zu schaden, sondern dem Mental Health Act gemäß nur, ihn zu versorgen und dabei »seine Rechte so wenig wie möglich zu beschneiden«. Zum Zeitpunkt des Tötungsdelikts sei die Gefahr, die von Sam ausging, als minimal eingestuft worden, und er habe sich auf einer offenen Station befunden, in der vorübergehende Aufenthalte außerhalb der Einrichtung als Teil der Behandlung sowohl normal als auch unvermeidlich waren. Es sei richtig, dass er sich unerlaubt aus der Klinik entfernt hatte, aber das war bei anderen Klinikaufenthalten auch vorgekommen, ohne dass er seine Eltern aufgesucht oder jemandem etwas angetan hätte. Das psychiatrische Team konnte nicht wissen, dass er nach Hause gehen oder versuchen würde, seine Eltern zu verletzen; außerdem gab es keine gesetzliche Verpflichtung, sie zu kontaktieren, wenn seine Abwesenheit festgestellt wurde. Tatsächlich hätte man damit Sams Recht auf Wahrung seiner Privatsphäre verletzt, ein bekanntes Konzept, das uns allen als ärztliche Schweigepflicht bekannt ist.

In der Ärzteschaft herrscht generelle Einigkeit darüber, dass es unter bestimmten Umständen, etwa bei einem ernsthaften Gefahrenrisiko, gerechtfertigt sein kann, die Privatsphäre eines Klienten oder einer Klientin zu verletzen. Die Frage lautete, ob das bei Sam der Fall gewesen und das Risiko eines potenziellen Schadens korrekt eingeschätzt worden war. In meinen Augen hätten die Betreuer:innen es rechtfertigen können, seinen Eltern mitzuteilen, dass Sam sich nicht mehr in der Einrichtung befand, und ich hatte auch eine Reihe von Beweisen, die diese Meinung stützten. Im Übrigen vertrete ich die Ansicht, dass die Wahrung der Schweigepflicht noch nie gleichbedeutend mit absoluter Geheimhaltung war.[7] Das wohl berühmteste Beispiel dafür ist der Fall *Tarasoff v. Regents of the University of California*, prosaisch bekannt als »der Fall, der tausend Schriftsätze auslöste«.[8] Tatiana Tarasoff war Studentin an der University of California, Berkeley und wurde von Prosenjit Poddar ermordet, einem Kommilitonen, der depressiv geworden war, nachdem er versucht hatte, eine Liebesbeziehung mit ihr anzufangen und sie ihn abgewiesen hatte. Interessanterweise ist das einer der ersten aufgezeichneten Fälle von »Stalking« (ehe es als solches bekannt wurde), die in einem tödlichen Angriff endeten. Poddar hatte therapeutische Hilfe für seine Depressionen gesucht. Als er dem Campus-Psychologen offenbarte, dass er daran dachte, Tatiana umzubringen, war dieser so besorgt, dass er die Campus-Polizei benachrichtigte. Poddar wurde vorübergehend festgenommen und befragt, aber er machte einen vernünftigen Eindruck und versprach, Tatiana in Ruhe zu lassen. Nach seiner Entlassung brach er die Therapie ab und nahm sie nie wieder auf. Drei Monate später erschien er vor dem Haus der jungen Frau und tötete sie mit Schüssen und Messerstichen.

Die Klage, die ihre Eltern daraufhin gegen die Universität und ihr Personal anstrengten, stützte sich darauf, dass sie in der Pflicht, Tatiana zu schützen, versagt hatte und Poddars Psychotherapeut seine Schweigepflicht hätte brechen und ihre Tochter hätte warnen müssen. Die Klage wurde zunächst als »unbegründet« abgewiesen, aber die Tarasoffs blieben hartnäckig und wandten sich an den Obersten Gerichtshof des Bundesstaates, der zu dem Schluss kam, die Universität selbst sei vor der Anklage geschützt, die Tarasoffs könnten aber gegen den betreffenden Psychotherapeuten klagen, da dieser seiner Pflicht, das potenzielle Opfer zu »warnen«, nicht nachgekommen sei. Daraufhin erhob sich lautstarker Protest in der psychiatrischen Gemeinde, die argumentierte, das Vertrauen der Klient:innen sei von entscheidender Bedeutung; die Patient:innen würden abgeschreckt, wenn sie befürchten müssten, dass Informationen über sie an Dritte weitergegeben wurden. Erstaunlicherweise überprüfte der Oberste Gerichtshof daraufhin seine Entscheidung; das zweite Urteil unterstützte allerdings die ursprüngliche Ansicht mit nur leichten Modifikationen. Es stellte fest, dass ein Therapeut, der glaubt, sein Klient stelle eine Gefahr für Dritte dar, »die Pflicht hat, angemessene Sorgfalt walten zu lassen, um potenzielle Opfer vor dieser Gefahr zu schützen«, und dass »das therapeutische Privileg dort endet, wo die öffentliche Gefahr beginnt«. Eine Welle ähnlicher Tarasoff-Gesetze rollte über die USA hinweg. Zwar gilt das amerikanische Recht nicht in Großbritannien, trotzdem haben sich viele Fälle, in denen es um die Schweigepflicht ging, auf den Fall *Tarasoff* bezogen, und die britische Zulassungs- und Aufsichtsbehörde für Ärzte hat »im öffentlichen Interesse« schnell Richtlinien über die Offenbarungspflicht verabschiedet. Bis heute ist *Tarasoff* ein wichtiger Maßstab im internationalen Diskurs über Schweige- beziehungsweise Offenbarungspflicht.

In meiner Stellungnahme zu Judiths Fall argumentierte ich, dass das Team, das sich um Sam kümmerte, die etablierten Richtlinien zur Schweigepflicht nicht eingehalten und das Risiko für seine Familie nicht ausreichend berücksichtigt hatte. Ich wollte damit nicht sagen, dass seine Mitglieder schlechte Menschen oder schlechte Ärzte waren, sondern nur, dass sie einen Fehler begangen hatten, wie wir Menschen es nun mal tun. Sie hatten die Umstände, unter denen sie die Schweigepflicht verletzen konnten, nicht vollständig bedacht und eine fehlerhafte Risikobewertung vorgenommen, zum einen, indem sie einem Patienten wie Sam freien Ausgang erlaubten, und zum anderen, weil sie seine Eltern nicht informierten. Das Ergebnis war nicht nur für die Opfer, sondern auch für Sam tragisch gewesen.

Nachdem ich mein Gutachten eingereicht hatte, musste ich mich mit dem medizinischen Sachverständigen der Verteidigung treffen. Dr. B. und ich stimmten in den grundlegenden Fakten überein, nämlich dass es Sam generell psychisch nicht gut, im Vorfeld des Mordes aber besser gegangen war, was durch die Tatsache bestätigt wurde, dass er vor seinem »Ausbruch« auf eine offene Station verlegt worden war und man ihm Ausgang gewährt hatte. Nicht einig waren wir uns über das Risiko, das er für seine Familie darstellte. Dr. B. sagte, es habe keine vorherigen Hinweise auf eine Gefahr gegeben, während ich mich auf den Brief seiner Eltern an die Fachärztin bezog, in dem sie ihr mehrere Beispiele seiner Gewalttätigkeit ihnen gegenüber geschildert und die Frage aufgeworfen hatten, ob es angemessen wäre, Sam dauerhaft in einer psychiatrischen Einrichtung unterzubringen. Zwar habe er, soweit bekannt war, in den letzten Monaten vor dem Tötungsdelikt seine Eltern nicht bedroht, das räumte ich ein, dennoch sei es willkürlich, die Risikobewertung nur auf diesen Zeitraum und nicht auf die gesamte Vorgeschichte von Sams Leben und Krankheit zu stützen. Seine Eltern waren als »gefährdet« geltende Personen in seinem Umfeld identifiziert worden, allein das hätte eine Warnung gerechtfertigt, wobei ich mich sowohl auf die Aufsichtsbehörde für Ärzte als auch auf ähnliche Richtlinien des NHS bezog.

Dr. B. war anderer Meinung und behauptete, es gebe nicht genügend Beweise, die meine Behauptungen stützten und die Weitergabe von Informationen rechtfertigten. Er glaubte, die Klinik hätte sich Beschwerden und sogar möglichen rechtlichen Schritten vonseiten Sams aussetzen können, wenn sie ihre Schweigepflicht gebrochen hätte. Darauf erwiderte ich, dass das psychiatrische

Team, das Sam betreute, Judith und Ralph in ihre klinischen Fallbesprechungen im Vorfeld des Mordes einbezogen hatte. Als Sam nicht wie vereinbart in die Klinik zurückgekehrt war, hätte die Benachrichtigung seiner Eltern vielleicht dazu beigetragen, das Risiko eines Schadens für sie zu verhindern oder zu verringern – ich dachte dabei an die unverschlossene Hintertür ihres Hauses. Wir konnten uns darauf einigen, dass es tatsächlich üblich war, enge Familienangehörige in Entscheidungen über Ausgangsgenehmigungen einzubeziehen. Dr. B. äußerte lediglich, es sei eine gängige Praxis, genau das *nicht* zu tun. Wir hielten unsere unterschiedlichen Ansichten in einer gemeinsamen Erklärung fest und warteten ab, was als Nächstes passierte. Entweder würde der Fall vor Gericht landen oder, was häufiger vorkommt, die Prozessparteien würden sich auf einen finanziellen Vergleich auf einer nicht genannten Basis einigen. Judiths Anwälte sagten richtig voraus, dass der Fall wegen seiner potenziell größeren Bedeutung fortgesetzt würde. Ein außergerichtlicher Vergleich würde einen schwierigen Präzedenzfall schaffen – wer könnte schon sagen, wie viele ähnliche Klagen folgen würden?

An dem Tag, an dem ich als Zeugin geladen war, orientierte ich mich mit meinem Kostüm an dem strengen schwarzen Stil, den auch die Rechtsanwaltschaft bevorzugt. Sachverständige verbringen viel Zeit und Mühe damit, ihren eigenen »Look« vor Gericht zu kreieren, und es gibt sogar teure Weiterbildungskurse, die sie anleiten, wie man das am besten macht. Es wäre albern, so zu tun, als spiele das Aussehen keine Rolle. Nach meiner Erfahrung hat es seine Vorteile, wenn ich der nüchternen Kleiderordnung im Gerichtssaal Rechnung trage. Es ist eine Möglichkeit zu vermitteln, dass ich meine Rolle in diesem Kontext verstehe. Sie besteht darin, das Gericht zu unterstützen, indem ich zeige, wo meine Meinung mit den rechtlichen Fragen übereinstimmt. Ich war zwar von Judiths Team beauftragt, aber dennoch »dem Gericht, nicht der Sache« verpflichtet. Es kam auf den Richter an; seine Meinung war ausschlaggebend.

Vor Gericht muss man viel warten, aber schließlich war ich an der Reihe. Ich stand auf und legte den Eid ab. Heutzutage gibt es säkulare Versionen, aber ich entschied mich für den traditionellen Spruch »So wahr mir Gott helfe«. Die Aufgabe der Klinikanwältin war es, meine Schlussfolgerungen infrage zu stellen und meine Argumente zu widerlegen, und zwar auf die netteste Art und Weise. Gute Anwält:innen müssen sich weder aufregen noch ein großes Theater veranstalten. Die besten unter ihnen führen einen sanft, aber entschieden durch eine Argumentationslinie, die, wenn man nicht aufpasst, damit enden kann, dass man seiner eigenen Meinung widerspricht oder etwas sagt, was man nicht wirklich meint. Die Anwältin der Klinik fing so an: »Besteht nicht ein öffentliches Interesse an der Wahrung der Schweigepflicht, Dr. Adshead? Wenn ja, weshalb hätte dann Ihrer Ansicht nach die Schweigepflicht in diesem Fall verletzt werden sollen?« Auf diese Art fuhr sie fort: »Sie behaupten, dass die Klägerin über den Ausgang ihres Sohnes hätte informiert werden müssen, aber mit welcher Begründung?« »Sie haben selbst eingeräumt, dass es keine Beweise dafür gab, dass der Patient an dem fraglichen Tag eine Gefahr für seine Eltern darstellte, ist das richtig?« »Und Sie akzeptieren, dass das psychiatrische Team eine Ansicht vertrat, die innerhalb der Grenzen der medizinischen Praxis lag?« »Ihrer extremeren Ansicht nach hätten Patienten in der Psychiatrie keinen Anspruch mehr auf Schweigepflicht. Ist das nicht diskriminierend, und könnte es nicht dazu führen, dass manche Menschen oder ihre Betreuer notwendige medizinische Hilfe gar nicht erst annehmen?« So ging es dann ein paar Stunden weiter, was nicht schlecht war – ich habe schon erlebt, dass Expert:innen tagelang so befragt werden.

Am Ende wies sie mich mit einer letzten spitzen Bemerkung daraufhin, dass ich forensische Psychiaterin sei und die meiste Zeit meiner Karriere im Broadmoor Hospital gearbeitet hatte. »Sie haben nicht viel als Allgemeinpsychiaterin praktiziert, Dr. Adshead, oder? Sie haben vor allem mit hochgefährlichen psychisch kranken Patienten gearbeitet, von denen viele schreckliche Straftaten begangen haben, nicht wahr? Mit Sicherheit hat das einen Einfluss auf Ihre Wahrnehmung eines vermeintlichen ›Risikos‹.« An dieser Stelle erlaubte sie sich die kleine Geste »in Anführungszeichen« für den Richter. All das gehört zu einem Kreuzverhör dazu. Meine Aufgabe ist es, bei meiner Meinung zu bleiben und zu erklären, dass die Fragen der Anwält:innen zwar interessant sein mögen, aber meine Meinung nicht untergraben. Ich versuche, nicht dogmatisch zu wirken und immer fair zu bleiben, auch bei provokanteren Fragen, aber man weiß nie, welchen Eindruck man vor Gericht macht. Der Ausgang eines Falles kann davon abhängen, welche Laune der oder die Richter:in am betreffenden Tag hat und ob es ihm oder ihr etwas ausmacht, wie der Fall in der Öffentlichkeit ankommt.

Mein Mitgefühl galt der Psychiaterin, die entschieden hatte, Sam Ausgang zu gewähren, auch wenn ich der Meinung war, dass der Offenbarungspflicht mehr Gewicht hätte beigemessen werden müssen. Alle Psychiater:innen müssen Risikobewertungen ihrer Patient:innen vornehmen, wohl wissend, dass hin und wieder etwas schrecklich schiefläuft und Fehler jede Menge öffentliche Aufmerksamkeit und professionelle Zensur nach sich ziehen. Mir selbst ist das noch nicht passiert, aber Menschen, die ich gut kenne, haben im Mittelpunkt solcher Katastrophen gestanden, und ich habe gesehen, welchen Tribut es von ihnen forderte. Es beginnt immer auf ganz gewöhnliche, unumstrittene Weise. Ich erinnere mich, dass vor Jahren einer meiner eigenen Klinikpatienten während eines Ausgangs verschwand, so wie Sam. Er wurde wegen einer psychischen Erkrankung behandelt und hatte eine von Gewalt geprägte Vorgeschichte, doch zu diesem Zeitpunkt schien er gute Fortschritte zu machen. Das klinische Team war wie ich der Meinung, dass er Ausgang haben konnte, und als die Pflegerin mich informierte, dass er nicht rechtzeitig zurückgekehrt war und man die Polizei benachrichtigt hatte, war ich zutiefst alarmiert. So fängt es also an, dachte ich mit einem schrecklichen Knoten im Magen. Ich bereitete mich auf eine schlimme Nachricht vor – und auch auf die anschließende Welle von Verurteilungen.

Zum Glück wurde der Mann gefunden und auf die Station zurückgebracht, bevor etwas passierte. Aber ich erinnere mich noch lebhaft daran, wie aufgewühlt ich war, wohl wissend, dass die Morgenzeitungen ihn als »Monster« gebrandmarkt hätten, falls er Drogen genommen hätte, in eine Schlägerei geraten wäre und einen unglücklichen Schlag ausgeführt hätte. Zusammen mit seinem Opfer und dessen Familie wäre ich für immer mit der Tragödie verbunden gewesen. Es war schwer, sich nicht verletzlich und beschämt zu fühlen. Wäre es schiefgegangen, hätte es eine obligatorische Untersuchung über meine Rolle als verantwortliche Fachärztin gegeben, die die Entscheidung getroffen hatte, ihn aus der geschützten Obhut zu entlassen. Das hätte die Presse mit Sicherheit als Inkompetenz oder Schlimmeres ausgelegt. Hätte die Untersuchung Fehler zutage gefördert, wäre ich mit hoher Wahrscheinlichkeit bei der Ärztekammer angezeigt worden und hätte sowohl mit dem Verlust meiner Approbation als auch mit einer möglichen Zivilklage rechnen müssen. Ich wusste von einem solchen Fall, bei dem die Familie des Opfers dem beteiligten Psychiater mit Mord gedroht hatte, was verheerende Folgen für den Arzt und seine Familie nach sich gezogen hatte. In einem anderen Fall war ein Foto der betroffenen Psychiaterin in allen Zeitungen des Landes veröffentlicht worden. Es gab Schlagzeilen wie »Furchtbarer Fehler«, zudem wurde sie als »die Ärztin, die einen Mörder aus dem Krankenhaus entließ« und »die Rechte des Mörders über die öffentliche Sicherheit stellte« gebrandmarkt.

Judith verlor ihren Prozess gegen die Klinik. Das Gericht befand, das Team, das Sam behandelte, sei nicht verpflichtet gewesen, Schaden von ihr oder Ralph abzuwenden. Zwar sei die Risikobewertung wohl fehlerhaft gewesen, die Sorgfaltspflicht für Sam jedoch nicht verletzt worden. Ich war nicht überrascht; das Gesetz bevorzugt immer Gewissheiten und klare Beweise, die sich analysieren und testen lassen können. Ein solcher Rahmen lässt nicht viel Raum für die Behandlung von Fragen, die Verpflichtungen von Menschen in engen Beziehungen betreffen. Hier gibt es immer eine gewisse emotionale Mehrdeutigkeit und einen wechselnden moralischen Horizont. Ich verstand, dass das Gericht letztlich nicht bereit gewesen war, die schwierige Frage der Sorgfaltspflicht gegenüber einem Dritten anzugehen, aber ich fragte mich, warum nicht anerkannt wurde, dass der Schaden, den er seinen Eltern zugefügt hatte, Sams eigene Gesundheit auf Jahre hinaus stark beeinträchtigen würde. Als ich ihn lange nach diesem Urteil in der Klinik kennenlernte, hatte er gerade erst angefangen, sich mit den Folgen seiner Tat auseinanderzusetzen.

—

Wenn Therapeut:innen das Risiko, das von Menschen ausgeht, reduzieren wollen, müssen sie ihnen helfen, über ihre Geschichte zu sprechen und darüber, was in dem Moment passierte, als sich das Zahlenschloss für sie öffnete. In unserer Gruppe war das der Moment der tödlichen Gewalt. Nur indem sie ihn beschreiben, können die Mitglieder unserer Gruppe die Verantwortung für ihr Handeln übernehmen, was in der Regel den Übergang von einer passiven zu einer aktiven Stimme in ihrer Selbstnarration kennzeichnet. Diese Progression wurde mir zum ersten Mal während meiner Ausbildung von meinem Mentor Murray Cox beschrieben, der die (in der Einleitung erwähnte) Metapher von der dunklen Lampe liebte und der Sprache eine so herausragende Aufmerksamkeit schenkte. Er beschrieb, wie sich ein:e Patient:in von »Ich weiß nicht, wovon Sie reden« zu »Das war nicht ich« zu »Das war ich, aber zu dem Zeitpunkt war ich psychisch krank« zu »Ich habe das getan, als ich psychisch krank war« hangelt, bis er oder sie schließlich bei »Ich habe es getan« endet. Cox nannte diese Aufarbeitung der eigenen Handlung eine *scala integrata*. Wenn ich heute mit Auszubildenden arbeite, beschreibe ich den Prozess als eine *via dolorosa*, in der jeder mentale Schritt schmerzlich ist und der oder die Therapeut:in manchmal nichts anderes tun kann, als seine beziehungsweise ihre Patient:innen auf diesem Weg zu begleiten.

Nach der Sitzung der Mördergruppe, in der Sam zum ersten Mal die lange Ehe seiner Eltern erwähnt hatte, taute er etwas mehr auf und war imstande, freier über sie zu sprechen, wenn die Dynamik in der Gruppe ihn dazu anregte. Eines Tages sprachen die Männer über die Reality-TV-Show *Big Brother* und ihre Abneigung dagegen, dass die Zuschauer:innen nur auf Fehler der Kandidat:innen warten, um sie dann bewerten und abwählen zu können. Das führte zu einer faszinierenden Diskussion darüber, wie sie sich selbst angesichts der mangelnden Privatsphäre im Gefängnis und in der Klinik fühlten. Kaz scherzte, die weiblichen Therapeuten seien wie Big Sisters, die sie nicht nur die ganze Zeit beobachteten, sondern auch jedes ihrer Worte unter die Lupe nahmen. Bevor ich auf diesen Vergleich mit seinen autoritären und strafenden Assoziationen eingehen konnte, mischte sich Sam ein. Er erzählte, dass er als Teenager das Gefühl gehabt hätte, »hinter einer Glaswand« zu leben, ständig von seinen besorgten, überängstlichen Eltern beobachtet zu werden, die ihn wie ein Baby behandelten. So wie er es beschrieb, schien es, als wären sie weder seine Eltern noch seine Opfer, sondern Leute, mit denen ihn nichts verband, Mitglieder eines anonymen Publikums. Doch als er weitersprach, spürte ich, dass er sich bereits auf Murray Cox' *scala integrata* bewegte: Er fing an, persönliche Verantwortung zu übernehmen.

Nach fast einem Jahr war er an einem Punkt angelangt, an dem er seine Tat nicht mehr als »Index« bezeichnete, sondern sagen konnte: »Als ich meinen Dad umgebracht habe ...« Es ist immer ein besonderer Augenblick, wenn jemand diesen Schritt macht, und ich erinnere mich gut an den Tag, an dem es geschah. Er begann damit, dass er den Morgen am Tag des Mordes beschrieb, ein kühler Oktobertag vor zehn Jahren. Er erinnerte sich, wie erleichtert er gewesen war, als er es schaffte, die Pflegerin, die ihn begleitete, abzuschütteln, nachdem sie auf dem Weg zu einem nahegelegenen Kiosk das Klinikgelände verlassen hatten. Er sagte, zuerst sei er schnell gegangen, habe sich immer wieder umgeschaut und sei dann gelaufen, um so schnell er konnte so viel Abstand wie möglich zwischen sich und die Klinik zu bringen. Nach einer Weile merkte er, dass er sich dem Viertel näherte, wo seine Eltern lebten. Dort hatte er gar nicht hingewollt, deshalb ging er zu einem besetzten Haus unten am Fluss, wo er ein paar Jungs kannte. Er schwitzte und brauchte dringend was zu trinken; jemand gab ihm ein Bier und eine Pille – er war nicht sicher, was es war. Er könne sich nicht erinnern, sei vielleicht sogar eine Weile ohnmächtig geworden, erzählte er uns. Als er aufwachte, hörte er Sirenen, sah Polizist:innen und blinkende Lichter, und die anderen waren in alle Richtungen davongelaufen. Er wusste nicht, wo er war und hatte Angst, wurde aber nicht erwischt. Jetzt ging er in Richtung seines Elternhauses. Ich erinnere mich, wie er plötzlich innehielt und die Frage beantwortete, die sich in meinem Kopf bildete, bevor ich sie stellen konnte: »Ich weiß nicht, weshalb ... Ich schätze, weil es mein Zuhause war.« Es war schon spät, sagte er, als er sich um die Rückseite des Hauses stahl. Durch das Fenster sah er, dass sein Vater in der Küche Tee kochte und seine Mutter im Nebenzimmer bügelte.

Er habe eine ganze Weile draußen gestanden und sie beobachtet, erzählte er, »als wäre es ein Film oder so«, und ich stellte mir vor, wie er dort draußen in der kalten Nacht stand und sich die häusliche Szene im Inneren ansah. Wie Judith und Ralph sich ohne Worte verständigten, sie vielleicht seine Hilfe beim Falten der Laken in Anspruch nahm. Ich konnte verstehen, dass ihre häusliche Zweisamkeit Sam so weltfremd und exklusiv erschien wie alles, was Hollywood je hätte fabrizieren können. Er ging nicht näher darauf ein, was ihn an dem Tableau hinter der Fensterscheibe so wütend machte, aber er erzählte, dass ihm kalt wurde und er anfing, nervös zu werden. Er ging zur Hintertür, um nach dem Ersatzschlüssel unter dem Blumentopf zu suchen, und stellte fest, dass die Tür gar nicht abgeschlossen war. An diesem Punkt seiner Erzählung hielt Sam inne, um tief Luft zu holen, und wir saßen alle still da und warteten darauf, dass er weitermachte, weil wir spürten, dass der nächste Teil für ihn und für uns schwer sein könnte. Wie so oft in dieser Gruppe spürte ich die beängstigende Verantwortung, Zeugin des Grauens zu sein. Nachdem wir ein paar Minuten geschwiegen hatten, dachte ich, er hätte für heute genug gesagt. Trotzdem versuchte ich es: »Möchten Sie uns noch etwas sagen, Sam?«

»Ich muss was trinken«, platzte er heraus, abrupt und laut. Zuerst dachte ich, er meinte jetzt und hier, aber nein, er war zurück in diesem Garten seines Elternhauses und sprach von sich selbst im historischen Präsens. Sein starrer Blick war auf die leere weiße Wand hinter meinem Kopf gerichtet. »Ich brauche Geld. Ich muss mir Koks besorgen. Ich bin müde, mir ist kalt ... Ich habe Angst.« Er runzelte die Stirn, schlang die Arme um seinen Oberkörper und fuhr mit angespannter, leiser Stimme fort. »Ich glaube, jemand ist mir gefolgt, Mann. Die Polizei ist hinter mir her, ich muss da rein und mein Gesicht verstecken. Ich kann Mum und Dad nicht sehen ... Da ist mein Dad.« Er schluckte schwer, dann fuhr er fort: »Er guckt mich an, als wäre ich das Schlimmste, was ihm je passiert ist ... Er ist nicht gerade erfreut. Ich meine, er sieht verdammt erschrocken aus, und ich denke: Da stimmt was nicht, du solltest keine Angst haben, sondern froh sein, mich zu sehen, ich bin dein Sohn.«

Er redete immer schneller. Alle in der Gruppe saßen vollkommen reglos da, während sich die Geschichte im Raum zwischen uns ausbreitete. Diese stille Zusammenarbeit von Zuhörern, wie ein stummes Orchester, das dem einsamen Solo einer Oboe folgt, während die Bögen oder Instrumente in der Luft schweben, ist eine bemerkenswerte Erfahrung. In einer solchen Gruppe weiß ich nach jahrelanger Erfahrung, wann ich meinen Taktstock beiseitelegen und den Dingen ihren Lauf lassen muss. »Dad sagt: ›Sam? Was machst du hier? Du solltest doch in der Klinik sein.‹ Und ich denke: Das ist doch keine Begrüßung, oder? Er hat nicht mal gefragt, wie es mir geht oder so. Inzwischen bin ich verdammt wütend, versteht ihr, und denke: Wahrscheinlich war er derjenige, der mir die Polizei auf den Hals gehetzt hat. Dann sagt er: ›Sammy‹ – wie damals, als ich ein Teenager war, dieser kindische dämliche Spitzname – ›Sammy, ich finde, du solltest lieber wieder gehen.‹ Und ich denke: Mann, so ist das also, jetzt hasst mich sogar mein Dad.«

Ich wandte meinen Blick nicht von Sam ab, hörte aber, wie einer der anderen Patienten leise nach Luft schnappte und damit einen Teil der Anspannung löste, die wir wohl alle spürten. Sam beugte sich vor, stützte die Ellbogen auf die Knie und fuhr sich mit den

Händen über das Gesicht, als wollte er seine Gesichtszüge wegrubbeln. Wahrscheinlich machte er sich Mut, um weiterzusprechen. Plötzlich überschwemmte mich eine Welle von Traurigkeit und ein fast theatralisches Grauen, ähnlich dem Gefühl, mit dem man Medea oder Macbeth sieht, weiß, was gleich kommt, und sich selbst zuflüstert: »Oh nein, tu es nicht …«

Nach einer Weile beugte sich Kaz vor und fragte: »Alles klar, Kumpel? Brauchst du einen Schluck Wasser?« Sam nickte, und eine der anderen Therapeutinnen stand auf, ging zum Wasserspender und reichte ihm einen Becher. Er trank ihn in einem Zug aus. Er schaute zur Decke auf, dann hinüber zur Uhr an der Wand, die nie die richtige Zeit anzeigte – überallhin, bloß nicht auf eine:n von uns. »Ich glaube, mehr kann ich im Moment nicht sagen«, stieß er heiser hervor. Tim meldete sich zu Wort: »Du musst nur sagen, was du sagen kannst – wir haben das alle schon mal erlebt.« Und dann gab Benny, ein anderer Patient, ebenfalls seinen Senf dazu: »Ich hab Jahre gebraucht, Mann. Mach dir keine Sorgen, wir wissen, wie es ist, wenn es zu real wird.« Ich war gerührt von ihrer Unterstützung, und vielleicht war Sam das auch, denn plötzlich konnte er doch weitermachen. Mir fiel auf, dass er an diesem Punkt in die Vergangenheitsform wechselte, als bräuchte er ein wenig Abstand, um zum Ende zu kommen. Ich achtete besonders darauf, mir seine Sprache einzuprägen, allerdings bestand kaum Gefahr, dass ich ihre niederschmetternde, schlichte Eloquenz vergessen würde.

»Das war's also. So war's, als ich meinen Dad umgebracht habe. Ich erinnere mich nicht genau an alles, aber ich weiß noch, dass ich auf ihn einschlug, ich griff nach irgendwas und schlug auf ihn ein. Und dann war plötzlich Mum da und schrie mich an, ich schubste sie weg, und als sie gegen die Wand krachte, hörte ich was knirschen … Und dann war da nichts mehr, außer dass ich auf meinen

Dad einschlug. Und am Ende kein Ton mehr. Es war, als wäre die Welt einfach weggebrochen. Ich war wie erstarrt, ich stand über ihm, und er lag in dieser Blutlache. Ich weiß noch, dass ich mich umschaute und dachte: Das war's jetzt, das ist das Ende von allem.« Sam vergrub den Kopf in den Händen, und ich ließ eine Pause zu, um zu sehen, ob er noch etwas zu sagen hatte, aber er schwieg. Dann schaute ich mich in der Gruppe um und fragte, ob jemand Sam etwas sagen wollte. Niemand meldete sich. Nicht jede Offenbarung braucht eine Antwort, und vielleicht sind Worte überflüssig, wenn jemand beschreibt, wie er seine Welt zertrümmert hat.

Später, als die Sitzung vorbei war, erklärte ich meinen Kolleg:innen, die Tatsache, dass sich all dies in seinem Elternhaus zugetragen hatte, mache die Sache für Sam noch schlimmer, weil die Vergangenheit sein einziger sicherer Ort gewesen sei, und nun war sogar der für ihn verschlossen. Wir sprachen über die »Zahlenschloss-Kombination«, die in dieser Nacht eingerastet war, über all die Risikofaktoren, die sich aneinanderreihten, und ob die letzte »Zahl« der ängstliche Blick seines Vaters gewesen sein könnte – oder einfach das unerträgliche Gefühl, nicht der Mensch zu sein, der er sein wollte.

Seitdem habe ich oft über Sam und Judith nachgedacht und darüber, ob sein letzter mörderischer Gewaltausbruch hätte verhindert werden können. Nach wie vor teile ich die Bedenken meiner Kolleg:innen und der Gerichte in punkto Schutz der Privatsphäre von Klient:innen, aber ich glaube auch, dass wir die Frage der Schweigepflicht neu stellen müssen. Psychische Erkrankungen sind eine Familienangelegenheit. Könnten wir das Risikomanagement da nicht mehr zu einer kooperativen Bemühung zwischen allen Betroffenen machen? Dieser Fall führte mir eindringlich vor Augen, dass es trotz aller Lippenbekenntnisse zur Betreuung psychisch kranker Menschen anscheinend immer noch niemandem obliegt, sich um die Betreuenden und die Familie zu kümmern. In der heutigen Zeit, in der Privatsphäre und persönliche Daten von Sozialen Medien und Vermarktern in einem solchen Ausmaß kommerzialisiert werden, könnten wir vielleicht eine Art Gegengewicht im Bereich Gesundheit und Sicherheit schaffen. Es ist nicht immer notwendig, die Privatsphäre wie einen kostbaren Schatz zu behandeln, erst recht nicht in Fällen wie diesem.[9] Leute wie Sam und seine Eltern sollten nicht darum wetteifern müssen, wer medizinische Informationen besitzt oder Zugang zu ihnen hat.

In Ermangelung einer solchen Zusammenarbeit wurden Sams Eltern mit einer neuen Identität konfrontiert, die sie sich nie ausgesucht hatten, nämlich als Opfer seiner Gewalt. Und nun gehört Sam selbst zu einer extrem kleinen Gruppe von Menschen, die sowohl als psychisch krank diagnostiziert als auch wegen Mordes verurteilt wurden – eine komplexe Identität, die mit sehr viel Schmerz verbunden ist. Wie soll es für ihn weitergehen? Ich war ermutigt, als kürzlich eines unserer Gruppenmitglieder vom üblichen Geplänkel über realitätsferne Fernsehserien abwich und verkündete, er habe ein gutes Buch gelesen, das ihm ein Mitpatient geschenkt hatte. Er lächelte mich an und sagte: »Das Buch ist genau Ihr Ding, Dr. Gwen. Es stammt von einem Mann namens Viktor Frankl, der in einem Konzentrationslager war, und es geht darum, an solchen Orten einen Sinn zu finden … oder in Einrichtungen wie dieser.«[10] Er machte eine ausholende Bewegung mit dem Arm und bezog damit den tristen Besprechungsraum, unseren kleinen Kreis von Männern und Mitarbeiter:innen und die gesamte Klinikeinrichtung ein.

Ich hatte Frankl in der Gruppe nie namentlich erwähnt, aber dieser Patient hatte recht: Die Prämisse, dass alles Leiden einen Sinn hat, war tatsächlich »mein Ding«. Ich staune immer wieder, wenn jemand die Verantwortung für eine Geschichte über Leben und Tod übernimmt und daraus ein gemeinsames Gefühl von Hoffnung entsteht, das nach außen strahlt und möglich macht, dass aus einer Katastrophe Sinn und Zweck entstehen. Auf diese Weise können, wie einer meiner Patienten in der Mördergruppe betonte, Menschen, die getötet haben, etwas aus sich machen, selbst wenn ihnen viele Jahre im Gefängnis bevorstehen, »ansonsten gehen zwei Leben verloren statt nur eins«.

Ich dachte an Judith, die nach dem Verlust ihres Mannes jahrelang getreulich ihren Sohn besuchte, und daran, wie die schwierige Arbeit, die Sam in unserer Gruppe geleistet hatte, ihr die Last erleichtern könnte, weil sie seinen Schmerz mehr als jedes Medikament gelindert hatte. Ich sprach darüber, wie ein neuer Gedanke Hoffnung geben kann, indem er eine neue Pforte der Wahrnehmung öffnet. Das ist keine besondere Erkenntnis von mir; Hoffnung ist bekanntlich für das Wohlbefinden und für alle Arten von Heilung entscheidend. Sie gilt als wichtigster Heilfaktor in der Gruppentherapie, denn sobald man durch diese Pforte tritt, merkt man, dass man nicht allein ist. Auf dieser Art von Verbindung beruht alle Hoffnung. Das zu verstehen, ist nicht nur für unsere Klient:innen notwendig oder für diejenigen, die mit ihnen arbeiten, sondern hat für uns alle große Bedeutung.

KAPITEL 11

DAVID

Ich teile mir meine Privatpraxis mit ein paar anderen Psychotherapeut:innen, wir wechseln uns ab. Es ist ein angenehmer Ort, warm und hell, und ich mag ihn sehr, weil er so anders ist als das Gefängnis und die Klinik. Die Wände sind nicht einheitlich in einem schmutzigen Weiß gestrichen, es gibt weiche Polstermöbel und vor allem weder zahlreiche Türschlösser noch Alarmanlagen oder das ständige Gefühl von Gefahr. Heutzutage habe ich mein Arbeitspensum reduziert, arbeite aber neben meinen schriftstellerischen, lehrenden und gutachterlichen Tätigkeiten nach wie vor einige Tage in der Woche als Psychotherapeutin in den geschlossenen Einrichtungen des NHS. Hin und wieder nehme ich auch Privatpatient:innen an. Wie die meisten NHS-Ärzt:innen habe ich keine richtige Privatpraxis, anders als in den USA, wo viele Psychiater:innen und Psychotherapeut:innen selbstständige Privatunternehmer:innen sind, deren Praxis an eine Klinik oder eine andere Institution angegliedert sein kann. Im NHS ist es uns nicht ausdrücklich untersagt, Privatpatient:innen zu behandeln, aber der Tag hat nur eine bestimmt Anzahl von Stunden, und ich arbeite lieber innerhalb des staatlich finanzierten Systems mit denen, die sich private Psychotherapeut:innen nicht leisten können.

Mein neuer Patient war Hausarzt in einer nahe gelegenen Stadt, den ein Kollege an mich überwiesen hatte. Ich hatte eingewilligt, mich mit ihm zu verabreden, denn wenn ich überhaupt jemand eine private Therapie anbiete, dann gewöhnlich Kolleg:innen aus dem medizinischen Bereich, da es für sie aus einer ganzen Reihe von Gründen, auf die ich noch zurückkomme, sehr schwierig sein kann, Hilfe zu bekommen. Ich biete keine Langzeittherapien an, das mache ich von vornherein klar. Aber ich erstelle eine Beurteilung, setze eine begrenzte Anzahl von Sitzungen an und überweise sie, falls nötig, anschließend an andere Kolleg:innen. Wenn jemand mit dem Vorschlag einer Kurzzeittherapie einverstanden ist, reichen ein paar Termine oft aus, wie etwa bei dem Chirurgen, der zu mir kam und sagte, er fühle sich »geistig so durcheinander«. Bei ihm genügte eine Handvoll Sitzungen zu zweit, um wieder einen freien Kopf zu bekommen.

An jenem Morgen hörte ich David, noch ehe ich ihn sah. Das Fenster meines Therapieraums geht auf den Parkplatz hinaus. Ich saß ruhig da und wartete auf ihn, als ich beim plötzlichen Zuschlagen einer Autotür draußen leicht zusammenfuhr. Als dann der Kies unter den hastigen Schritten knirschte, beendete er wohl gerade ein Telefongespräch – kein angenehmes, so wie es sich anhörte. Kurz danach vernahm ich das gedämpfte Poltern derselben Stimme am Empfang, eine dieser Baritonstimmen, die ich immer mit Sängern oder Soldaten assoziiere. Jetzt kam sie näher, ich hörte ein schnippisches »Nicht nötig, sie erwartet mich«, und kurz darauf klopfte es dreimal rasch an meiner Tür. Er trat ein, noch ehe ich aufstehen konnte.

»David X.«, verkündete er und streckte mir die Hand entgegen. Er war nicht besonders groß, trotzdem füllte seine Anwesenheit den kleinen Raum aus. Er hatte einen festen Händedruck und ein professionelles Lächeln, das nicht bis zu den Augen reichte. Seine Kleidung ließ vermuten, dass er Wert auf sein Äußeres legte: Er trug ein gestärktes weißes Hemd, und aus der Tasche seines schicken blauen Blazers lugte ein gemustertes Seidentuch. Die hohe Stirn wurde von einer dichten Masse grau melierter Locken gekrönt, und irgendwie kam mir der Kopf zu wuchtig für den Körper vor. Die Doppelbedeutung von »Dickkopf« fiel mir später wieder ein, und ich fragte mich, ob diese Assoziation bei unserem ersten Treffen eine Reaktion auf etwas »Stures« in Davids Selbstdarstellung war.

»Was führt Sie zu mir?«, fragte ich, griff nach Notizblock und Stift und setzte hinzu: »Ich mache mir ein paar Notizen, um wichtige Dinge nicht zu vergessen. Ist das in Ordnung?« Er machte eine knappe Handbewegung, nicht nur, um Zustimmung zu signalisieren, sondern um mir klarzumachen, wie überflüssig die Frage war. Er war selbst Arzt, er kannte sich aus. »Was genau hat Giles auf den Überweisungsschein geschrieben?« Ich spürte eine gewisse Abwehr in seinem Tonfall. Möglicherweise war sie ein Zeichen dafür, wie schwer es ihm fiel, auf den Stuhl des Patienten zu wechseln – vielleicht war es auch nur Nervosität über das, was sein Hausarzt notiert haben könnte. Diese ersten Minuten mit einem neuen Klienten oder einer neuen Klientin stecken immer voller Hinweise, und manchmal ist es frustrierend, dass man keine Zeit hat, sie sofort zu verarbeiten. Sein Hausarzt habe Depressionen erwähnt, antwortete ich. David schüttelte den Kopf. »Nein, so würde ich es eigentlich nicht nennen. Es geht nicht um meine Stimmung, es geht um den Schlaf. Eigentlich ganz einfach: Ich habe Schlafprobleme und die SSRI-Antidepressiva, die er mir verschrieben hat, nützen nichts.« Ich fragte, wie lange er das Problem schon habe. »Ein paar Monate«, erklärte er, »ein Jahr vielleicht.« Ich runzelte innerlich die Stirn. Das ist lang für jemanden, der unter Schlafstörungen leidet. Davids Problem könnte komplizierter sein. »Auf der Überweisung stand auch etwas über Probleme bei der Arbeit. Hängt das mit dem Schlafmangel zusammen?« David sah mich kurz und ausdruckslos an, dann fing er zu meiner Überraschung an, rau und trocken zu lachen. »Irgendetwas musste er ja schreiben, oder?«

Jetzt starrte er mich an, als nähme er mich seit seiner Ankunft zum ersten Mal wahr. »Ich habe Giles gebeten, mich an Sie zu überweisen, Dr. Adshead. Ich habe Sie neulich auf der Fahrt in die Stadt im Radio gehört. Sie sind so was wie eine Berühmtheit, nicht?« In den letzten Jahren hatte ich einige öffentliche Vorträge gehalten, hauptsächlich über die Arbeit mit Mordopfern, und nachdem die Medien mich erst einmal auf dem Schirm hatten, wurde ich gelegentlich zu Podiumsdiskussionen eingeladen, um über die Forensik zu sprechen. Es macht mir nichts aus, aber es ist ein unerwarteter Nebeneffekt meines Jobs, nicht etwas, auf das ich scharf bin. Kommentare wie der von David luden nicht wirklich zu einer Antwort ein, aber dass er es erwähnt hatte, deutete darauf hin, dass er nervös war und versuchte, eine Verbindung herzustellen, indem er mir schmeichelte. Gleichzeitig fragte ich mich, ob es für ihn von Bedeutung war, dass »seine« Psychiaterin eine gewisse Rolle in der Öffentlichkeit spielte oder angesehen war.

»Wer hat denn keine Probleme bei der Arbeit?«, fragte er. »Ich meine, sehen Sie sich doch an, was wir tun und unter welchem Druck wir stehen. Der NHS ist vor die Hunde gegangen, und wir sollen jetzt den Saustall aufräumen. Zum Glück gehe ich demnächst in den Ruhestand. Für diesen Job muss man starke Nerven haben, finden Sie nicht? Man darf nicht vergessen, dass wir etwas Besonderes sind. Das müssen wir sein.« Er schlug die Beine übereinander und schenkte mir ein Lächeln, das er sicher für bestechend hielt, und wieder hatte ich das Gefühl, dass er mir schmeicheln oder mich einwickeln wollte, dass er »uns« als etwas Besonderes beschrieb, weil *er* es sein musste. All das hatte etwas mit Kontrolle zu tun, und ich ertappte mich dabei, wie ich innerlich vor ihm zurückwich. Natürlich wusste ich, dass das eine klinische Bedeutung hatte – irgendetwas an seiner Psyche vertrug sich nicht mit meiner. Ein weiterer Grund, weshalb ich so wenig Privatpatient:innen annehme, ist, dass ich Reaktionen wie diese gern mit aufmerksamen Kolleg:innen bespreche, die den Patienten oder die Patientin ebenfalls kennen und mir helfen können, die Erfahrung zu reflektieren. In einer Institution wie dem Broadmoor Hospital oder in einem Gefängnis, selbst bei der Arbeit in der Bewährungshilfe oder für das Gericht habe ich Kontakt zu anderen Kolleg:innen, in der Privatpraxis jedoch bin ich auf mich allein gestellt. Ich bewahrte einen neutralen Gesichtsausdruck, vermittelte ihm aber trotzdem Interesse und Wärme durch Körpersprache, Blickkontakt, aufmerksames Zuhören und Fragen, aber während des gesamten Gesprächs war mir bewusst, dass ich David schnell wieder loswerden wollte, und ich musste herausfinden, warum.

Lag es daran, dass er gar nicht wirklich hier sein wollte und trotz seines gewinnenden Auftretens das Gleiche spürte wie ich? Weshalb wollten wir beide den Raum so dringend verlassen? Wahrscheinlich hatten wir beide Gefühle und Gedanken angesprochen, die uns beunruhigten. Da mich sein Auftreten dermaßen abstieß, dachte ich später darüber nach, was er über den NHS gesagt hatte und ob es das war, was mich so innerlich aufscheuchte. Er hatte recht, das Gesundheitswesen war durch jahrelange Kürzungen und Umstrukturierungen schwer angeschlagen und sah einer ungewissen Zukunft entgegen. Das musste allen zu schaffen machen, die in diesem Bereich arbeiten. Ich fragte mich auch, ob er einen wunden Punkt getroffen hatte, was meine eigene Zukunft betraf. Wir waren etwa gleich alt und hatten den gleichen Beruf. Es kann sehr unangenehm sein, sich vor Augen zu führen, wie wenig Zeit einem bleibt, verglichen mit dem, was hinter einem liegt.

An dem alten Sprichwort, Ärzte seien schlechte Patienten, ist was Wahres dran, besonders wenn es um psychische Erkrankungen geht. Das ist besorgniserregend, denn Depressionen und Medikamentenmissbrauch kommen in unserem Beruf häufiger vor als in anderen Berufsgruppen, und das wiederum trägt zu einem erhöhten Suizidrisiko bei. Ich habe mit Allgemeinmediziner:innen wie David zusammengearbeitet, von denen man erwartet, dass sie für alles und jede:n da sind. Sie leiden unter enormer Arbeitsbelastung und können es sich wirklich nicht leisten, »geistig durcheinander« zu sein. Unordnung ist den meisten Ärzt:innen ein Gräuel, unsere Ausbildung legt Wert auf wissenschaftliche Exaktheit und die Notwendigkeit, die Kontrolle zu behalten. Stärke und Verlässlichkeit werden hochgeschätzt. Man verlangt von uns, dass wir wie Schiffskapitäne am Ruder stehen und nicht von Bord gehen, bis die Arbeit erledigt ist. Als Assistenzärztin lernte ich schnell, mich niemals krankzumelden, denn das hätte bedeutet, das Team im Stich zu lassen oder zu riskieren, als Drückebergerin zu gelten. Die amerikanische Dichterin Anne Sexton hat einmal über Ärzt:innen bemerkt: »Sie sind nur Menschen, die Menschen heil machen wollen.«[1] Ich interessiere mich schon lange für die psychologischen Bedürfnisse von Mediziner:innen, zum Teil, weil ich selbst eine Ärztin bin, die mit dem Chaos ihrer Psyche zu kämpfen hat. Ich weiß, wie schwierig es sein kann, um Hilfe zu bitten oder sich Zeit für sich selbst zu nehmen. Ich habe mindestens zehn Jahre Therapie hinter mir, teilweise als Voraussetzung für meine Ausbildung, aber auch, um herauszufinden, wer ich bin und was die Schwierigkeiten bedeuten, mit denen ich in meinem Leben konfrontiert war. Ich habe mit Depressionen gekämpft und 2010 eine Ausbildung in Achtsamkeitsbasierter Kognitiver Therapie absolviert, die häufig bei der Behandlung chronischer Depressionen eingesetzt wird. Achtsamkeit ist eine Meditationsmethode, die auf buddhistischen Traditionen basiert, und ich wünschte, ich wäre schon viel früher darauf gestoßen, denn ich habe sie sowohl persönlich als auch beruflich als sehr hilfreich empfunden. Da ich der Meinung war, dass diese Praktiken auch anderen Ärzt:innen zugutekommen könnten, habe ich mich seitdem mit einigen gleichgesinnten Kolleg:innen zusammengetan (einer von ihnen ist sowohl buddhistischer Mönch als auch Psychiater), um einmal im Jahr »Achtsamkeits-Retreats für Ärztinnen und Ärzte« zu organisieren.[2] Mein Interesse für die Arbeit mit Kolleg:innen erstreckt sich auch auf diejenigen, die durch ihren psychischen Kampf in echte Schwierigkeiten geraten und manchmal sogar Regeln und Normen verletzen. Es interessiert mich, was Kolleg:innen, die per Definition prosozial sind und ihren Lebensunterhalt damit verdienen, anderen zu helfen, dermaßen ins Schleudern bringt. Im Laufe der Jahre habe ich gesehen, wie sich verschiedene Stressfaktoren auf die psychische Gesundheit von Ärzt:innen auswirken und wie ihre berufliche und persönliche Identität in diesem zwangsläufig performativen Job miteinander verschmelzen. Es wundert mich nicht, dass sie die bedrängten Protagonist:innen so vieler Fernsehserien sind.

Schon früh in meiner Karriere konnte ich miterleben, welche Folgen sich festsetzende Probleme für einige meiner Kolleg:innen hatten. Mitte der 1990er-Jahre, kurz nach meiner Qualifikation in der forensischen Psychiatrie, erstellte ich Gutachten für die britische Zulassungs- und Aufsichtsbehörde für Ärzte und saß eine Zeit lang in einem Gremium, das für die Eignung zur Berufsausübung zuständig ist. Die Aufsichtsbehörde hat die Befugnis, Ärzt:innen von der Arbeit zu suspendieren oder sie ganz zu »streichen« – eine ziemlich brutale Formulierung für den Entzug ihrer Approbation. Während dieser Zeit hatte ich das Glück, ein Stipendium zu erhalten, um in den USA aus erster Hand von den Therapien zu erfahren, die unsere amerikanischen Kolleg:innen entwickelten, um Mediziner:innen zu helfen. Die Gruppen, die ich auf meiner Reise beobachten durfte, bestanden größtenteils aus Ärzt:innen, die ihre Approbation verloren hatten und ein Behandlungsprogramm absolvieren mussten, um sie wiederzuerlangen. Ich weiß noch, dass ich staunte, welche Unsummen sie zahlen mussten, um wieder praktizieren zu dürfen. Vor allem erinnere ich mich daran, dass es über viele verschiedene Vorgeschichten und Fachrichtungen hinweg einen gemeinsamen Nenner gab: Man bat immer erst dann um Hilfe, wenn es zu spät war. Für einige Ärzte und Ärztinnen (und ich glaube, dass auch ich selbst einmal dazugehörte) schien die Entscheidung, Medizin zu studieren, eine Möglichkeit zu sein, Verletzlichkeit zu verhindern, als würden Arzt-Sein und Patient-Sein sich irgendwie gegenseitig ausschließen.

Es gibt auch einen ganz praktischen Grund für Ärzt:innen, auf Hilfe für ihre psychischen Probleme zu verzichten: Es kann Folgen für ihre Approbation haben. Heutzutage ist die Aufsichtsbehörde in erster Linie für den Schutz der Öffentlichkeit zuständig und reagiert äußerst empfindlich auf Hinweise, dass ein Arzt oder eine Ärztin unzuverlässig sein könnte. Diese verschärfte Vorsicht wurde teilweise durch den Fall von Dr. Harold Shipman vorangetrieben, der im Jahr 2000 wegen Mordes an fünfzehn seiner älteren Patientinnen verurteilt wurde. Sein Fall erweckte große internationale Aufmerksamkeit, zumal er Ähnlichkeit mit einem anderen in den USA hatte, ungefähr zur gleichen Zeit, bei dem es um den Arzt Michael Swango ging. Die jeweiligen nationalen Medien hatten beide Männer »Dr. Death« getauft. Shipman wurde letztendlich im Zuge einer anschließenden Untersuchung für mehr als zweihundert weitere Morde verantwortlich gemacht. Die Geschichte zeigt uns immer wieder, wie einzelne schwarze Schafe unverhältnismäßige Ängste auslösen können, und nach Shipman machte sich im Land ein deutliches Misstrauen gegenüber Mediziner:innen breit.

Bei all diesen Stolpersteinen ist es nicht verwunderlich, dass viele Ärzte und Ärztinnen lieber nicht um Hilfe bitten. Aber in diesem Fall war David zu seinem Hausarzt gegangen und hatte ausdrücklich um eine Überweisung an eine Therapeutin gebeten. Nicht irgendeine Therapeutin, sondern eine, die er, aus welchen Gründen auch immer, für geeignet hielt. Nachdem er es so weit gebracht hatte, saß er jetzt vor mir und erklärte, er sei nur müde, nicht depressiv. Sein Auftreten war positiv, sein Vortrag ruhig. Da er jegliche Krankheit leugnete, dachte ich, dass wir den medizinischen Teil abhaken und uns mit den Erfahrungen beschäftigen sollten, die er als Mensch gemacht hatte. Ich griff auf meine Lieblingsfrage zurück: »Wenn dies eine Geschichte wäre, wo würde sie beginnen?«

David seufzte und warf einen Blick auf die Uhr, als fragte er sich, ob er wirklich Zeit für all das hatte. Es schien mir wichtig, die Pause in ein Schweigen übergehen zu lassen, das er selbst brechen musste. Nach ein oder zwei Minuten begann er zu erzählen, wie seine langjährige Ehe vor zwei Jahren zu Bruch gegangen war. Als seine Frau ihn verließ, bekam er furchtbare Albträume, die mit der Zeit immer schlimmer wurden, bis er bestenfalls ein paar Stunden pro Nacht schlief. »Keine Ruhe«, sagte er und schüttelte den Kopf, »einfach keine Ruhe.« Er gab zu, dass ihn das bei der Arbeit »ein bisschen ungehalten« machte. »Sie wissen ja, wie das ist, alles zerrt an einem. Und unsere verdammte Praxismanagerin Helen nervt mich, fragt ständig nach irgendwelchem Papierkram, und dazu noch der ganze Verwaltungsmist ...« Jetzt sprach er mich als Kollegin an. »Geht Ihnen das nicht auch so?« Ich antwortete nicht, obwohl ich Papierkram genauso wenig ausstehen kann wie jede:r andere.

»Dann führte eins zum anderen, verstehen Sie?« Mehr sagte er nicht, sondern ließ mich mit der Frage zurück, was er mit »eins« meinte und ob sich seine Probleme bei der Arbeit auf eine einzige Kollegin beschränkten.

Ich war auch neugierig, wie viel sie und andere sich von David hatten gefallen lassen müssen, bevor sie sich beschwerten. Der

Korpsgeist unter Mediziner:innen führt dazu, dass es eine Weile dauern kann, bis der gute Wille aufgebraucht ist. Dann kam mir der Gedanke, dass womöglich auch seine Patient:innen angefangen hatten, sich zu beschweren, und die Therapie vielleicht doch nicht allein Davids Entscheidung war. Ich fragte ihn direkt, ob das der Fall sei. Er schloss es vehement aus. Er sei zu mir gekommen, weil er wisse, dass er über das Ende seiner Ehe hinwegkommen musste, und um die verdammten Albträume loszuwerden, die sicherlich damit zusammenhingen. »Ach ja? Können Sie mir erzählen, wovon Sie träumen?«, fragte ich. Er wehrte ab. »Kann ich nicht sagen, daran erinnere ich mich nicht. Tut mir leid, Sie enttäuschen zu müssen, Doktor.« Ob und wie sich Menschen an ihre Träume erinnern können, ist sehr unterschiedlich, und wie in Tonys Fall bereits erwähnt, ist die mit der traditionellen Psychoanalyse verbundene Interpretation von Träumen nur selten Teil meiner Arbeit. Ich war mehr an der Tatsache interessiert, dass David es »nicht sagen konnte«. Was hielt ihn davon ab? Ich machte mir eine Notiz und fragte dann, was er tat, wenn er nicht schlafen konnte oder aus einem Albtraum erwachte. »Ich versuche einfach, ihn abzuschütteln ... Was man eben so macht. Ich stehe auf, hole mir einen Drink, gehe online – warte auf den Morgen.«

Unsere Zeit war fast um, und David wollte wissen, wie es weitergehen würde. Ich schlug vor, dass wir in den nächsten sechs Wochen sechs Sitzungen abhalten und anschließend Bilanz ziehen sollten. Wir vereinbarten einen festen Tag und eine Uhrzeit für die kommenden Sitzungen, dann stand er auf und bedankte sich für meine Zeit. »In Ihren fachkundigen Händen werde ich sicherlich große Fortschritte machen.« Hörte ich da einen Hauch von Sarkasmus? Er war bereits auf dem Weg nach draußen, bevor ich etwas erwidern konnte. Ich warf einen Blick auf die Uhr und stellte fest, dass er die Sitzung tatsächlich ein paar Minuten vor der Zeit beendet hatte. Ich hatte das Gefühl, wie ein junger Kadett von einem vorgesetzten Offizier entlassen worden zu sein.

—

In der darauffolgenden Woche erschien er nicht zum vereinbarten Zeitpunkt. Ich wartete in meinem Büro und ging sogar ans Fenster, um Ausschau nach ihm zu halten, aber er ließ sich nicht blicken. Er hätte angerufen und erklärt, ihm sei etwas dazwischengekommen, berichtete mir unsere Mitarbeiterin am Empfang. Das war interessant. Ich hatte gedacht, dass er momentan nicht arbeitete – »Beurlaubung« stand auf dem Überweisungsschein, also konnte es kein medizinischer Notfall gewesen sein. Wahrscheinlicher war, dass er, nachdem alles ins Rollen gekommen war, eine gewisse Abneigung entwickelt hatte, sich auf die Therapie und die damit verbundene Arbeit einzulassen. Doch zur nächsten Sitzung erschien er pünktlich, sogar ein paar Minuten zu früh, mit einem entschuldigenden Lächeln und einer Erklärung für sein Fehlen. Er sei ein begeisterter Golfer, und als er letzte Woche den Club verließ, um sich mit mir zu treffen, war er unserem Bezirksabgeordneten begegnet, einem Bekannten von ihm, der ihn an seinen Tisch gebeten hatte. Der Abgeordnete trank gerade Kaffee mit – und hier senkte David die Stimme und murmelte den Namen des stellvertretenden Premierministers. Ich glaube, er wollte mich beeindrucken. »Ich konnte mich ja schlecht einfach davonstehlen, nicht? ›Tut mir furchtbar leid, Leute, aber ich muss zu meiner Therapie.‹ Wie auch immer, jetzt bin ich da. Wie geht es weiter, Doktor?« Irgendwie hatte ich den flüchtigen Eindruck, dass er ein wenig zu aufgekratzt war, als hätte er getrunken, andererseits schien er so klar im Kopf, dass ich nicht weiter nachhakte.

Ich schlug ihm vor, die Sitzung zu nutzen, um über seine Lebensgeschichte zu sprechen. Ich wollte etwas über seine Kindheit wissen und wie er aufgewachsen war, stattdessen begann er mit der jüngsten Vergangenheit, seiner Silberhochzeit. Er beschrieb, wie er im schicken Restaurant des Golfclubs eine große Party gegeben hatte (»Hat mich eine Stange Geld gekostet, das können Sie mir glauben.«), einschließlich Abendessen und Tanz – »Smoking, das volle Programm«. Er erwähnte zwei erwachsene Kinder, die mit ihren jungen Familien gekommen waren. Er hatte eine Tochter, die in Wales lebte, und einen Sohn in Cornwall, aber mehr verriet er nicht über sie oder die Enkelkinder, er nannte mir nicht einmal ihre Namen. Er erwähnte nur beiläufig, dass sie »Connie«, seine Frau, anbeteten. Ich glaubte, einen Hauch von Traurigkeit herauszuhören, etwas von Sir Andrew Aguecheek aus Shakespeares *Wie es euch gefällt* und seinem wehmütigen Seufzer: »Ich wurde auch einmal angebetet.«

Detailliert beschrieb David die aufwendigen Vorbereitungen für die Party, die Reden, den auserlesenen französischen Wein, den er bestellt hatte, und die Tiffany-Halskette, die er seiner Frau vor allen Gästen überreicht hatte. »Es sah so aus, als liefe alles wie am Schnürchen. Lauter glückliche Familien. Und mit einem Mal ... Peng.« Wenige Wochen später hatte Connie ihre Koffer gepackt und war gegangen. Er schnippte mit den Fingern: »Einfach so.« »Das tut mir leid. Soll das heißen, sie hat Sie ohne jede Erklärung verlassen?« Er wandte den Blick ab, dann zuckte er die Achseln und erzählte, seine Frau habe nur eines Tages aus heiterem Himmel verkündet, sie wolle nach Cardiff zu ihrer Tochter ziehen, um bei den Enkelkindern zu sein. »Es war okay«, sagte er. »Okay«, wiederholte ich, nicht überzeugt von diesem harmlosen Wörtchen, mit dem sich eine emotionale Unterhaltung so geschickt abschließen lässt. »Es gab niemand anderen, falls Sie das denken. Auf beiden Seiten. Nichts dergleichen. Wir hatten uns vermutlich einfach auseinandergelebt.« Ich nickte nur und wartete auf mehr. Er starrte mich an, irgendwie gereizt, weil ich nicht antwortete. Dann wechselte er die Haltung, verschränkte die Hände hinter dem Kopf, streckte die Beine vor sich aus und schaute zur Decke hoch. »Was kann ich Ihnen noch erzählen?« Jetzt klang er ziemlich gelangweilt. Ich fragte, ob er noch etwas über seine Kinder sagen wolle – was hielten sie von der Trennung? »Kann ich nicht sagen.« Wieder diese Formulierung. Was hinderte ihn daran, mehr zu sagen? Wusste er es überhaupt?

Das Bild, das sich abzeichnete, hatte etwas Beunruhigendes. Ein Mann Ende fünfzig, der sich dem Ruhestand nähert, gehört statistisch gesehen bereits einer Gruppe mit erhöhtem Suizidrisiko an, unabhängig davon, ob er zugibt, depressiv zu sein oder nicht. Wie gesagt, manche Ärzt:innen identifizieren sich so sehr mit ihrer Arbeit, dass die Aussicht auf Ruhestand schwierig ist. Er kann nicht nur wie das Ende einer Karriere, sondern wie der Tod eines Teils ihres Ichs erscheinen, möglicherweise ein Grund dafür, warum so viele weit über das normale Rentenalter hinaus arbeiten. Es war wichtig, vorgewarnt zu sein und sich bewusst zu machen, wie sich ein Identitätsverlust anfühlen kann. Psychische Gesundheit hängt auch vom Umfeld ab, und David erweckte den Eindruck, dass er nach seiner Scheidung sozial vereinsamt war. Sein Club mochte eine gesellige Umgebung sein, aber Golf ist kein Mannschaftssport. Offenbar hatte er keine Beziehung zu seinen Kindern oder deren Familien, und vielleicht hatte er sich auch von einigen seiner Arbeitskolleg:innen entfremdet.

Ich stellte ihn mir zu Hause vor, nachdem Connie ihn verlassen hatte, ein einsamer Mann mit einem stressigen Job, der spät nach Hause kam, sich ein paar starke Drinks genehmigte, in der Hoffnung, dass sie ihm beim Einschlafen helfen würden, dann durch die leeren Räume wandelte und sich gerahmte Fotos eines Lebens ansah, das er verloren hatte, bevor er langsam die Treppe zum

Schlafzimmer hinaufging und versuchte, Ruhe zu finden, nur um von schrecklichen Albträumen gequält zu werden: eine düstere, bedauernswerte nächtliche Abfolge in Dauerschleife. Manchmal habe ich mich davon abhalten müssen, Lücken wie diese selbst zu füllen, obwohl mir solche Bilder ganz natürlich in den Sinn kommen. Ich habe gelernt, dass das Spekulieren über ein Leben, das nicht mein eigenes ist, mich auch daran hindern kann, zu hören oder zu bemerken, was wirklich Sache ist. Aber es nicht zu tun, wäre vielleicht auch beunruhigend. Wie kann man in die Schuhe eines anderen Menschen schlüpfen, ohne sich vorzustellen, wohin sie einen führen werden?

Vorsichtshalber fragte ich David nach dem Namen eines Menschen, der ihm nahestand und mit dem ich notfalls sprechen könnte. Ein vertrauter Freund vielleicht. Das ist keine ungewöhnliche Bitte, wenn es um Depressionen geht, und setzt das Einverständnis des Patienten oder der Patientin voraus. Er winkte ab, wusste aber, dass es zu meiner beruflichen Pflicht gehörte, und als ich ihn sanft drängte, erklärte er widerwillig, ich könne mit seinem Hausarzt und seiner Praxismanagerin sprechen, wenn es unbedingt nötig sei, »was nicht der Fall sein wird«. Er konnte mir nicht einmal den Namen eines einzigen guten Freundes nennen. Er lebte in einer emotional trostlosen Landschaft, und ich hatte das vage Gefühl, dass er ein gut verstecktes Problem mit sich herumschleppte. Doch am Ende unserer Sitzung versicherte er mir, dass es ihm »bestens« gehe, »machen Sie sich keine Sorgen, meine Liebe«. Er verließ den Raum mit einem fröhlichen »Bis nächste Woche«, und ich hätte schwören können, dass er mir zuzwinkerte.

Zur nächsten Sitzung erschien David in Freizeitkleidung, mit erhitztem Gesicht und einem Poloshirt mit hochgeschlagenem Kragen, sehr zufrieden mit seinem Golfspiel an diesem Morgen. Sein Überschwang ließ nach, als ich fragte, ob wir noch weiter in seiner

Geschichte zurückgehen könnten, bis in seine frühe Kindheit. »Ah, wir nähern uns Freuds Territorium, stimmt's?« Er malte übertriebene Anführungszeichen in die Luft und zitierte die einzigen Zeilen aus Larkins Gedicht, die er (wie viele andere) auswendig kannte: »Verbockt bist du von Ma und Pa ...«[3] Er brach ab und grinste, als erwartete er ein dickes Lob vom Lehrer. Ich sagte nichts. »Freud, Jung ... Das ist doch keine echte Wissenschaft, oder, Dr. Adshead?« Ich fragte mich, weshalb er unseren Berufsstand herabsetzen wollte. Es gibt Ärzt:innen, die die Psychiatrie immer noch für eine Art Aschenputtel-Fachgebiet halten, aber bei einem Allgemeinmediziner ist das ungewöhnlich, weil seine Arbeit so viel mit seelischer Gesundheit zu tun hat. Ich beschloss, seine Bemerkung als Scherz aufzufassen, und erlaubte mir, kurz die Augen zu verdrehen, als fühlte ich mich im Namen der gesamten Psychiatrie gekränkt. »Erzählen Sie mir von Ihren Eltern«, forderte ich ihn auf. In gespielter Ergebenheit hob er kurz die Hände und fing an.

Seine Erzählung war knapp und bündig, sie glich eher einer professionellen Kurzbiografie oder einem Steckbrief als einer Lebensgeschichte. Er war nach seinem Vater benannt worden, der ebenfalls Hausarzt gewesen war. Seine Mutter war Krankenschwester. »Das Übliche. Liegt in der Familie, nicht? Bei Ihnen auch?« Ich bemerkte, dass er sofort wieder das Bedürfnis verspürte, das Thema zu wechseln und ein anderes Gespräch zu beginnen, eins, das mehr auf Gegenseitigkeit beruhte und weniger nach Ärztin und Patient klang. Sanft erinnerte ich ihn daran, dass wir hier waren, um über ihn zu reden, nicht über mich. Für eine Sekunde spürte ich den Drang, seinen Vornamen zu benutzen und war mir bewusst, dass dieser Drang etwas Mütterliches hatte. Es ist immer ein interessanter Moment, wenn Therapeut:innen und Patient:innen dazu übergehen, sich beim Vornamen zu nennen. So weit waren wir noch nicht. Tatsächlich sprach er mich bis zum Schluss weiterhin mit

»Doktor« an, obwohl es immer etwas Spöttisches hatte, wie ich fand, und seine abfällige Meinung über die Psychiatrie spiegelte.

David beschrieb, wie sein Vater im Erdgeschoss des Elternhauses sein Sprechzimmer eingerichtet hatte. Er erinnerte sich, dass die Kinder während der Sprechstunde nur auf Zehenspitzen herumlaufen durften und leise sein mussten: Man durfte sie »sehen, aber nicht hören«. Theoretisch sei sein Vater immer zu Hause gewesen, aber … Und da hielt David inne, unfähig, etwas zu artikulieren. »Er war … da und nicht da, verstehen Sie?« Offenbar hatte er zum ersten Mal etwas gesagt, das eine persönliche Wahrheit enthielt. Ich notierte mir diese Worte auf dem Notizblock, weil ich das Gefühl hatte, dass ihre volle emotionale Komplexität sich erst später zeigen würde. David runzelte die Stirn, als er sah, dass ich mir Notizen machte, sagte aber nichts.

Seine Mutter arbeitete im Schichtdienst in einem nahegelegenen Krankenhaus, und seine Geschwister und er wurden von einer Reihe Kindermädchen betreut. »Wie war das?« »Super«, sagte David und fügte hinzu, er habe Glück gehabt, »von so umwerfenden jungen Dingern betreut worden zu sein.« Ich achtete darauf, dass er nicht mitkriegte, wie ich innerlich zusammenzuckte. Er war der Älteste, die vier Geschwister waren jeweils etwa ein Jahr auseinander. »Vom Alter her nah beieinander, wenn auch nicht im Leben, würde ich sagen.« Wieder hatte dies einen persönlicheren Unterton und diesen wehmütigen Aguecheek-Tonfall, der mir schon zuvor aufgefallen war. Er beschrieb, wie er mit elf Jahren auf das katholische Internat seines Vaters geschickt worden war, wo er im Unterricht gute Leistungen zeigte und sich beim Tennisspielen hervortat, sodass er Mannschaftskapitän wurde, genau wie David senior in seiner Jugend. Ich sagte, das höre sich an, als hätten seine Eltern in seiner Kindheit keine große Rolle gespielt, doch er winkte ab und bestand darauf, dass sie hervorragende Eltern gewesen waren, »erste Sahne«. Sein Vater habe ihn in den Schulferien in Tennis und Golf trainiert, setzte er hinzu (beides, wie gesagt, keine Mannschaftssportarten). Jedes Jahr habe die ganze Familie die Sommerferien in St. Ives verbracht. Ein perfektes Bild. Ich stellte mir vor, wie der junge David vor all den Jahren in den Schulferien nach Hause kam und das Kindermädchen mit den Kleinen beschäftigt vorfand, wie er in der Küche nach einem kalten Abendessen stöbern musste, wie er in Socken herumschlich, um die Patient:innen unten nicht zu stören, und bis spät in der Nacht aufblieb, um an seinem Schreibtisch »echte Wissenschaft« zu studieren und ein wahres Ebenbild seines Vaters zu werden. Wie sonst sollte er elterliche Aufmerksamkeit bekommen, zwischen seinen jüngeren Geschwistern und dem Strom bedürftiger Kranker im Erdgeschoss?

Seine Geschichte kam mir vertraut vor. In den 1970er-Jahren fanden amerikanische Studien zu gefährdeten Ärzt:innen heraus, dass die meisten von ihnen erstgeborene Kinder waren, die schwierige Beziehungen zu ihren Eltern hatten.[4] Ich hatte das schon bei anderen Ärzt:innen beobachtet, die zu mir gekommen waren, und es gab immer dieselbe Betonung auf Stärke und Normalität, Leistung und Aktion. Davids gesamte Präsentation hatte einen zeitgenössischen, fast millennialen Beigeschmack, sorgfältig kuratiert, ideal für Facebook und Instagram. Hier ist David in Schuluniform, dort hält er eine Tennistrophäe in der Hand, sein stolzer Vater hat ihm den Arm um die Schultern gelegt, und da ist er mit seinen entzückenden jüngeren Geschwistern, aufgereiht wie Orgelpfeifen, oder am Strand von Cornwall in die Sonne blinzelnd. Glückliche Familie. Nicht, dass ich seine Beschreibung für erlogen hielt, eher dafür, dass sie eine Art Schutz war, aus dem alle verschwommenen, schmerzhaften oder unvorteilhaften Momente herausgefiltert waren.

Es folgte eine ähnlich fröhliche Schilderung des Medizinstudiums in London, in der nichts von der üblichen Flatterhaftigkeit oder Unbeständigkeit des Studentenlebens zu spüren war. Damals hatte er Connie kennengelernt und geheiratet, die gerade ihre Ausbildung zur Krankenschwester machte. Er beschrieb sie als »einen echten Hingucker, damals« und fügte hinzu, dass sie »ein braves Mädchen« war und »tat, was man ihr sagte«. Er schien gar nicht zu merken, wie herabsetzend das klang. Ich machte mir Notizen, als er über die Geburten seines Sohnes Tom und seiner Tochter Lucy sprach. »Wie waren sie, als sie aufwuchsen?«, fragte ich. Er murmelte etwas Vages darüber, dass sie sich »gut gemacht« und es im »Leben zu was gebracht« hatten.

Herdentiere müssen wie Menschen in der Lage sein, die Gefühle ihrer Artgenossen zu »deuten«, sich in sie hineinzuversetzen. David schien kaum in der Lage, das emotionale Erleben anderer nachzuvollziehen, und wieder einmal wunderte ich mich, dass er Hausarzt war, da doch gerade sie besonders aufmerksam sein müssen, was menschliche Beziehungen betrifft. Während er diese eingeschränkte und ziemlich flapsige Sichtweise auf seine Ehe und Familie präsentierte, erinnerte ich mich daran, wie er auch seine Arbeitskollegin abgetan und seit unserer ersten Begegnung immer wieder gegen meine Arbeit gestichelt hatte. Wenn er die Gefühle, Überzeugungen und Erfahrungen anderer so leicht herabsetzte, tat er das vielleicht auch mit seinen eigenen. Angesichts seiner übrigen Selbstmordrisikofaktoren machte mir das Sorgen. Außerdem bezweifelte ich, dass ich ihm helfen konnte, solange er sich nicht gestattete, verletzlich zu sein oder die Rolle des Arztes mit der des Patienten zu tauschen.

—

Bei unserer Bilanz nach sechs Wochen vereinbarten wir, unsere Sitzungen fortzusetzen. Normalerweise hätte ich das nicht getan –

wie gesagt, neige ich eher dazu, meine Privatsitzungen zu begrenzen. Aber mir kam es so vor, als hätten wir noch gar nicht wirklich angefangen, als hätte er bislang nur auf der Stelle getreten. Auf die Frage, wie es mit dem Schlafen gehe, schüttelte er den Kopf und wiederholte seine ursprüngliche Beschwerde – »keine Ruhe« – als wäre das ein endgültiges Urteil. Ich versuchte erneut, ihn auf die Ursache seiner Schlaflosigkeit anzusprechen, indem ich ihn nach seinen Albträumen fragte, aber wieder wechselte er das Thema, sprach über seine Arbeit und dass er vorhatte, nach seiner »kleinen Pause« bald wieder in die Praxis zurückzukehren, um »den Rest seiner Zeit abzusitzen«. In meinen Ohren klang dieser beiläufige Vergleich mit einer Gefängnisstrafe besonders faszinierend, aber er kam nicht wieder darauf zurück.

Unsere wöchentliche Sitzung bestand hauptsächlich darin, dass er mir von seinen Gedanken erzählte (weniger von seinen Gefühlen), immer gespickt mit kleinen Sticheleien über irgendwelche Therapie-Klischees oder mit Kommentaren darüber, wie »ihr Irrenärzte immer wieder auf die Vergangenheit zurückkommt«. Ich dachte wehmütig an meine Arbeit an Orten wie Broadmoor mit Klient:innen, die zum größten Teil erkennen, dass sie Hilfe brauchen, und bereit sind, eine Menge Arbeit zu investieren. Ich hatte nie den Eindruck, dass Davids Widerstand gegen die Therapie mit mir als Person zu tun hatte – im Gegenteil, meines Erachtens hatte er weder eine Bindung zu mir noch zu sonst wem. Manchmal fand ich ihn nervig und unangenehm, aber wie immer musste ich das als interessant zur Kenntnis nehmen und weitermachen.

Manchmal fragen mich Menschen, wie ich meine negativen Gefühle gegenüber Klient:innen bekämpfe, eine Vorstellung, die suggeriert, dass man gegen Emotionen vorgehen muss. Ich weiß, dass das Gegenteil der Fall ist: »Gefühle sind keine Fakten«, sage ich den Auszubildenden oft, »sie gehen vorbei.« Für mich gibt es hier keinen Kampf, abgesehen von dem manchmal mühsamen Versuch, dabei einen neutralen Gesichtsausdruck oder eine neutrale Körperhaltung zu bewahren. Ich glaube sogar, dass ich im Grunde starke Gefühle begrüße, weil sie so aufschlussreich für die Verfassung des anderen sein können, wie in vielen hier versammelten Fallgeschichten deutlich wird. Ich bin überzeugt, dass meine negativen Gefühle für David teilweise dafür sorgten, dass ich meine übliche Regel, Privatpatient:innen nur kurzfristig zu behandeln, über Bord warf. Er war weder offen feindselig, noch wirkte er depressiv, aber ich wurde das Gefühl nicht los, dass hinter seiner »Performance« etwas Dunkleres lauerte. Angesichts dessen, was ich mit anderen Patient:innen erlebt hatte, darunter Frauen wie Lydia und Zahra, fürchtete ich, dass er mich daran hinderte, etwas Wichtiges zu erkennen. So fiel mir auf, dass er gelegentlich eine Sitzung ohne Vorankündigung ausfallen ließ oder ohne jegliche Erklärung zu spät kam – alles Zeichen, die auf Aggression hinweisen können.

Einmal erschien er pünktlich, aber wütend und sprach über einen Streit mit Helen, seiner (wie ich mir vorstellte, leidgeprüften) Praxismanagerin. Er hatte wieder angefangen zu arbeiten und gab ihr die Schuld für alles, was an diesem Tag passiert war. Er ließ durchblicken, sie sei »leicht reizbar«, unverheiratet und mittleren Alters, »über ihre besten Jahre längst hinaus«. Das Gleiche hätte man auch von ihm sagen können, dachte ich, sprach es aber nicht aus. Ich war mir bewusst, dass ich mich mit Helen identifizierte und versuchte, meine Empörung zu unterdrücken, sodass mir eine bedeutsame und scheinbar beiläufige Bemerkung fast entgangen wäre, nämlich dass David an diesem Tag Geburtstag hatte und seine Kinder sich nicht bei ihm gemeldet hatten. Ich widerstand dem flüchtigen Drang zu sagen: »Ich kann mir nicht vorstellen, warum«, und fragte ihn einfach, wie er sich deshalb fühlte. »Ich rege mich deswegen nicht auf«, sagte er. »Sie regen sich nicht auf?«, wiederholte ich. Jetzt wurde David zum ersten Mal laut. »Ach, kommen Sie, Doktor. Sie wissen schon, was ich meine. Ich werde mir deswegen nicht die Augen ausweinen. Ich bin nicht *traurig* darüber.« Er betonte das Gefühl so sehr, als wäre es geradezu lächerlich.

»Aha«, sagte ich, »wenn Sie nicht traurig sind, was sind Sie dann?« Er sagte, es ärgere ihn, dass sie nach allem, was er für sie getan habe, sich »nicht mal die Mühe machen konnten«, ihn anzurufen und ihm zum Geburtstag zu gratulieren. »Ist das etwa zu viel verlangt?« Und dann schimpfte er los: »Ich habe geschuftet, um ihnen alles zu geben, was ich hatte, und noch mehr – die besten Schulen, Tennisstunden, einfach alles. Für Lucy war die Uni nichts, aber ich hätte gern gehabt, dass Tom Medizin studiert, er hatte das Zeug dazu, und was hat er gemacht? *Theater- und Medienwissenschaften*, ausgerechnet, und jetzt verdient er sich seinen Lebensunterhalt, indem er in Kneipen und Clubs Klavier spielt und nebenbei Klavierstunden gibt. Was für eine gottverdammte Verschwendung – ich habe ihm alles gegeben. Ich kann es einfach nicht fassen, verdammt.« Dann machte er eine Pause, um Luft zu holen. Sein Gesicht war rot vor Wut.

Es waren schmerzliche Emotionen, direkt an der Oberfläche, wo wir beide sie sehen konnten, vorgebracht mit eindringlicheren Worten, als ich sie je von ihm gehört hatte. Auch für ihn war es eine lange Rede gewesen. Sie wirkte genauso anmaßend und fordernd wie immer, trotzdem glaubte ich herauszuhören, dass er sich wünschte, sein Sohn wäre wie er. Deshalb stellte ich eine vorsichtige Frage. »Sind Sie sauer, weil Ihr Sohn kein Interesse an der Medizin hatte, nachdem Sie selbst Ihrem Vater in den Beruf gefolgt sind, David?« Er zuckte die Achseln. »Kann ich nicht sagen.« Ich versuchte, mich von diesem verräterischen Satz nicht irritieren zu lassen und bohrte weiter: »Wären Sie Ihrem Vater gern näher gewesen?« Noch während ich es sagte, fragte ich mich, ob es vielleicht unangebracht war. Davids Gesicht verzog sich zu einem unangenehmen Grinsen. »Sie und Ihresgleichen halten sich für sehr clever, was? Ich möchte Ihnen sagen, dass ich meinem Vater sehr nahestand, Dr. Adshead, und er stolz auf mich war, und zwar zu Recht. Er war nur ein Landarzt, hat nie ein erfolgreiches Unternehmen aufgebaut so wie ich, nie veröffentlicht.« Unser Gespräch hatte eine falsche Richtung genommen, gerade als ich dachte, wir kämen weiter. Ich war enttäuscht, als er den Rest der Sitzung damit verbrachte, mir von seinem neuesten Artikel im *British Medical Journal* zu berichten und all seine anderen beruflichen Erfolge aufzuzählen.

Allmählich glaubte ich, dass David das, was ich zu bieten hatte, nicht gebrauchen konnte – oder gebrauchen wollte. Wie wir in anderen Fällen gesehen haben, hat eine Therapie nur dann Erfolg, wenn man akzeptiert, dass sich in der Psyche oder an den Überzeugungen etwas ändern muss. Davids Art, sich auf mich einzulassen, hatte etwas Narzisstisches, aber ich würde nicht sagen, dass er eine Persönlichkeitsstörung hatte oder sonst wie psychisch krank war. Er war einfach nur abweisend und großspurig, und danach zu urteilen, wie er mit anderen umging, würde es ihm schwerfallen, sich Verletzlichkeit zu erlauben. Bei Menschen, vor allem Männern in Führungspositionen innerhalb einer wettbewerbsorientierten und kapitalistischen Gesellschaft wie der unseren, ist das nichts Besonderes. Sie müssen außerdem mit einer Vorstellung von Männlichkeit fertigwerden, die Stärke als »niemals Schwäche zeigen« definiert. Aber wie jede der vorangegangenen Geschichten zeigt, ist Verletzlichkeit von entscheidender Bedeutung für den Therapieprozess. Je offener jemand ist, desto eher ist es ihm möglich, sein eigenes Ich zu akzeptieren und sich zum Besseren hin zu verändern. Ich befürchtete, dass David nie so weit kommen würde.

Zudem hatte ich den leisen Verdacht, dass er sein wahres Ich vor anderen Menschen immer verborgen hatte. Vielmehr hatten seine Erfahrungen mit Einsamkeit und emotionaler Vernachlässigung in der Kindheit dazu geführt, dass er schmerzhaften Gefühlen aus dem Weg ging, und zwar so sehr, dass er sich im Erwachsenenalter selbst beigebracht hatte, die gewöhnlichen menschlichen Sorgen und Schwierigkeiten aus seinem psychologischen Blickfeld oder seiner »Ingestalt«, wie es der viktorianische Dichter Gerard Manley Hopkins so elegant ausdrückte, herauszuhalten. Es schien unwahrscheinlich, dass er seine Abwehrhaltung aufgeben würde, wenn ich vorübergehend toleranter und beharrlicher wäre.

Ich forderte ihn auf, alles noch einmal Revue passieren zu lassen und über seine bisherige Arbeit mit mir zu reflektieren. Offenbar fand er diesen Prozess unangenehm und betonte erneut, dass es ihm »gut« gehe und er »nichts sagen« könne. Aber ich ließ nicht locker: »Ich weiß, dass Sie immer noch Albträume haben. Soweit ich verstanden habe, sind Sie immer noch unglücklich mit Ihrer Arbeit und zählen die Tage bis zum Ruhestand. Was bringt Ihnen unsere gemeinsame Arbeit – wenn überhaupt?« David gab sich gekränkt und warf mir vor, ich wolle ihn loswerden. Vielleicht hing er doch mehr an mir und der Therapie, als mir bewusst war. Ich blätterte in meinen Notizen und wandte mich einer Zeile zu, die ich zu Beginn unserer Sitzungen aufgeschrieben hatte, als er mir gesagt hatte, als Kind erlebte er seinen Vater als »da ... und nicht da«. Ich fragte, ob es möglich sei, dass dasselbe jetzt bei uns passierte. »Sie kommen her, Sie reden, aber ich habe das Gefühl, dass es vieles gibt, das Sie nicht artikulieren können, als wären auch Sie da ... und nicht da. Helfen Sie mir zu verstehen, wie sich das für Sie anfühlt.«

Manchmal kann die bloße Andeutung, dass eine Therapie zeitlich begrenzt ist, Menschen dazu bringen, eine Neubewertung vorzunehmen und auf neue Gedanken zu kommen, und das ist der Kern von Veränderung. David reagierte nicht sofort auf meine Frage. Er saß ruhig da, mit den Händen im Schoß, und atmete ein paarmal langsam und tief durch, als wollte er sich selbst beruhigen. Nach einer Weile fragte er mit leiser Stimme, was ich meinte. Was war es, was er meiner Ansicht nach nicht sagte? Es lag immer noch ein Hauch von Tyrannei in der Luft, eine kleine Herausforderung in seinem Ton. Ich antwortete, dass ich das nicht wisse. Er lächelte. »Na dann« – als hätte sich die Sache damit erledigt. Ich wartete und horchte auf das Ticken der Uhr, das die verbleibende Zeit anzeigte, bis mir eine weitere Frage einfiel. Er hatte mir vor einiger Zeit erzählt, dass er keine Ahnung hatte, weshalb seine Frau ihn so plötzlich verlassen hatte. War an dieser Geschichte noch mehr dran? Lange Erfahrung hatte mich gelehrt, dass man nie weiß, was in einer Therapie passieren kann, und ich hatte die Sorge, dass diese Frage David verärgern könnte. Ich war mir nicht ganz sicher, ob es die richtige Vorgehensweise war, aber er hatte mir den Weg gewiesen, daher wagte ich den Schritt.

David schien einen Entschluss gefasst zu haben und schlug sich mit beiden Handflächen auf die Knie. Es schien, als wollte er aufstehen und gehen. Das war so anders als bei der Arbeit in der Forensik, wo Patient:innen nur selten eine Sitzung abbrechen – und wenn, dann ist es oft ein Zeichen des Fortschritts, das zeigt, dass sie möglicherweise gesündere Methoden finden, ihre »Erschütterung« auszudrücken, wie ich es bei Tony oder Zahra erlebt hatte. Doch dann antwortete David, ohne den Blick von mir zu nehmen, und beugte sich dabei so nah vor, dass ich die Wärme seines Atems spürte: »Also gut, Dr. Adshead, dann werde ich es Ihnen sagen.« Er entspannte sich ein wenig, lehnte sich wieder zurück, und nach einem Moment erklärte er, dass seine Frau Connie schon immer »verklemmt« gewesen sei, auf »klassische englische Art prüde«, falls ich wisse, was er meine. Ich nickte nicht, aber vermutlich dachte er, ich hätte verstanden. Eines Tages, so erzählte er, sei Connie »ausgeflippt«, als sie mitbekam, dass er auf seinem Computer einen Porno angesehen hatte. Sie hatte sich etwas in ihrem gemeinsamen Haushaltskonto ansehen wollen, »jedenfalls hat sie das gesagt«, und war über eine Seite gestolpert, die er versehentlich offen gelassen hatte.

Jeder Psychiater, jede Psychiaterin wird bei Dingen, die »versehentlich« passieren, hellhörig. Carl Jung benutzte das Wort »Synchronizität«, um diese Art von nichtkausalen »sinnvollen Zufällen« zu beschreiben. Ich machte mir eine Notiz für später. »Das brachte sie auf hundertachtzig«, sagte David und verdrehte die Augen. Er beschrieb, wie Connie in Tränen ausgebrochen war, dann hatte es einen furchtbaren Streit gegeben. Sie hatte einen Koffer gepackt und war zu ihrer Tochter gefahren. »Viel Lärm um nichts.« Er verschränkte die Arme vor der Brust und starrte mich an, als wäre ich seine überkandidelte Ehefrau. »Ende«, sagte seine Körpersprache.

»Wie lange schauen Sie sich denn schon Pornos an?«, fragte ich. Er machte eine wegwerfende Handbewegung und sagte: »Seit Jahren.« Ich wartete. »Seit mehreren Jahren, okay?« »Seit ...?« Er räumte ein, dass es wahrscheinlich schon angefangen hatte, als die Kinder noch klein waren und seine Frau »besessen« von ihnen gewesen war, wobei sein Tonfall ihr mütterliches Interesse pathologisierte und andeutete, dass sie ihn unfairerweise vernachlässigt hatte. »Das muss mindestens zwanzig Jahre her sein«, rechnete ich vor. »Würden Sie es eine Gewohnheit nennen?« David schnaubte. »Es ist ein Hobby! Etwas, das jeder ... Ich meine, Moment mal! Es ist nicht mehr wie früher, das Zeug, das man unter dem Ladentisch verkaufte – heute gibt es das überall. Kostenlos, im Internet, ›Hot Teens‹, ›Wet Schoolgirls‹, Sachen, die jeden Tag in deinem Posteingang landen.« Er hielt inne, vielleicht bemerkte er eine Veränderung in der Luft oder eine Spannung zwischen uns, und fügte lahm hinzu: »Es ist nicht verboten. Alle gucken sich das an.«

Jetzt hatte ich ein Problem. David beschrieb eine Aktivität, die möglicherweise strafrechtlich relevant war, und ich musste mehr erfahren, ohne mich wie eine Polizistin anzuhören. Ich fragte ihn, ob er sich bewusst sei, dass das, was er da gerade angedeutet hatte, ernsthafte Konsequenzen haben könnte – dass er seine Approbation verlieren oder sogar im Gefängnis landen könnte.

»Wer soll davon erfahren?«, schoss er zurück. »Ich bin doch kein Dummkopf. Ich bin vorsichtig damit, wissen Sie, und benutze nur meinen Heimcomputer. Also.« Ich war beunruhigt, weil ich nicht wusste, ob er illegales Material anschaute. Sollte er mir beispielsweise anvertrauen, dass er sich Kinderpornografie herunterlud, handelte es sich um eine Straftat, die ich melden würde. Das musste David als erfahrener Mediziner wissen. Die Schweigepflicht hat ihre Grenzen, auch außerhalb geschützter Einrichtungen, wie wir im Fall von Sam und seinen Eltern gesehen haben, und das ist maßgeblich, wenn es um Kinderschutz geht. In den USA sind Ärzt:innen gesetzlich verpflichtet, jede mögliche Gefährdung von Kindern zu melden, und selbst in Großbritannien, wo dies nicht verpflichtend ist, wird erwartet, dass Ärzt:innen nicht zögern, gefährdete Kinder zu schützen. Wenn es um das Herunterladen von Kinderpornografie geht, ist das ein Muss, und in diesem speziellen Fall umso mehr, weil David ein Hausarzt war. Ich hatte mich noch nie zuvor in einer solchen Situation befunden und wusste, dass ich mich mit vertrauenswürdigen Kolleg:innen über die nächsten Schritte würde beraten müssen. Nichts zu tun, war keine Option. David sah mich an, klopfte gereizt mit den Fingern auf sein Knie und wartete auf meine Reaktion. Er schien genauso beunruhigt zu sein wie ich über die Wendung, die diese Sitzung genommen hatte.

Ich erinnerte ihn an meine berufliche Pflicht und fügte hinzu, dass ich natürlich mit ihm zusammen darüber nachdenken wolle, was wir als Nächstes tun sollten. Er runzelte die Stirn. »Also, Dr. Adshead, falls ich Ihnen sagen würde – was ich übrigens nicht getan habe –, dass ich gewalttätige, sadistische Pornographie mit Minderjährigen heruntergeladen habe, müssten Sie mich melden? Ist es das?« Inzwischen kannte ich seine Spielchen und wusste, wie gern er eine Reaktion provozierte, deshalb antwortete ich nicht direkt, sondern fragte zurück: »Was meinen *Sie*, wie es weitergehen könnte?« Er wirkte enttäuscht, als hätte er sich lieber gestritten. Dann verfiel er in ein langes Schweigen, das mehrere Minuten dauerte. Irgendwann vergrub er den Kopf in den Händen und strich sich mit den Fingern durch die Haare, als wollte er seine Gedanken glatt streichen. Es war das längste Schweigen, das es in unserer bisherigen Arbeit je gegeben hatte.

Als er schließlich zu mir aufsah, war sein Gesicht ernst. Er räusperte sich. »Okay. Na gut. Das habe ich getan. Deshalb hat Connie mich verlassen.« Ich ermutigte ihn, weiterzumachen und mehr zu sagen. Er sprach langsam, mit Pausen, suchte nach Worten, um das Unsagbare zu sagen, und ich unterbrach ihn nicht. Ursprünglich sei sein Porno-»Hobby« eine Methode gewesen, um sich an seiner Frau zu rächen, wenn sie ihn vernachlässigte, aber dann wurde es zu einer privaten Form von Entspannung. Er wartete, bis Connie und die Kinder im Bett waren, und ging dann in sein Arbeitszimmer, das er, wie er sagte, »natürlich« verschlossen hielt, als wäre der Schutz seiner eigenen Kinder zumindest ein Beweis dafür, dass er trotz allem ein guter Vater war. Für mich klang es eher nach einem schlechten Gewissen.

Er fand eine ganze Welt im Internet und schaute sich jahrelang »ganz normale« Pornos an – Frauen mit großen Brüsten, Menschen, die Sex in verschiedenen Stellungen hatten, »nichts Abartiges oder

Perverses«. Irgendwann, und er konnte nicht genau sagen, wann das war, fühlte er sich zu Webseiten hingezogen, die Mädchen in Schuluniformen und Ähnliches anboten. Sie waren jung, aber keine Kinder mehr. Sie hatten Sex mit Schauspielern, die Lehrer oder Väter darstellten, Männer in seinem Alter. Ich fragte mich, ob es sein Selbstwertgefühl bestätigte, verletzliche Mädchen zu sehen, die es anscheinend genossen, Sex zu haben oder von Männern wie ihm erniedrigt zu werden.

Die Geschichte wurde immer düsterer, und ich musste daran denken, wie sich eine Sucht entwickelt, an die unerbittliche Suche nach stärkeren Kicks, nach mehr Betäubung. Er beschrieb, wie er sich von einer Webseiten-»Klasse« zur nächsten bewegte, hineingezogen in eine Welt der Grausamkeit und sexuellen Ausbeutung von Kindern, sogar Kleinkindern. Es war schwer, sich das anzuhören, aber ich konnte mir vorstellen, dass es noch schwerer war, es auszusprechen. Er starrte auf seine Hände im Schoß, als er beschrieb, was er sich alles angesehen hatte und wie diese Gewohnheit zunehmend seine gesamte Freizeit in Anspruch genommen hatte. In den letzten zehn Jahren seiner Ehe hatten seine Frau und er sich immer weiter voneinander entfernt und führten fast getrennte Leben. Ein paar Jahre, bevor sie ihn verließ, schien Connie angedeutet zu haben, dass sie von seinem »Hobby« wusste, aber er hatte es abgestritten.

Als sie schließlich die Beweise auf seinem Computer fand, stand ihre Silberhochzeit kurz bevor, und sie wollte die Party absagen. Sie verlangte die Scheidung. Aber dann trafen sie doch eine Abmachung: Das gesellschaftliche Ereignis war wichtig für ihn, ein Meilenstein, deshalb ließ Connie sich darauf ein, diese offizielle Lüge zu decken, vorausgesetzt er akzeptierte, dass sie ihn danach verlassen würde und ihre Ehe beendet war. Andernfalls würde sie ihren Kindern und der Polizei erzählen, was er auf seinem Computer hatte. Er stimmte zu, fand ihre Reaktion aber trotzdem übertrieben.

Eine schmerzhafte, lähmende Atmosphäre hatte sich im Raum ausgebreitet. Ich nahm mir etwas Zeit zum Nachdenken, da mir bewusst war, dass das Ende unserer Sitzung bevorstand und wir einen Plan brauchten. Wie sollten wir mit dem umgehen, was er mir gerade erzählt hatte? Als hätte er meine Gedanken gelesen, warf er einen Blick auf die Uhr. »Werden Sie die Ärztekammer informieren?« Er klang erschöpft, das übliche Trara war verschwunden. Ich antwortete nicht sofort. »Das werde ich gleich beantworten, David, aber zuerst würde ich gern wissen, warum Sie das fragen?« Er sah verwirrt aus. »Meine Karriere wäre am Ende ... Jeder wird es erfahren.« Dann wurde sein Ton aggressiver und vertrauter. »Schauen Sie, Doktor, mein Problem war, dass ich keine Ruhe fand – etwas, das Sie übrigens nicht gelöst haben –, und wo sind wir jetzt?« Zunehmend erregt stemmte er sich aus dem Sessel und starrte mich vorwurfsvoll an, wieder ganz im Befehls- und Kontrollmodus. »Wollen Sie mich etwa als Kinderschänder hinstellen?« Er wartete nicht auf eine Antwort. »Bei Gott, wenn Sie das, was ich Ihnen im Vertrauen gesagt habe, weitergeben, werde ich Sie vor jedem Gericht des Landes anklagen. Ich habe einflussreiche Freunde, wissen Sie. Ich kann Ihnen das Leben schwer machen.«

»Wollen Sie sich einen Moment hinsetzen, David?« Das war eine ziemlich beunruhigende Wendung, aber ich versuchte, meine Stimme so ruhig wie möglich zu halten. Ich war mir der Ironie bewusst, dass ich mich wieder nach Broadmoor sehnte, nicht nur nach der Gemeinschaft der Kolleg:innen und den klaren Grenzen, sondern auch nach dem Gefühl von Sicherheit und allgegenwärtiger Geborgenheit. In diesem Raum gab es keine Alarmanlage in Reichweite. Er schnappte sich seinen Mantel und ging zur Tür. »Ich bin weg. Sie werden mich hier in diesem Drecksloch nicht wiedersehen,

Sie miserable …« – er rang um die richtige Beleidigung – » … Stümperin. Was für ein Witz. Sinnlos, ich wusste doch, dass es sinnlos ist.« Er ging hinaus, und Sekunden später hörte ich seine Wagentür zuknallen und die Reifen quietschen, als er davonraste.

Ich zitterte am ganzen Leib, als hätte ich einen Autounfall gehabt oder wäre nur knapp einem entgangen. Ich wusste nicht, wozu David fähig war, aber das Gefühl von Bedrohung war greifbar gewesen. Ich versuchte, die aufsteigende Übelkeit mit bewussten Atemzügen zu kontrollieren, und blieb eine Zeit lang einfach nur sitzen, weil ich wusste, dass ich mir einen Reim auf das Gehörte machen und einen Plan entwerfen musste. Niemand bringt andere Menschen gern in Schwierigkeiten, und David würde enorme Schwierigkeiten bekommen, wenn ich das meldete. Aber er hatte mir keine Wahl gelassen. Indem er sein Vergehen in die Therapie einbrachte, hatte er mich in die Doppelrolle der Ermittlerin und der Zuschauerin am Tatort versetzt. Als meine körperliche Angst abflaute, galt meine Hauptsorge nicht mehr mir selbst, sondern ihm. Er könnte selbstmordgefährdet sein, wenn ihm klar wurde, was er getan hatte: Diese Büchse der Pandora ließ sich nicht mehr schließen. Er hatte gerade vor meinen Augen beruflichen Selbstmord begangen – und er musste es gewusst haben. War es das, was er von Anfang an gewollt hatte? Hatte er nur Zeit gebraucht, um dahinzukommen? Vielleicht hatte er sich bloß seine Tat von der Seele reden wollen und glaubte tatsächlich, dass er von der Schweigepflicht geschützt war oder dass es eine Grauzone im Gesetz gab. Aber das erschien mir für jemanden mit seiner Intelligenz und Erfahrung allzu weit hergeholt.

Früher hätte man von Psychotherapeut:innen vielleicht erwartet, dass sie solche Enthüllungen geheim halten, aber, wie schon gesagt, legt unsere Gesellschaft – einschließlich der Ärztekammer und des Justizsystems – inzwischen großen Wert darauf, Menschen vor gefährlichen Mitgliedern des Gesundheitswesens zu schützen. Und natürlich wird alles, was mit potenzieller oder tatsächlicher Misshandlung von Kindern zu tun hat, nicht nur als Frevel, sondern als Kinderschutznotfall angesehen. Ich glaubte nicht, dass David eine Gefahr für Kinder darstellte, aber ich wusste, dass das für andere keine Rolle spielen würde. Sollte er sich darauf verlassen haben, dass er nichts Falsches getan hatte, weil er nie Kontakt mit Kindern gehabt hatte, wie einige Pornografiekonsumenten argumentieren, würde er lernen müssen, dass er damit ziemlich falschlag. Das Herunterladen von Kinderpornografie wird seit Langem unmissverständlich als Straftat angesehen, die den Missbrauch von Minderjährigen fördert, indem sie zur Produktion solcher Bilder anregt. Im letzten Jahrzehnt hat auch die virtuelle Kinderpornografie zugenommen (computergenerierte, sehr realistische Bilder – eine Methode, die auch Produzent:innen von Erwachsenenpornos verwenden). Einige Konsument:innen behaupten, dass niemandem ein Schaden zugefügt wird, solange die »Darsteller:innen« nicht real seien. Glücklicherweise reagierte man auf diese beunruhigende Idee in den meisten Ländern mit einer Reihe von Strafgesetzen, die sich häufig auch auf derartige Cartoons und Zeichnungen anwenden lassen. Natürlich richtet virtuelle Kinderpornografie großen Schaden an, weil durch die Verbreitung dieses Materials, wie auch immer es erzeugt wird, Kindesmissbrauch salonfähig gemacht wird.

Konsumenten:innen wie David betonen auch gern: »Deshalb bin ich doch nicht pädophil.« Wie schon bei der Definition des Begriffs in der Geschichte von Ian erwähnt, ist das zwar korrekt, aber irrelevant. Die meisten erwachsenen Männer und Frauen, die Kinderpornografie herunterladen, fühlen sich nicht ausschließlich oder gar primär sexuell zu Kindern hingezogen. Detaillierte und genaue Daten in diesem Bereich zu bekommen, ist immer ein Problem, aber internationale Strafverfolgungsbehörden wissen genug über die Branche und ihren Profit, um hochzurechnen, dass es weltweit eine zweistellige Millionensumme solcher Konsument:innen gibt.[5] Die unangenehme Wahrheit ist, dass dieses Publikum einen beträchtlichen Anteil von Menschen wie Sie und ich umfassen muss, einschließlich heimlicher Konsument:innen unter unseren Freund:innen, Familienangehörigen, Nachbar:innen, in Schulen – und ja, sogar bei Mitarbeiter:innen unseres Gesundheitssystems. In den letzten Jahren wurden zahlreiche Studien über den Zusammenhang zwischen dem Anschauen von Online-Pornografie und »Kontaktdelikten« durchgeführt. Sie deuten darauf hin, dass diejenigen, die von der konsumierten sexuellen Gewalt im Internet zur aktiven sexuellen Gewalt in der realen Welt wechseln, mit größerer Wahrscheinlichkeit – wenn auch nicht ausschließlich – diejenigen sind, die schon zuvor kriminelles oder unsoziales Verhalten gezeigt haben. Ein deutsches Projekt, das auf Prävention und Behandlung abzielt, wurde 2005 unter dem Namen »Dunkelfeld – Kein Täter werden« initiiert und wagte sich in den düsteren Bereich unentdeckter und nicht verfolgter Verhaltensweisen von Kindesausbeutung vor.[6]

Während ich nach Davids überstürztem Abgang in meinem Büro saß, erinnerte ich mich daran, welchen Eindruck er anfänglich erweckt hatte, mit seiner instagramfreundlichen Kindheit, seinen wunderbaren Eltern und seinem Erfolg im Beruf. Ja, er war anmaßend und hochtrabend, aber auch scheinbar völlig »normal«, um wieder einmal dieses abgedroschene Wort zu verwenden. Er war ein Familienvater und ein Golf spielender Arzt aus der Vorstadt, Herrgott noch mal, er strahlte nichts offensichtlich Außergewöhnliches oder Gefährliches aus. Er verkörperte praktisch die Idee, die in W. H. Audens am Vorabend des Zweiten Weltkriegs geschriebenen Zeilen enthalten ist: »Böses ist unscheinbar und immer menschlich / Und teilt das Bett mit uns und isst mit uns an unserem Tisch.«[7]

Ich dachte an andere Begegnungen, bei denen mir etwas entgangen war, das unter der Oberfläche lauerte, wie bei Lydia – Menschen, die sich gut darstellen konnten. Ich musste zur Kenntnis nehmen, dass sowohl Lydia als auch David etwa im gleichen Alter waren wie ich, als wir miteinander arbeiteten, und einen ähnlichen ethnischen, schulischen und sozialen Hintergrund hatten wie ich. Außerdem waren sowohl David als auch ich Ärzt:innen, wir verfügten bis zu einem gewissen Grad über eine gemeinsame Berufserfahrung und würden beide in absehbarer Zeit in den Ruhestand wechseln. Trotz meiner Ausbildung und Erfahrung behielten diese voreingenommenen Zuschreibungen, dass diese Menschen »normal« oder »wie ich« sind, ihre Macht. Zumindest hatte ich bei David von Anfang an gespürt, dass sich etwas Dunkles und Besorgniserregendes hinter der Fassade verbarg, und genau aus diesem Grund hatte ich die Arbeit mit ihm viel länger fortgesetzt, als ich beabsichtigt hatte. Meine inneren Alarmglocken hatten geschrillt, seit er zum ersten Mal mein Büro betreten hatte.

Im Nachhinein kann ich auch erkennen, dass ich nach jahrzehntelanger Arbeit mit Gewalttäter:innen, von denen viele in ihrer frühen Kindheit schreckliche Erfahrungen gemacht hatten – Menschen wie Charlotte, Sharon, Gabriel –, dazu tendierte, die weitaus subtileren Widrigkeiten, die David erlebt hatte, zu ignorieren. Schließlich hatte er viel beschäftigte, berufstätige Eltern, wurde von Kindermädchen aufgezogen und lebte unter hohem Leistungsdruck in einsamen Internaten – das alles erscheint relativ harmlos. Es gibt sicherlich viele, die ähnliche Erfahrungen machen und nicht oder nur selten Gesetze übertreten oder Gewalt anwenden. In einem fortgeschrittenen Stadium meiner Karriere haben mir Erzählungen aus der Kindheit wie die von David ein neues Verständnis für die Bedeutung frühkindlicher Traumata und ihren Einfluss auf unsere seelische Entwicklung sowie auf unsere Gewaltbereitschaft vermittelt. Sie können extrem fein und nuanciert sein, es braucht keinen offensichtlichen frühen Missbrauch. Erfahrungen, die ignoriert werden, statt sie verantwortungsbewusst anzugehen, können zu einem Risikofaktor für Gewalt, Selbstverletzung oder beidem werden.

Erneut stellte ich mir das Bild eines Zahlenschlosses vor und reihte die anderen Risiko-Zahlen auf, die David hatte, darunter sein Geschlecht, seine soziale Vereinsamung und vielleicht auch Alkohol- oder Drogenmissbrauch. An Letzteres hatte ich während unserer gemeinsamen Arbeit manchmal gedacht, weil es in der Ärzteschaft unverhältnismäßig häufig vorkommt. Was war die »letzte Zahl«, die dieses Schloss für ihn geöffnet hatte? Was war das Gegenstück zu dem unschuldigen Lachen einer Freundin für Marcus oder der einfache Satz »Mach's gut« für Kezia gewesen? Was hatte er in den Sekunden gesehen oder gedacht, bevor er die Entscheidung traf, auf das erste Bild eines kleinen Kindes zu klicken, das auf fürchterliche Weise benutzt und missbraucht wurde – und dann auf noch eins und noch eins, und immer weiter in den Strudel hineingeriet? Ich werde es nie erfahren, denn er »konnte es nicht sagen«, genauso wenig, wie er über den Inhalt seiner Albträume sprechen konnte. Ich erinnere mich immer noch an meinen frühen Patienten Tony und die Beschreibung seines letzten, entscheidenden Blicks in die blauen Augen seines Opfers, bevor er ihm das Leben nahm und der Junge sich in Tonys Schlaf in einen grässlichen Medusenkopf verwandelte. Ich dachte, dass David Tony wahrscheinlich verachten würde, falls er ihm begegnete, und rein äußerlich würde niemand davon ausgehen, dass die beiden irgendetwas gemeinsam hatten. Im Gegensatz zu mir. Ich war erneut bei einem Mann gelandet, der die Jungen und Schwachen ausnutzte, um seinen Gefühlen aus dem Weg zu gehen, und im Schlaf von Dämonen geplagt wurde. Doch Tony hatte mir von seinen Albträumen wenigstens erzählen können.

Als ich David am Anfang gefragt hatte, was er tat, wenn seine Albträume ihn weckten, hatte er erzählt, dass er aufstand und »online ging«. So wie manche Menschen ihren Kummer in Alkohol ertränken, hatte das Einschalten eines Computers und das Zuschauen, wie jemand anderes gequält und verletzt wird, bei David psychologisch etwas bewirkt. Vielleicht hatte es ihm ein Gefühl von Macht zurückgegeben, wenn die Angst vor diesen verstörenden Träumen ihn nicht schlafen ließ. Das unterschied sich nicht besonders von der Funktion, die der Missbrauch seiner verletzlichen Söhne für Ian hatte, oder von Sams Gefühl, sich behaupten zu müssen, indem er seinen Vater aus dem Weg räumte, als er ihn mit einem kindischen Spitznamen angesprochen hatte. Als Mann hatte er sich behaupten müssen, indem er seinen Vater aus dem Weg räumte. Sollte David sich wegen seines Pornokonsums in Behandlung begeben, würde man ihm ähnlich wie bei einer Drogensucht Abstinenz auferlegen, damit er verstand, was seine »Droge« mit ihm gemacht hatte, und um ihm zu helfen, einen gesünderen Ersatz zu finden. Vor einigen Jahren musste meine Patientin Zahra lernen, ihre Wut und ihren Kummer auszudrücken, ohne sich selbst oder andere dem Feuer auszusetzen. Davids Weg zur Genesung, vorausgesetzt, er entschied sich dafür, würde darin bestehen, eine eigene Methode zu finden, Gefühle gefahrlos auszudrücken.

Während ich dasaß und mich mit ein paar tiefen Atemzügen beruhigte, fiel mir wieder Davids markanter Satz über seinen Vater ein: »Er war da … und nicht da.« Ich hatte dies auch als passende Beschreibung von ihm selbst empfunden, so wie ich ihn in der Therapie erlebt hatte. Jetzt fragte ich mich, ob er sein straffälliges

Ich auch durch diese Linse sah: Wenn er gar nicht »da« war, weil er schlicht nicht im Raum war und weil er nicht derjenige war, der einem unter Drogen gesetzten oder gefesselten Kind schreckliche Dinge antat, hatte er sich vielleicht lange Zeit eingeredet, dass er sich ungehindert weiter seinem »Hobby« widmen konnte. Irgendwann mag sich diese Logik abgenutzt und ihn schließlich in meine Praxis geführt haben. Mit einem Mal wurde mir bewusst, dass David mich womöglich deshalb »ausgesucht« hatte, weil er im Radio gehört hatte, dass ich mit Sexualstraftäter:innen gearbeitet hatte. Es war möglich, selbst wenn er sich dessen gar nicht bewusst gewesen war, dass er sein Täter-Ich zur Therapie bringen wollte, damit es aufflog.

Ich holte juristischen Rat ein und beriet mich mit einigen Kolleg:innen, dann rief ich bei der Ärztekammer an. Sie bedankten sich für meine Mühe, hielten die Details fest, und damit nahm alles Weitere seinen Lauf. Ich schrieb einen Brief an den Hausarzt, der David ursprünglich an mich überwiesen hatte, und teilte ihm mit, dass die Therapie abrupt beendet worden war, ohne dass Davids Probleme gelöst werden konnten. Daraufhin hörte ich nicht mehr von ihm. Ich rechnete nicht damit, David wiederzusehen, und so war es. Die Ärztekammer konnte die Polizei einschalten, aber ein Verfahren gegen ihn würde vielleicht nie stattfinden, solange er alles abstritt und die Beweise vernichtete. Genauso gut war es möglich, dass man ihn strafrechtlich verfolgte und bis zu fünf Jahren ins Gefängnis steckte. Meiner Meinung nach wäre das katastrophal für ihn. Würde er als Straftäter identifiziert, könnte er viel mehr verlieren als nur seine Approbation oder seine Freiheit. Es könnte sich anfühlen, als wäre seine gesamte Vergangenheit ausgelöscht worden. Seine Identität als Arzt reichte weit zurück in die Kindheit, ja bis zu seiner Geburt, als er nach seinem Vater benannt wurde, der ebenfalls Hausarzt war.

Ich glaube, ich habe es absichtlich vermieden, mehr über Davids Schicksal herauszufinden, weil ich Angst davor hatte, zu erfahren, was passiert war. Theoretisch hatte er einiges Potenzial zur Genesung, aber vieles würde davon abhängen, was er wollte und ob er es überhaupt definieren konnte. Er hatte wie ein Schauspieler ohne Text oder einer, der einen Filmriss hat, mehrmals »Kann ich nicht sagen« oder »Ich kann nicht denken« geantwortet, wenn ich ihm Fragen stellte. Das waren schon Hinweise gewesen, die mir seinen unterschwelligen Schmerz angedeutet hatten. Wenn er ein neues Vokabular fand, das ihm erlaubte, »zu sagen, was er dachte«, bestand die Chance, dass er sich änderte. Er könnte sogar einen »friedlichen« Ruhestand und einen glücklicheren dritten Akt erleben. Selbst das Wenige, das er mir von sich preisgegeben hatte, war wahrscheinlich mehr als alles, was er jemals einem anderen Menschen von dem gezeigt hatte, was sich hinter seiner Fassade verbarg. Es war ein Anfang, der Beginn eines wichtigen Dialogs.

Ich hoffte, dass er eines Tages wieder in der Lage sein würde, Hilfe zu suchen. Hoffnung ist nicht abstrus oder naiv. Sie ist ein mündiges Abwehrverhalten gegen Traurigkeit und Verlust. Die Arbeit mit ihm war kein Vergnügen für mich gewesen, aber für den unwahrscheinlichen Fall, dass er je zurückkam, würde ich ihn willkommen heißen und es erneut versuchen, und vielleicht würde er sich dann erlauben, verletzlich zu sein. Ich überlegte auch, ob ich ihn im Stich gelassen hatte. Vielleicht hatte ich in Ermangelung eines unterstützenden Teams, das mir half, meine negativen Reaktionen zu verarbeiten, zu wenig darauf geachtet, dass er mir auf die Nerven ging, sodass ich nicht so hilfreich war, wie ich hätte sein können. Egal wie lange ich diesen Job mache, ich bin immer noch ein Mensch, mit menschlichen Vorlieben und Abneigungen. Daran kann alle Ausbildung und Erfahrung der Welt nichts ändern, und ich glaube auch nicht, dass ich das möchte.

SCHLUSSWORT

Die vielen Lebensgeschichten, die ich im Laufe meiner Arbeit hörte, haben mir endlosen Respekt vor der Komplexität der Psyche eingeflößt. Je tiefer ich eindringe, desto klarer wird mir, wie unfassbar sie ist, so wie die weiten Ozeane oder das Universum selbst. Ich hoffe, dass die Leser:innen am Ende dieses Buches mit einer veränderten Perspektive auf das, was wir »das Böse« nennen, wieder auftauchen und sich an der frischen Luft und ihrer Freiheit erfreuen. Ähnlich wie Schönheit ist das Böse ein Begriff, der mehr über den oder die Betrachter:in als über das Objekt aussagt. Wenn Sie demnächst einen Zeitungsartikel oder einen Film über ein »böses Monster« sehen und es mit einem anderen Bewusstsein betrachten, in dem Wissen, dass wir uns alle mehr gleichen als unterscheiden, dann hat das Erzählen dieser Geschichten seinen Zweck erfüllt. Ich bin dankbar für Ihre Bereitschaft, sich Zeit zu nehmen und darüber nachzudenken, so wie ich dankbar bin für den Mut der Männer und Frauen, die mir über ein ganzes Arbeitsleben hinweg ihre Gedanken und Gefühle anvertraut haben.

Es gibt nur wenige Länder auf der Welt, deren Ausgaben für psychische Gesundheit genügen, um die Bedürfnisse der Bevölkerung zu befriedigen, weil die Regierungen nicht bereit sind, diesem Bereich Priorität einzuräumen. Ich wünsche mir, dass meine Psychiater-Urenkel:innen auf diese Zeit zurückblicken wie wir auf das Mittelalter und den Kopf darüber schütteln, wie unsere Gesellschaft und das medizinische Establishment so viel Gedanken und

Geld in Fortschritte bei der Herzbehandlung, der Laserchirurgie oder lebenswichtigen Organtransplantationen gesteckt, aber innerhalb und außerhalb von Institutionen so wenig getan haben, um Menschen dabei zu helfen, ihre Seele zu heilen oder wiederzufinden.

Weit mehr als Strafen oder Sanktionen kann die Anerkennung unserer gemeinsamen Menschlichkeit das Bewusstsein verändern. Wir brauchen bessere Gesetze und mehr öffentliche Mittel, um Maßnahmen zu ergreifen, die prosoziale Einstellungen fördern und die Not von Kindern reduzieren. Zu unseren Maßnahmen sollten mehr und bessere Hilfen für Menschen gehören, die an Suchtproblemen und sozialer Vereinsamung leiden. Wir müssen auch Eltern mit psychischen Problemen stärker unterstützen, und wir brauchen größere Investitionen in spezialisierte Psychotherapien für komplexe Erkrankungen. Die Zahlenschloss-Analogie verrät uns, welche Risikofaktoren es gibt, jetzt brauchen wir den politischen und gesellschaftlichen Willen, ihre Auswirkungen zu reduzieren und sogar einige von ihnen abzuschaffen. Ja, das wird uns Zeit und Geld kosten, aber der Nutzen ist unbezahlbar.

Die Werke inspirierender zeitgenössischer Denker:innen wie des amerikanischen Gerechtigkeitsaktivisten Bryan Stevenson, des Lehrers und Philosophen-Priesters Richard Rohr oder des Papstes Franziskus erinnern uns daran, dass der Kampf für Frieden, Heilung und Empathie nie aufhört und sowohl Solidarität als auch Hoffnung voraussetzt. Es gibt so viel Gutes zu tun, wir müssen uns nur mit klarem Verstand und offenem Herzen darauf einlassen. Vielleicht fallen Ihnen die Menschen in diesem Buch ein, wenn Sie das nächste Mal mit Darstellungen des Bösen konfrontiert werden, und Sie erinnern sich, dass es auch »jeden von uns hätte treffen können«.

DANKSAGUNG

Die menschliche Psyche ist zu vielschichtig, um sie mit nur einer Denkweise oder einem Muster zu erfassen. Wenn es eines Dorfs bedarf, um ein Kind aufzuziehen, dann braucht es viele Menschen, die auf unterschiedliche Weise zusammenarbeiten, um das Bewusstsein zu verändern. Ich bin mehr als dankbar für alle, die mich unterrichtet, betreut und mit mir zusammengearbeitet haben, um Straftäter:innen zu helfen, ihre Psyche zu ändern, und zu erklären, wie das geschieht. Sie sind zahlreicher als die Sterne am Himmel und zu viele, um sie zu nennen, aber diejenigen, die im Zusammenhang mit diesem Buch besonders glänzen, sind Sophie Lambert, Laura Hassan und Kathy Belden.

Zwar sind die meisten Straftäter Männer, doch die meisten Männer keine Straftäter, deshalb möchten Eileen und ich dieses Buch unseren Lieblingsmännern widmen. Ich danke meinen Söhnen Dan und Jack, die trotz der jahrelangen (meist) fehlenden Aufmerksamkeit täglich Anstand, Freundlichkeit und Humor an den Tag legen. Ich widme dieses Werk auch dem Andenken an meinen Vater Sam Adshead, den ich zutiefst vermisse und der mir immer sagte: »*Natürlich* kannst du ein Buch schreiben.« Eileen dankt ihrem Mann Greg für seine endlose Geduld, Weisheit und Großzügigkeit, aber auch dafür, dass er Thomas von Aquins Vorstellung verkörpert, Liebe bedeute, »jemandem Gutes tun zu wollen«.

QUELLENVERZEICHNIS

Einleitung

1 Für weitere Überlegungen zur Vorstellung des Bösen vgl. Adshead, G., »Capacities and Dispositions. What Psychiatry and Psychology Have to Say about Evil«, in: Mason, T. (Hrsg.), *Forensic Psychiatry: Influences of Evil*, New Jersey: Humana Press 2006, S. 259–271.

2 Cummings, E. E., »Maggie and Milly and Molly and Mae«, in: Firmage, G. J. (Hrsg.), *The Complete Poems 1904–1962*, New York: Harcourt 1972.

3 Zitiert nach Baggini, J., *Ich denke, also will ich. Eine Philosophie des freien Willens*, München: dtv 2016, S. 12.

4 Vgl. Prison Reform Trust (2018), *Bromley Briefings Prison Factfile. Autumn 2018* (London); Ministry of Justice (2018), *Prison Receptions 2018* (London).

5 In der Studie des Prison Reform Trusts von 2018 waren es etwa fünf Prozent, doch die Zahlen steigen jährlich. Für detailliertere Einzelheiten vgl. Prison Reform Trust (2019), *Why Women/England and Wales*.

6 Cox, M. A., »Dark Lamp. Special Hospitals as Agents of Change. Psychotherapy at Broadmoor«, in: *Criminal Justice Matters*, Bd. 21, Heft 1, 1995, S. 10–11.

7 Cousteau, J.-Y. und F. Dumas, *Die schweigende Welt. Vorstoß des Fischmenschen in eine geheimnisvolle neue Tiefenwelt*, Berlin: Blanvalet 1953.

Kapitel 1 – Tony

1 Haggerty, K. und A. Ellerbrok, »The Social Study of Serial Killers«, in: *Criminal Justice Matters*, Bd. 86, Heft 1, 2011, S. 6–7.

2 Aamodt, M. G., »Serial Killer Statistics«, Radford University 2016, online unter: maamodt.asp.radford.edu/serial killer information center/project description.htm.

3 Grover, C. und K. Soothill, »British Serial Killing. Towards a Structural Explanation«, in: *British Criminology Conferences. Selected Proceedings*, Bd. 2, 1999, S. 2.
4 Cleckley, H., *The Mask of Sanity*, St. Louis, Missouri: Mosby 1941.
5 Vgl. seine Webseite: www.hare.org.
6 Yochelson, S. und S. Samenow, *The Criminal Personality. The Change Process*, Lanham: Rowman & Littlefield 1994.
7 Lilienfield, S. O., Watts, A. L. und S. F. Smith, »Successful Psychopathy. A Scientific Status Report«, in: *Current Directions in Psychological Science*, Bd. 24, Heft 4, 2015, S. 298–303.
8 Bowlby, J., *Bindung als sichere Basis. Grundlagen und Anwendung der Bindungstheorie*, 5. Aufl., München: Ernst Reinhardt Verlag 2021.
9 Lifton, R. J., *Ärzte im Dritten Reich*, Stuttgart: Klett-Cotta 1988.
10 Morton, R. J. et al. (Hrsg.), *Serial Murder Symposium 2008*. Quantico, Virginia: National Center for the Analysis of Violent Crime 2008.

Kapitel 2 – Gabriel

1 Taylor, P. und N. Kalebic, »Psychosis and Homicide«, in: *Current Opinion in Psychiatry*, Bd. 31, Heft 3, 2018, S. 223–230.
2 Rohr, R., *Ins Herz geschrieben. Die Weisheit der Bibel als spiritueller Weg*, Freiburg im Breisgau: Herder 2014, S. 26.
3 Bundesrichter T. Henderson in: *Madrid v. Gomez*, 889 F. Supp. 1146, 1265 (N. D. Cal. 1995).
4 Vgl. die wertvollen Studien von: Rohdes, L., *Total Confinement*, Berkeley, Kalifornien: University of California Press 2004; Haney, C., »Restricting the Use of Solitary Confinement«, in: *Annual Review of Criminology*, Heft 1, 2018, S. 285–310.
5 Van Schie, K. et al., »Blurring Emotional Memories Using Eye Movements. Individual Differences and Speed of Eye Movements«, in: *European Journal of Psychotraumatology*, Bd. 7, Heft 29, 2016, S. 476.

Kapitel 3 – Kezia

1 Jung, C. G., »Ein moderner Mythos. Von Dingen, die am Himmel gesehen werden«, in: *Gesammelte Werke*, Bd. 10: Zivilisation im Übergang, Düsseldorf: Patmos 1995, S. 374.
2 Adshead, G., »Damage. Trauma and Violence in a Sample of Women Re-

ferred to a Forensic Service«, in: *Behavioral Sciences & Law*, Bd. 12, Heft 3, 1994, S. 235–249.

3 Vgl. Halsvorsrud, K. et al., »Ethnic Inequalities and Pathways to Care in Psychosis in England. A Systematic Review and Meta-Analysis«, in: *BMC Medicine*, Heft 16, 2018, S. 223.

4 Vgl. Read, J., Bentall, R. und R. Fosse, »Time to Abandon the Bio-Bio-Bio-Model of Psychosis. Exploring the Epigenetic and Psychological Mechanisms by Which Adverse Life Events Lead to Psychotic Symptoms«, in: *Epidemiologia e Psichiatria Sociale*, Bd. 18, 2009, S. 299–310.

5 Enoch, M. D. und W. H. Trethowan, »The Othello Syndrome« in: dies. (Hrsg.), *Uncommon Psychiatric Syndromes*, Bristol: John Wright & Sons 1979.

6 Vgl. Bisogno, E. et al., *Global Study on Homicide 2013. Trends, Context, Data*, Wien: United Nations 2014, online unter: www.unodc.org/documents/gsh/pdfs/2014_GLOBAL_HOMICIDE_BOOK_web.pdf.

7 Bhugra, D. und M. A. Becker, »Migration, Cultural Bereavement and Cultural Identity«, in: *World Psychiatry*, Bd. 4, Heft 1, 2005, S. 18–24.

Kapitel 4 – Marcus

1 Dixon, L. und K. Browne, »The Heterogeneity of Spouse Abuse. A Review«, in: *Aggression and Violent Behavior*, Bd. 8, Heft 1, 2003, S. 107–130.

2 Liem, M. et al., »Intimate Partner Homicide by Presence or Absence of a Self-Destructive Act«, in: *Homicide Studies*, Bd. 13, Heft 4, 2009, S. 339–354.

3 Pfäfflin, F. und G. Adshead (Hrsg.), *A matter of Security. Attachment Theory and Forensic Psychiatry and Psychotherapy*, London: Jessica Kingsley Publishers 2003.

4 Bowlby, J., *Bindung als sichere Basis. Grundlagen und Anwendung der Bindungstheorie*, München: Ernst Reinhardt Verlag 2021.

5 Vgl. Leary, M. R. et al., »Interpersonal Rejection as a Determinant of Anger and Aggression«, in: *Personality and Social Psychology Review*, Bd. 10, Heft 2, 2006, S. 111–132.

6 Das ganze Manifest findet sich hier: Rodger, E., »My Twisted World. The Story of Elliot Rodger«, 2014, online unter: www.documentcloud.org/documents/1173808-elliot-rodger-manifesto.html.

7 Maruna, S., *Making Good. How Ex-Convicts Reform and Rebuild Their Lives*, Washington, D. C.: American Psychological Association 2001.

Kapitel 5 – Charlotte

1 Prison Reform Trust, »Prison. The Facts. Bromley Briefings Summer 2019«, London: 2019, online unter: prisonreformtrust.org.uk/publication/prison-the-facts-summer-2019/.

2 Ebd., für weitere Informationen vgl. auch Corston, J., »The Corston Report. A Review of Women With Particular Vulnerabilities in the Criminal Justice System«, Home Office 2007, online unter: webarchive.nationalarchives.gov.uk/ukgwa/20130128112038/http://www.justice.gov.uk/publications/docs/corston-report-march-2007.pdf.

3 Szymborska, W., *Die Gedichte*, Frankfurt a. M.: Suhrkamp 1997.

Kapitel 6 – Zahra

1 Gannon, T. A., »Female Arsonists. Key Features, Psychopathologies and Treatment Needs«, in: *Psychiatry. Interpersonal and Biological Processes*, Heft 73, 2010. S. 173–189; Dickens, G. et al., »Gender Differences Amongst Adult Arsonists at Psychiatric Assessment«, in: *Medicine, Science and the Law*, Bd. 47, Heft 3, 2007, S. 233–238.

2 Vgl. den vierteljährlichen Bericht des Ministry of Justice »Safety in Custody«, 2020, online unter: www.gov.uk/government/statistics/safety-in-custody-quarterly-update-to-march-2020; Oppenheim, M., »›You Could See Their Distress‹. Women in Prison Far More Likely to Self-Harm Than Male Inmates«, Independent 2020, online unter: www.independent.co.uk/independentpremium/uk-news/self-harm-women-prison-gender-men-stats-a9332401.html.

3 Adshead, G., »Written on the Body. Deliberate Self-Harm as Communication«, in: *Psychoanalytic Psychotherapy*, Bd. 24, Heft 2, 2010, S. 69–80.

4 Frost, R., *Promises to keep. Poems. Gedichte*, München: C.H. Beck 2011.

5 Vgl. Pfäfflin, F. und Adshead, G. (Hrsg.), *A Matter of Security. Attachment Theory and Forensic Psychiatry and Psychotherapy*, London: Jessica Kingsley Publishers 2003, S. 147–166.

6 Kahneman, D., *Schnelles Denken, langsames Denken*, München: Siedler 2012.

Kapitel 7 – Ian

1 Jim Gilligan hat viel über dieses Thema geschrieben, und seine Bücher sind aktueller denn je zuvor. Beginnen kann man mit *Violence. Reflec-*

tions on a National Epidemic, New York: Vintage 1997, oder auch *Why Some Politicians Are More Dangerous than Others*, Malden, Massachusetts: Polity Press 2011.

2 Burns, C., »The Young Paedophiles Who Say They Don't Abuse Children«, BBC 2017, online unter: www.bbc.com/news/uk-41213657.

3 Unabhängiger Beauftragter für Fragen des sexuellen Kindesmissbrauchs und Gemeinsam gegen Missbrauch, »PKS 2020 Ländervergleich«, 2021, online unter: beauftragte-missbrauch.de/fileadmin/Content/pdf/Pressemitteilungen/2021/26_Mai/Pressemappe_PKS_2020_Zahlen_kindlicher_Gewaltopfer_GESAMTDOKUMENT.pdf.

4 Kelly, L. und K. Karsna, »Measuring the Scale and Changing Nature of Child Sexual Abuse and Child Sexual Exploitation. Scoping report«, Centre of Expertise on Child Sexual Abuse und London Metropolitan University 2018, online unter: www.csacentre.org.uk/documents/scale-and-nature-scoping-report-2018/

5 Break the Silence, »Some Statistics on Childhood Sexual Abuse, Rape, Domestic Violence«, o. J., online unter: breakthesilence.org.uk/wp-content/uploads/2017/06/Statistical-Information.pdf.

6 Gewitz-Meydan, A. und D. Finkelhor, »Sexual Abuse and Assault in a Large National Sample of Children and Adolescents«, in: *Child Maltreatment*, Bd. 25, Heft 2, 2020, S. 203–214.

7 Chenier, E., »The Natural Order of Disorder. Pedophilia, Stranger Danger and the Normalising Family«, in: *Sexuality & Culture*, Bd. 16, 2012, S. 172–186, online unter: doi.org/10.1007/s12119-011-9116-z.

8 Bentovim, A., »Why Do Adults Sexually Abuse Children?«, in: *British Medical Journal*, Bd. 307, 1993, S. 144–145, online unter: doi.org/10.1136/bmj.307.6897.144. Vgl. auch Bailey, J. M., Hsu, K. J. und P. A. Bernhard, »An Internet Study of Men Sexually Attracted to Children. Sexual Attraction Patterns«, in: *Journal of Abnormal Psychology*, Bd. 125, Heft 7, 2016, S. 976–988, sowie Faller, K., »Why Sexual Abuse? An Exploration of the Intergenerational Hypothesis«, in: *Child Abuse and Neglect*, Bd. 13, 1989, S. 543–548.

9 Hanson, R. K., Gizzarelli, R. und H. Scott, »Attitudes of Incest Offenders«, in: *Criminal Justice and Behaviour*, Bd. 21, Heft 2, 1994, S. 187–202, online unter: www.ojp.gov/ncjrs/virtual-library/abstracts/attitudes-incest-offenders-sexual-entitlement-and-acceptance-sex. Vgl. auch: Die Bundesregierung, »Kindeswohl hat höchste Priorität«, 2020, online unter: www.bundesregierung.de/breg-de/suche/missbrauchszahlen-1752038.

10 Perkins, D., Hammond, S., Coles, D. und D. Bishopp, *Review of Sex Offen-*

der Treatment Progammes, Broadmoor, England: High Security Psychiatric Services Commissioning Board 1998. Vgl. auch Welldon, E., »Group Therapy for Victims and Perpetrators of Incest", in: *Advances in Psychiatric Treatment*, Bd. 4, Heft 2, 1998, S. 82–88.

11 Barile, K., »Sexual Abuse in the Childhood of Perpetrators«, INSPQ Québec 2020, online unter: www.inspq.qc.ca/en/sexual-assault/fact-sheets/sexual-abuse-childhood-perpetrators.

12 Waugh, E., *Wiedersehen mit Brideshead, Die heiligen und profanen Erinnerungen des Captain Charles Ryder*, Zürich: Diogenes 2013, S. 118.

13 Thoreau, H. D., *Walden*, Köln: Anaconda 2009, S. 12.

14 Shengold, L., *Soul Murder. Seelenmord. Die Auswirkungen von Missbrauch und Vernachlässigung in der Kindheit*, Frankfurt a. M.: Brandes & Apsel 1995.

15 Dies ist eine alte Vorstellung von Scham, die man auch Carl Gustav Jung zuschreibt.

Kapitel 8 – Lydia

1 James, W., *The Principles of Psychology*, New York: Henry Holt & Company 1890.

2 Landeskriminalamt NRW, »Stalking«, Ministerium des Inneren des Landes Nordrhein-Westfalen 2022, online unter: lka.polizei.nrw/artikel/stalking.

3 Für weitere Statistiken zum Thema Stalking vgl. auch Office for National Statistics, »Stalking. Findings From the Crime Survey for England and Wales«, 2020, online unter: www.ons.gov.uk/peoplepopulationandcommunity/crimeandjustice/datasets/stalkingfindingsfromthecrimesurveyforenglandandwales.

4 Suhr, F., »Frauen sind häufiger Opfer von Stalking«, Statista 2020, online unter: de.statista.com/infografik/5233/frauen-haeufiger-opfer-von-stalking/.

5 Meloy, R. J., *Violent Attachments*, New York: Jason Aronson Inc. 1997.

6 Meloy, J. R., Mohandie, K. und M. Green, »The Female Stalker«, in: *Behavioral Sciences and the Law*, Heft 29, 2011, S. 240–254. Vgl. auch Strand, S. und T. E. McEwan, »Violence Among Female Stalkers«, in: *Psychological Medicine*, Bd. 42, Heft 3, 2012, S. 545–555.

7 Dutton, D. G. et al., »Intimacy-Anger and Insecure Attachment as Precursors of Abuse in Intimate Relations 1«, in: *Journal of Applied Social Psychology*, Bd. 24, Heft 15, 1994, S. 1367–1386.

Kapitel 9 – Sharon

1 Adshead, G. et al., »Maternal Behaviors Associated with Smothering. A Preliminary Descriptive Study«, in: *Child Abuse & Neglect*, Bd. 24, Heft 9, 2000, S. 1175–1183. Vgl. auch Adshead, G. und K. Bluglass, »Attachment Representations in Mothers with Abnormal Behavior by Proxy«, in: *British Journal of Psychiatry*, Bd. 187, Heft 4, 2005, S. 328–333.

2 Zum Bericht über die Studie vgl. o. A., »How Did a Mother Convince Doctors to Operate On Her Children Unnecessarily?«, BBC 2016, online unter: www.bbc.com/news/uk-england-london-37048581.

3 Vgl. für eine dieser Studien zum Beispiel Jaghab, K., Skodnek, K. B. und T. A. Padder, »Munchhausen's Syndrome and Other Factitious Disorders in Children. Case Series and Literature Review«, in: *Psychiatry*, Edgmont, Bd. 3, Heft 3, 2006, S. 46–55.

4 Amerikanische Kolleg:innen diskutieren dies zum Beispiel in Angelotta, C. und P. Applebaum, »Criminal Charges for Child Harm from Substance Use in Pregnancy«, in: *Journal of the American Academy of Psychiatry and the Law*, Bd. 45, 2017, S. 193–203. Vgl. meine Antwort aus britischer Perspektive in Adshead, G., »No Apple Pie«, in: ebd., 204–207.

5 Broadhurst, K. et al., »Vulnerable Birth Mothers and Recurrent Care Proceedings. Final Summary Report«, Centre for Child & Family Justice und Lancaster University 2017, online unter: www.nuffieldfoundation.org/sites/default/files/files/rc-final-summary-report-v1_6.pdf.

6 Für die Webseite der Organisation vgl. www.pause.org.uk.

Kapitel 10 – Sam

1 Hillbrand, M. und J. L. Young, »Instilling Hope into Forensic Treatment. The Antidote to Despair and Desperation«, in: *Journal of the American Academy of Psychiatry and the Law*, Bd. 36. Heft 1, 2008, S. 90–94.

2 Adshead, G., »Stories of Transgression«, in: Cook, C. H., Powell, A. und A. Sims (Hrsg.), *Spirituality and Narrative in Psychiatric Practice. Stories of Mind and Soul*, London: Royal College of Psychiatrists 2006. Vgl. auch Ferrito, M. et al., »Life After Homicide. Accounts of Recovery and Redemption of Offender Patients in a High Security Hospital. A Qualitative Study«, in: *Journal of Forensic Psychiatry and Psychology*, Bd. 23, Heft 3, 2012, S. 1–18.

3 Garland, C., *Understanding Trauma*, London: Routledge 2002.

4 Filer, N., *This Book Will Change Your Mind about Mental Health*, London: Faber & Faber 2019.

5 Estroff, S. E. et al., »Risk Reconsidered. Targets of Violence in the Social Networks of People with Serious Psychiatric Disorders«, in: *Social Psychiatry and Psychiatric Epidemiology*, Bd. 33, 1998, S. 95–101. Vgl. auch Treatment Advocacy Center, »Raising Cain. The Role of Serious Mental Illness in Family Homicides«, Office of Research & Public Affairs 2016, online unter: www.treatmentadvocacycenter.org/storage/documents/raising-cain.pdf.

6 Heeke, C. et al., »A Systematic Review and Meta-Analysis of Correlates of Prolonged Grief Disorder in Adults Exposed to Violent Loss«, in: *European Journal of Psychotraumatology*, Bd. 10, Heft 1, 2019.

7 Adshead, G. und S. Sarkar, »Justice and Welfare. Two Ethical Paradigms in Forensic Psychiatry«, in: *Australian and New Zealand Journal of Psychiatry*, Bd. 39, 2005, S. 1011–1017.

8 *Vitality Tarasoff et al. v. The Regents of the University of California et al.* (S.F. No. 23042. Supreme Court of California. 1. Juli 1976).

9 Zur Bedeutung der Privatsphäre in der Medizin vgl. Allen, A., »Privacy and Medicine«, in: Zalta, E. N. (Hrsg.), *The Stanford Encyclopedia of Philosophy*, Ausgabe Winter, 2016, online unter: plato.stanford.edu/archives/win2016/entries/privacy-medicine/.

10 Er bezog sich auf Viktor Frankls klassisches Werk *Der Mensch auf der Suche nach Sinn*, Stuttgart: Klett-Cotta 1972.

Kapitel 11 – David

1 Sexton, A., »Ärzte« in: *Buch der Torheit*, Frankfurt a. M.: S. Fischer 1998, S. 333.

2 Vgl. hierfür die Webseite des Retreats: Mindfulnessfordoctors.co.uk.

3 Larkin, P., *Nachwelt*, Dietzenbach: Die Graue Edition 2018, S. 163.

4 Vaillant, G. E., Sobowale, N. C. und C. McArthur, »Some Psychological Vulnerability of Physicians«, in: *New England Journal of Medicine*, Bd. 287, Heft 8, 1972, S. 372–375.

5 Derek Perkins, dessen Werk ich im Zusammenhang mit Ian erwähnte, bietet einen wertvollen Einblick in das Thema. Vgl. hierfür Babchishin, K. M. et al., »Child Exploitation Materials Offenders«, in: *European Psychologist*, Bd. 23, Heft 2, 2018, S. 130–143, online unter: econtent.hogrefe.com/doi/abs/10.1027/1016-9040/a000326.

6 Beier, K. M. et al., »The German Dunkelfeld Project. A Pilot Study to Prevent Child Sexual Abuse and the Use of Child Abusive Images«, in: *Journal of Sexual Medicine*, Bd. 12, Heft 2, 2015, S. 529–542.

7 Auszug aus »Herman Melville« von W. D. Auden, übersetzt von Joachim Uhlmann, online unter: www.signaturen-magazin.de/w.-h.-auden- herman-melville.html.

LITERATURHINWEISE

Es gibt so viele Autor:innen, deren Arbeit auf diesem Gebiet im Laufe der letzten drei oder vier Jahrzehnte einen großen Einfluss auf mich hatte, sodass ich nur eine Handvoll im vorliegenden Buch erwähnen oder würdigen konnte. Für Leser:innen, die durch diese Geschichten angeregt werden, ein wenig tiefer in die umfangreiche Literatur zur Erforschung der Psyche oder menschlicher Grausamkeit und ihrer Behandlung einzutauchen, folgt hier eine Auswahl einiger meiner persönlichen Favoriten. Ich habe auch einige Werke aus der Kriminalliteratur aufgenommen, weil dieses Genre eine nützliche Ressource für Studierende der forensischen Psychiatrie sein kann, für mich war es das jedenfalls immer. Krimis erfordern eine gewisse Übung in Vorstellungskraft und Empathie, und ihre hervorragendsten Autor:innen kennen sich mit den Beziehungen in Gewaltverbrechen bestens aus.

Bateman, A. und P. Fonagy, *Handbuch Mentalisieren*, Gießen: Psychosozial-Verlag 2015.

Browning, C., *Ganz normale Männer*, Reinbek bei Hamburg: Rowohlt Verlag 1999.

Burleigh, M., *Tod und Erlösung. Euthanasie in Deutschland*, Zürich: Pendo Verlag 2002.

Chesterton, G. K., *Pater Brown Geschichten*, Wiesbaden: Marix Verlag 2015.

Christie, A., *Der Mord an Roger Ackroyd*, München: Hörverlag 2013.

Clare, A., *Psychiatry in Dissent. Controversial Issues in Thought and Practice*, London: Tavistock Institute 2001.

Cox, M., *Shakespeare Comes to Broadmoor. ›The Actors are Come Hither‹. The Performance of Tragedy in a Secure Psychiatric Hospital*, London: Jessica Kingsley Publishers 1992.

Doidge, N., *Neustart im Kopf*, Frankfurt a. M.: Campus Verlag 2015.

Dunbar, R., *Klatsch und Tratsch. Wie der Mensch zur Sprache fand*, München: Bertelsmann 1998.

Fox Keller, E., *Liebe, Macht und Erkenntnis. Männliche oder weibliche Wissenschaft?*, München: Hanser Verlag 1986.

Gill, A., *The Journey Back from Hell*, New York: William Morrow 1989.

Gilligan, C., *Die andere Stimme. Lebenskonflikte und Moral der Frau*, München: Piper 1982.

Holmes, J., *John Bowlby and Attachment Theory*, London und New York: Routledge 2009.

James, P. D., *Ihres Vaters Haus*, München: Droemer Knaur 1982.

Kandel, E., *Auf der Suche nach dem Gedächtnis. Die Entstehung einer neuen Wissenschaft des Geistes*, München: Siedler 2006.

Leon, D., *Venezianisches Finale*, Zürich: Diogenes Verlag 1993.

Levi, P., *Ist das ein Mensch?*, München: Hanser Verlag 1987.

Livesley, W. J., *Practical Management of Personality Disorder*, New York: Guilford Press 2003.

McAdams, D., *The Art and Science of Personality Development*, New York: Guilford Press 2015.

McDermid, V., *Ein Ort für die Ewigkeit*, München: Droemer Knaur 2001, sowie alle anderen Werke der Autorin.

Miller, E. J., Miller, T. und G. V. Gwynne, *Life Apart*, New York: Van Nostrand Reinhold 1972.

Parker, T., *Life After Life. Interviews with Twelve Murderers*, London: Secker & Warburg 1969 und *The Twisting Lane. Some Sex Offenders*, London: Hutchinson 1990.

Rankin, I., *Verborgene Muster,* München: Goldmann 2005, und alle anderen Inspector-Rebus-Romane.

Rohr, R., *Reifes Leben. Eine spirituelle Reise,* Freiburg im Breisgau: Herder 2013.

Sapolsky, R., *Gewalt und Mitgefühl. Die Biologie des menschlichen Verhaltens,* München: Hanser Verlag 2017.

Shem, S., *House of God,* München: Droemer Knaur 1998.

Stone, I., *Der Seele dunkle Pfade. Ein Roman um Sigmund Freud,* München: Droemer Knaur 1971.

Szasz, T., *Geisteskrankheit – ein moderner Mythos? Grundzüge einer Theorie des persönlichen Verhaltens,* Heidelberg: Carl-Auer 2013.

Tuckett, D., *Minding the Markets,* London: Palgrave MacMillan 2011.

Vaillant, G., *The Wisdom of the Ego,* Boston: Harvard University Press 1993.

Van der Kolk, B., *Verkörperter Schrecken. Traumaspuren in Gehirn, Geist und Körper und wie man sie heilen kann,* Lichtenau: G. P. Probst Verlag 2021.

Vine, B., *Die im Dunkeln sieht man doch,* Zürich: Diogenes 1989 und alle Werke von ihr und Ruth Rendell.

Welldon, E. V., *Mutter, Madonna, Hure. Verherrlichung und Erniedrigung der Mutter und der Frau.* Waiblingen: Bonz 1992.

Williams, M., Teasdale, J., Segal, Z., und Kabat-Zinn, J., *Der achtsame Weg durch die Depression,* Freiburg im Breisgau: Arbor 2009.

Yalom, I., *In die Sonne schauen. Wie man die Angst vor dem Tod überwindet,* München: btb 2008.

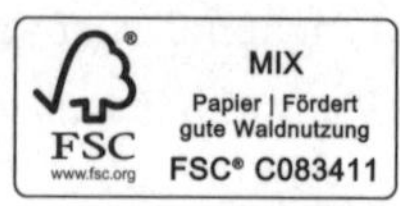

Dieses Buch wurde klimaneutral produziert.

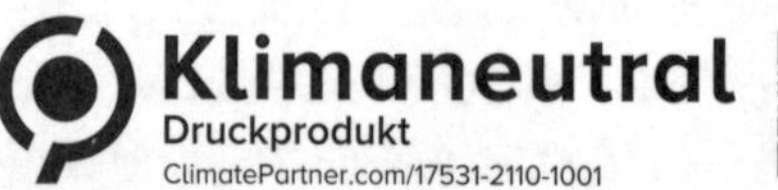

Die englische Originalausgabe erschien 2021 unter dem Titel
›The Devil You Know. Stories of Human Cruelty and Compassion‹
bei Faber & Faber, London.

Erste Auflage 2022

Übersetzung: Roberto de Hollanda
Lektorat: Timea Wanko
Umschlaggestaltung: Lübbeke Naumann Thoben, Köln
Umschlagabbildung: © plainpicture/Leander Hopf
Satz: Fagott, Ffm
Gesetzt aus der Alegreya
Druck und Verarbeitung: CPI books GmbH, Leck
Gedruckt auf säurefreiem und chlorfrei gebleichtem Papier
Printed in Germany
ISBN 978-3-8321-8120-8

www.dumont-buchverlag.de